Sophia Poppe   Yvonne Fehr

Die 50 wichtigsten Fälle
Gynäkologie

Sophia Poppe   Yvonne Fehr

Die 50 wichtigsten Fälle Gynäkologie

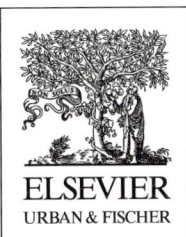
ELSEVIER
URBAN & FISCHER

URBAN & FISCHER München

Zuschriften und Kritik an:
Elsevier GmbH, Urban & Fischer Verlag, Hackerbrücke 6, 80335 München. E-mail: medizinstudium@elsevier.de.

Wichtiger Hinweis für den Benutzer
Die Erkenntnisse in der Medizin unterliegen laufendem Wandel durch Forschung und klinische Erfahrungen. Die Autoren dieses Werkes haben große Sorgfalt darauf verwendet, dass die in diesem Werk gemachten therapeutischen Angaben (insbesondere hinsichtlich Indikation, Dosierung und unerwünschten Wirkungen) dem derzeitigen Wissensstand entsprechen. Das entbindet den Nutzer dieses Werkes aber nicht von der Verpflichtung, anhand weiterer schriftlicher Informationsquellen zu überprüfen, ob die dort gemachten Angaben von denen in diesem Buch abweichen und seine Verordnung in eigener Verantwortung zu treffen. Wie allgemein üblich wurden Warenzeichen bzw. Namen (z.B. bei Pharmapräparaten) nicht besonders gekennzeichnet.

Bibliografische Information der Deutschen Nationalbibliothek
Die Deutsche Nationalbibliothek verzeichnet diese Publikation in der Deutschen Nationalbibliografie; detaillierte bibliografische Daten sind im Internet über http://dnb.d-nb.de abrufbar.

Um den Textfluss nicht zu stören, wurde bei Patienten und Berufsbezeichnungen die grammatikalisch maskuline Form gewählt. Selbstverständlich sind in diesen Fällen immer Frauen und Männer gemeint.

Planung: Christina Nußbaum
Lektorat: Dipl.-Biol. Susanne Szczepanek
Redaktion: Dr. med. Sibylle Tönjes, Kiel
Herstellung: Elisabeth Märtz; Renate Hausdorf, Gräfelfing
Satz: abavo GmbH, Buchloe; TnQ, Chennai/Indien
Druck und Bindung: L.E.G.O. S.p.A., Lavis/Italien
Umschlaggestaltung: SpieszDesign, Büro für Gestaltung, Neu-Ulm
Titelfotografie: © GettyImages/Image Source

ISBN 978-3-437-42711-4

Aktuelle Informationen finden Sie im Internet unter **www.elsevier.de** und **www.elsevier.com**

Vorwort

Liebe Medizinstudentinnen und Medizinstudenten,

mit diesem Buch bieten wir Euch eine völlig stressfreie und mühelose Möglichkeit der Vorbereitung auf mündliche Prüfungen in der Gynäkologie und Geburtshilfe… Nein, leider ist die Welt nicht ganz so schön, aber wir haben uns redlich bemüht, die Fülle des zu lernenden Stoffs in diesem Fach einprägsam und so ausführlich wie nötig darzustellen. Gerade in mündlichen Prüfungen ist es ebenso wichtig, die Theorie zu beherrschen, als auch diese strukturiert wiedergeben zu können.

Die Gestaltung des Buchs ist daher darauf ausgelegt, Wissen zu erarbeiten, zu erweitern und zu überprüfen – sowohl alleine als auch in Lerngruppen. Die Fallbeispiele sollen durch ihren Praxisbezug dabei helfen, im Prüfungsstress nicht die Motivation zu verlieren und sich vor allem Fakten und Zusammenhänge leichter merken zu können.

Als Vertreter der neuen Generation der Medizinstudenten sehen beziehungsweise sahen wir uns mit einer schier unendlichen Menge von mündlichen Prüfungen konfrontiert und hoffen, dass wir Euch einen Teil unserer Erfahrung zugänglich machen konnten.

Bei dieser Gelegenheit wollen wir uns auch für die unersetzliche Hilfe unserer Lektorinnen Susanne Szczepanek und Christina Nußbaum sowie unserer Gutachterin Laura Gimpel bedanken, ohne die dieses Buch nie zustande gekommen wäre.

Wir wünschen Euch, dass Ihr nie das Ziel vor Augen und vor allem nie den Spaß verliert!

München, im September 2009

Sophia Poppe und Yvonne Fehr

Abkürzungen

5-JÜR	5 Jahre Überlebensrate	HBA1c	Hämoglobin A1c
Abb.	Abbildung	HELLP	haemolysis, elevated liver enzymes levels, low platelet count
AF	Atemfrequenz		
AFI	Amnion Fluid Index	HER2	human epidermal growth factor receptor 2 (gehört zur Familie der ERGF)
AFP	α-Fetoprotein		
AGS	androgenitales Syndrom	HF	Herzfrequenz
AIDS	aquired immundeficiency syndrome	HIV	human immundeficiency virus
AIS	Amnioninfektionssyndrom	HPL	humanes plazentares Laktogen
AK	Antikörper	HPV	humanes Papillomavirus
AMH	Antimüllerhormon	HUS	hämolytisch-urämisches Syndrom
APC	aktiviertes Protein C	HVL	Hypophysenvorderlappen
ASS	Acetylsalicylsäure	HWI	Harnwegsinfekt
ATD	abdominaler Transversaldurchmesser	I.E.	internationale Einheit
AZ	Allgemeinzustand	i.m.	intramuskulär
BI-RADS	breast imaging and reporting data	I.U.	international unit
BMI	body mass index	Ig	Immunglobulin
BPD	biparietaler Durchmesser	IUFT	intrauteriner Fruchttod
bpm	beats per minute	IUP	Intrauterinpessar
BRCA	breast cancer (Gen)	IVF	In-vitro-Fertilisation
BSG	Blutsenkungsgeschwindigkeit	kcal	Kilokalorien
CA	Carzinom	KG	Körpergewicht
CEA	carzinogenes embryonales Antigen (Tumormarker)	KHK	koronare Herzkrankheit
		LDH	Laktatdehydrogenase
CED	chronisch entzündliche Darmerkrankung	LGA	large for gestational age
CRP	C-reaktives Protein	LH	luteinisierendes Hormon
CT	Computertomographie	Lig.	Ligamentum
CTG	Cardiotokogramm	LJ	Lebensjahr
DCIS	duktales Carzinom in situ	M.	Muskulus/Morbus
DD	Differentialdiagnose	min	Minute
DIC	disseminierte intravasale Koagulopathie	MRT	Magnetresonanztomographie
DIP	Dezeleration intra partu	NMR	nuclear magnetic resonance (Tomographie)
DNA	Desoxyribonukleinsäure		
E.coli	Escherichia coli	NNRTI	nicht-Nukleosidanaloga-Reversetranskriptasehemmer
EKG	Elektrokardiogramm		
ELISA	enzyme-linked immunosorbent assay	NSAID	nichtsteroidale Antiphlogistika
ER	Estrogenrezeptor	oGTT	oraler Glukosetoleranztest
EUG	Extrauteringravidität	OP	Operation
EZ	Ernährungszustand	PAP	Färbung nach Papanicolaou
FIGO	Fédération Internationale de Gynécologie et d'Obstétrique, Klinische Stadieneinteilung gynäkologischer Tumore	p.c.	post conceptionem
		PCO	polyzystische Ovarien
		PCR	polymerase chain reaction
FSH	follikelstimulierendes Hormon	pg	picogramm
fT3	freies Trijodthyronin	PID	pelvic inflammatory disease
fT4	freies Thyroxin	p.m.	post menstruationem
ggf.	gegebenenfalls	PPROM	preterm pre-labour ruptures of the membranes
GI-Trakt	Gastrointestinaltrakt		
GnRH	Gonadotropin Releasinghormon	PR	Progesteronrezeptor
GOT	Glutamat-Oxalat-Transaminase	RNA	Ribonukleinsäure
GPT	Glutamat-Pyruvat-Transaminase	RR	Blutdruck nach Riva-Rocci
Gy	Gray (Strahleneinheit)	s	Sekunde
HAART	hochaktive antiretrovirale Therapie	SGA	small für gestational age
Hb	Hämoglobinkonzentration im Blut	SHBG	sexual hormone binding globuline

S$_{O2}$	Sauerstoffsättigung	**TPO**	Thyreoperoxidase
ß-HCG	humanes Choriongonadotropin	**TPP**	thrombotisch-thrombozytopenische
SSL	Scheitel-Steiß-Länge		Purpura
SSM	Schwangerschaftsmonat	**TSH**	Thyreodea stimulierendes Hormon
SSRI	selektive Serotonin Reuptake Inhibitoren	**TVT**	tension free vaginal tape
SSW	Schwangerschaftswoche	**VIN**	vaginale intraepitheliale Neoplasie
STD	sexually transmitted disease	**vs.**	versus
STIKO	Ständige Impfkommission	**WHO**	Weltgesundheitsorganisation
Tab.	Tabelle	**z.B.**	zum Beispiel
TDF	Testis-determinierender Faktor	**ZNS**	Zentralnervensystem

Abbildungsnachweis

Inhaltsverzeichnis

01 Völlegefühl und Verstopfung 1

02 Palpabler Knoten 5

03 Kinderwunsch und
Unterbauchschmerzen 9

04 Schwangerschaftsabbruch 13

05 Kontrazeption 17

06 Bauchumfangsvermehrung 21

07 Vorsorge in der Gynäkologie 25

08 Sekundäre Oligomenorrhö 29

09 Rückenschmerzen 33

10 Postmenopausale Blutung 37

11 Schmierblutung 41

12 Unwillkürlicher Urinabgang 45

13 Unterbauchschmerzen und
Postmenopausenblutung 49

14 Primäre Amenorrhö 53

15 Schmerzfreie Wucherungen 57

16 Eitriger Ausfluss 61

17 Brennen und Jucken 65

18 Kinderlosigkeit 69

19 Postmenopausenblutung und
erhöhter Östrogenspiegel 73

20 Therapieresistenter Juckreiz 77

21 Schäumender Urin 81

22 Schwangerschaft nach Abort 85

23 Oberbauchschmerzen in der
Schwangerschaft 89

24 Vaginale Blutung in der
Schwangerschaft 93

25 Beunruhigendes CT 97

26 Risikoschwangerschaft 101

27 Ziehende Unterbauchschmerzen in der
Schwangerschaft 105

28 Entbindung bei Missverhältnis 109

29 Akute Blutung und Schmerzen in der
Frühgravidität 113

30 Akute Unterbauchschmerzen 117

31 Erzwungener Geschlechtsverkehr 121

32 Schweißausbrüche, Zyklusstörungen
und Stimmungsschwankungen 125

33 Ungeschützter Geschlechtsverkehr 129

34 Akutes Abdomen 133

35 Dysmenorrhö 137

36 Ziehende Unterbauchschmerzen und
Fieber 141

37 Schmerzhaftes Sitzen 145

38 Starke Übelkeit in der
Frühschwangerschaft 149

39 Schmerzloses Ulkus 153

40 Brustschmerzen und Knoten
in der Brust 157

41 Dumpfe Unterbauchschmerzen 161

42 Normale Geburt 165

43 Ausschlag und Fieber in der
Frühschwangerschaft 169

44 Blasensprung ohne Wehen 173

45 Verpasste Prophylaxe 177

46 Starke Blutung nach der Geburt 181

47 Fieber im Wochenbett 185

48 Mangelnde Compliance 189

49 Falsche Richtung 193

50 Krankheit auf leisen Pfoten 197

Register 201

Inhaltsverzeichnis nach Krankheitsbildern

Adnexitis, akute	141	Myome	33
Adnexitis, chronische	1	Ovarialkarzinom	21
Asphyxie, intrauterine	97	Ovarialtumor, hormonaktiver	73
Bartholinitis	145	Ovarialzyste, stielgedrehte	134
Beckenendlage	193	PCO-Syndrom	29
Blasenmole	149	Präeklampsie	81
Blasensprung, vorzeitiger	173	Prolaktinom	53
Blutgruppenunverträglichkeit	177	Röteln	169
Chlamydieninfektion	1	Schwangerschaftsabbruch	13
Condylomata acuminata	57	Schwangerschaftshypertonus	81
Endometriose	9	Sektio	109
Endometriumkarzinom	37	Spina bifida	101
Extrauteringravidität	117	Sterilität, sekundäre	69
Frühgeburt, drohende	105	Syphilis	153
Gestationsdiabetes	85	Toxoplasmose	197
Gonorrhö	61	Uterusatonie	181
Habitueller Abort	113	Uterusfehlbildung	137
Harninkontinenz	45	Uterus myomatosus	33
HELLP-Syndrom	89	Uterussarkom	49
HIV-Infektion	129	Vergewaltigung	121
Interruptio	13	Vorsorgeuntersuchungen	25
Kolpitis	65	Vulvakarzinom	77
Kontrazeption	17	Wachstumsretardierung, intrauterine	189
Mammakarzinom	5	Wechseljahresbeschwerden	125
Mammazyste	157	Wehentätigkeit, vorzeitige	105
Mastitis puerperalis	185	Zervixkarzinom	41

Inhaltsverzeichnis nach Fachgebieten und Organen

Geburtshilfe

04	Schwangerschaftsabbruch	9
21	Schäumender Urin	81
22	Schwangerschaft nach Abort	85
24	Vaginale Blutung in der Schwangerschaft	93
25	Beunruhigendes CT	97
26	Risikoschwangerschaft	101
27	Ziehende Unterbauchschmerzen in der Schwangerschaft	105
28	Entbindung bei Missverhältnis	109
29	Akute Blutung und Schmerzen in der Frühgravidität	113
30	Akute Unterbauchschmerzen	117
31	Erzwungener Geschlechtsverkehr	121
33	Ungeschützter Geschlechtsverkehr	129
38	Starke Übelkeit in der Frühschwangerschaft	149
42	Normale Geburt	165
43	Ausschlag und Fieber in der Frühschwangerschaft	169
44	Blasensprung ohne Wehen	173
45	Verpasste Prophylaxe	177
46	Starke Blutung nach der Geburt	181
47	Fieber im Wochenbett	185
48	Mangelnde Compliance	189
49	Falsche Richtung	193
50	Krankheit auf leisen Pfoten	197

Gynäkologie

Eierstöcke und Adnexe

01	Völlegefühl und Verstopfung	1
36	Ziehende Unterbauchschmerzen und Fieber	141

Endokrinologie

05	Kontrazeption	17
14	Primäre Amenorrhö	53
18	Kinderlosigkeit	69
32	Schweißausbrüche, Zyklusstörungen und Stimmungsschwankungen	125

Harnblase

12	Unwillkürlicher Urinabgang	45

Infektionen

01	Völlegefühl und Verstopfung	1
16	Eitriger Ausfluss	61
31	Erzwungener Geschlechtsverkehr	121
33	Ungeschützter Geschlechtsverkehr	129

Mamma

02	Palpabler Knoten	5
07	Vorsorge in der Gynäkologie	25
40	Brustschmerzen und Knoten in der Brust	157

Ovar

06	Bauchumfangsvermehrung	21
08	Sekundäre Oligomenorrhö	29
19	Postmenopausenblutung und erhöhter Östrogenspiegel	73
34	Akutes Abdomen	133
41	Dumpfe Unterbauchschmerzen	161

Uterus

03	Kinderwunsch und Unterbauchschmerzen	9
07	Vorsorge in der Gynäkologie	25
09	Rückenschmerzen	33
10	Postmenopausale Blutung	37
11	Schmierblutung	41
13	Unterbauchschmerzen und Postmenopausenblutung	49
35	Dysmenorrhö	137

Vulva

15	Schmerzfreie Wucherungen	57
17	Brennen und Jucken	65
20	Therapieresistenter Juckreiz	77
37	Schmerzhaftes Sitzen	145
39	Schmerzloses Ulkus	153

Völlegefühl und Verstopfung

Anamnese

In Ihre Praxis kommt die 30-jährige Frau Klein. Sie klagt über ziehende, dumpfe Unterbauchschmerzen sowie über Übelkeit und Brechreiz seit der letzten Blutung vor zwei Wochen. Ihr Hausarzt habe Ihr etwas dagegen verschrieben, das aber nicht half. Vor drei Jahren habe sie bereits ähnliche Beschwerden gehabt. Seinerzeit habe sie von ihrem Gynäkologen ein Antibiotikum erhalten, das sie jedoch nach ein paar Tagen wegen Durchfällen abgesetzt habe, zumal sie schon wieder beschwerdefrei gewesen sei. Seitdem bestünden die Schmerzen ernährungs- und zyklusunabhängig immer mal wieder unterschiedlich stark und würden inzwischen mit Moorbädern und Schmerzmitteln behandelt. Ihr Gynäkologe sei inzwischen in Rente, aber Sie wurden ihr von einer Freundin empfohlen, weswegen sie sich jetzt von Ihnen Hilfe erhoffe. Schwangerschaften werden verneint, die Regelblutung kommt alle 30 Tage und ist von mittlerer Stärke. Abgesehen von einer Blinddarmentzündung im Kindesalter sind keine Vorerkrankungen bekannt.

Untersuchungsbefunde

Klinische Untersuchung: guter AZ und schlanker EZ. Bauch: keine Abwehrspannung, bds. diffuse Druckdolenz im Unterbauch, Blinddarmnarbe. Nieren: frei. Äußeres Genitale: unauffällig.

Bimanuelle Tastuntersuchung: Uterus gut tastbar und leicht druckdolent, leichter Portioschiebeschmerz, Adnexe beidseits nicht palpabel.

Spiegeleinstellung: Scheidenwände glatt, Portio unauffällig, Schleimhäute altersentsprechend. Zytologieabstrich von Portio und Zervix entnommen, nativer Ausstrich unauffällig.

Transvaginaler Ultraschall: Uterus und Ovarien klein und unauffällig, keine freie Flüssigkeit im Douglas-Raum.

Urinstix: keine Leukozyten und Erythrozyten, Nitrit negativ.

1. An welche Differenzialdiagnosen denken Sie? Was ist Ihre Verdachtsdiagnose?

2. Was wissen Sie über Ursachen und Pathogenese Ihrer Verdachtsdiagnose?

3. Wie können Sie die Diagnose sichern?

4. Welche Therapieoptionen können Sie der Patientin vorschlagen?

5. Welche Nebenwirkungen haben die verschiedenen Therapien?

6. Welche anderen Serogruppen und Arten des häufigsten Erregers kennen Sie?

1. Differenzialdiagnosen/Verdachtsdiagnose

Da der transvaginale Ultraschall unauffällig war, sind alle mit einer Raumforderung einhergehenden Differenzialdiagnosen bereits ausgeschlossen, sodass nur noch folgende Krankheitsbilder infrage kommen:

- **Endometriose:** vielfältige Symptome, daher diagnostische Herausforderung. Die Schmerzen durch das ektope Endometriumgewebe treten jedoch zyklusabhängig auf, daher in diesem Fall unwahrscheinlich.
- **Chronisch entzündliche Darmerkrankungen (CED):** Morbus Crohn und Colitis ulcerosa können chronische abdominelle Schmerzen auslösen. Sie sind hier aber eher unwahrscheinlich, da meistens blutige Diarrhöen und Gewichtsverlust vorliegen. Ein Ausschluss durch Koloskopie sollte jedoch erfolgen, sofern sich keine andere Schmerzursache finden lässt.
- **Nahrungsmittelunverträglichkeiten** gehen, wie die Zöliakie, meist ebenfalls mit ungewollten Gewichtsverlusten und Stuhlunregelmäßigkeiten einher, scheiden also in diesem Fall vermutlich aus. Zum sicheren Ausschluss kann eine quantitative serologische Bestimmung von Gliadin-Antikörpern und Immunglobulin A erfolgen.
- **Reizdarmsyndrom:** funktionelle Darmerkrankung und Ausschlussdiagnose. Da jedoch definitionsgemäß über zwölf Wochen abdominelle Schmerzen mit Änderung der Stuhlgewohnheiten vorliegen müssten, ist diese Diagnose hier eher unwahrscheinlich.
- **Psychosomatische Ursachen:** Finden sich auch nach eingehender Anamnese und Diagnostik keine anderen Ursachen für die Symptome, sollte vor allem bei chronischen Unterbauchschmerzen eine eventuell schon lang zurückliegende Missbrauchserfahrung in Betracht gezogen werden.
- **Harnwegsinfekte** verursachen ziehende Unterbauchschmerzen und einige Patientinnen neigen zu rezidivierenden Infektionen mit chronischen Beschwerden. Hier kann dieser jedoch durch den unauffälligen Urinstix ausgeschlossen werden.

Da in diesem Fall keine Stuhlunregelmäßigkeiten bekannt sind und anamnestisch eine nicht austherapierte Adnexitis erfragt wurde, vermuten Sie in Zusammenschau mit den undefinierbaren ziehenden Unterbauchschmerzen eine chronisch-rezidivierende Adnexitis mit Verwachsungen, wie sie im Bauchraum oft nach chronischen Entzündungen auftreten.

2. Pathogenese/Erreger

Eine Adnexitis ist eine aszendierende Infektion, bei der die Erreger über Vagina, Zervix und Uterus in die Tuben aufsteigen. Da während der Menstruation der Muttermund weiter geöffnet ist, treten die Symptome dieser Infektion (➤ Fall 36) meistens in diesem Zeitraum oder kurz danach auf. Wie bei der akuten Adnexitis sind die Haupterreger **Darmbakterien, wie Escherichia coli** und **Enterokokken,** sowie aus dem venerischen Bereich **Gonokokken** und **Chlamydien.** Die beiden Letztgenannten sind fast nie in der Vaginalschleimhaut nachzuweisen, sondern setzten sich in Urethral- und Zervixgewebe fest und besiedeln von dort aus den Urogenitaltrakt.

Bei einer Infektionspersistenz aufgrund von Nichtbehandlung oder vorzeitigem Therapieabbruch sowie bei einer sehr starken Primärinfektion entstehen **Adhäsionen** (Verwachsungen) zwischen den inneren weiblichen Genitalorganen und intraabdominellen Gewebe. Je nach Lokalisation können diese Adhäsionen zur Beschwerdepersistenz führen, ohne dass die verursachende Infektion noch bestehen muss. Mit dem Begriff **PID** (Pelvic inflammatory disease oder disorder) wird dieser pathophysiologische Zusammenhang beschrieben. Häufig sind bakterielle Infektionen Ursache für diesen Zustand, allerdings kommen auch Fehlgeburten, Abtreibungen und andere vorausgegangene abdominale Operationen dafür infrage.

3. Diagnosesicherung

Bei einer akuten Adnexitis lassen sich mithilfe eines **bakteriologischen Abstrichs** aus Vagina und Zervix die Erreger kultivieren. Sollte eine Chlamydieninfektion vorliegen, kann diese im Giemsapräparat unter dem

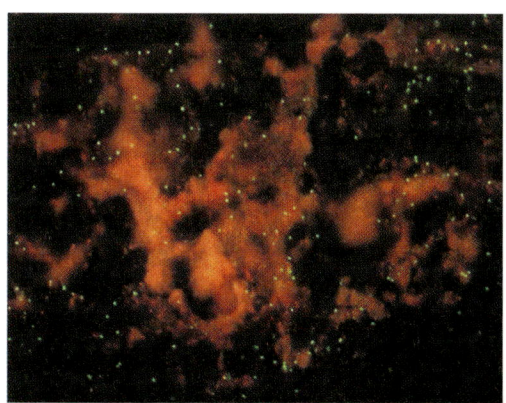

Abb. 1.1 Ausstrichpräparat in der Dunkelfeldmikroskopie.

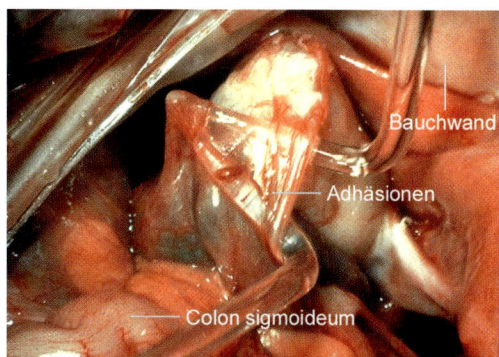

Abb. 1.2 Operationssitus bei starken Adhäsionen.

Mikroskop anhand von Einschlusskörperchen nachgewiesen werden. Eine andere Nachweismöglichkeit bietet die Dunkelfeldmikroskopie, bei der die Chlamydien direkt durch fluoreszierende Antikörper markiert werden können (➤ Abb. 1.1).

Nach mehrmaliger Antibiose und chronischem Verlauf ist ein vaginaler Abstrich meist nicht sinnvoll, da sich die Erreger oft nicht mehr nachweisen lassen. Da Frau Klein allerdings bisher anamnestisch nur einmal antibiotisch anbehandelt wurde, entnehmen Sie trotzdem vaginale Abstriche, um eine mögliche Infektionspersistenz nachzuweisen. Wie erwartet sind diese jedoch negativ, sodass Sie weiterhin von einer chronischen Adnexitis mit unbekanntem Erreger, beziehungsweise von einer **PID** mit Adhäsionen ausgehen.

Merke

In der standardisierten Methylenblaufärbung lassen sich Chlamydien nicht nachweisen.

4. Therapie

Liegt tatsächlich eine akute Entzündung vor, wird wie bei einer **akuten erstmalig aufgetretenen Adnexitis kalkuliert antibiotisch** behandelt. Da es sich um ein breites Erregerspektrum und häufig um Mischinfektionen handelt, muss eine Kombination aus mehreren Antibiotika eingesetzt werden. Mit einem Cephalosporin

der Stufe 3 oder Metronidazol werden die Anaerobier abgedeckt. Die intrazellulär wachsenden **Chlamydien** können nur in bestimmten Phasen ihres Vermehrungszyklus von den bakteriostatischen Tetrazyklinen erreicht werden. Deshalb muss diese Therapie über mindestens 14 Tage fortgesetzt werden, um eine Chronifizierung zu verhindern. Bei einer Infektion mit venerischen Erregern muss unbedingt auch der Partner behandelt werden, da sich die Partner sonst immer wieder gegenseitig anstecken.

Ist eine akute Infektion ausgeschlossen, könnten auch **komplementäre Behandlungsverfahren,** wie pflanzliche entzündungshemmende Präparate, Wärmeanwendungen, Moorbäder und Massagen Erleichterung für die Patientin bringen.

Sollten die konservativen Therapieverfahren keine Besserung der Symptomatik bringen, ist eine **Laparoskopie sinnvoll**. Dabei kann einerseits diagnostisch noch einmal eine Endometriose oder eine floride Infektion ausgeschlossen werden, andererseits können therapeutisch etwaige **Adhäsionen** (➤ Abb. 1.2) gelöst werden, um so eine Schmerzreduktion zu erreicht. Intraperitoneal können auch noch einmal Abstriche von verdächtigen Bereichen genommen werden, obwohl diese häufig nicht zum Erregernachweis führen.

5. Nebenwirkungen

Antibiotika richten sich grundsätzlich gegen alle im Körper lebenden Bakterien. Vor allem im Darm wird so

↳ Kalkul. Ceftiax. → Breit
+ Netro → Anaerobier
+ Doxyc → Clamydien + Mykoplasmen

die physiologische Darmflora geschädigt, so dass sich posttherapeutisch häufig Verdauungsbeschwerden und **Diarrhöen** einstellen. Im schlimmsten Fall kann sich in der geschädigten Darmflora Clostridium difficile ausbreiten. Bei dieser Infektion handelt es sich um ein schweres Krankheitsbild, das eine erneute Antibiose erfordert. Daneben haben die verschiedenen Antiobiotikagruppen noch jeweils spezifische Nebenwirkungen, über welche die Patientinnen aufgeklärt werden müssen. Außerdem sollten prätherapeutisch auch die jeweiligen Kontraindikationen, wie Niereninsuffizienz oder Allergien, abgeklärt werden.

Auch bei der **Laparoskopie** besteht neben den Risiken der dazu benötigten **Vollnarkose** noch die Gefahr einer versehentlichen **Darmperforation,** von Infektionen und Nachblutungen. Daneben kann jeder chirurgische Eingriff am Bauch wiederum zur **Adhäsionsbildung** führen.

---

6. Chlamydien

Das einzige Erregerreservoir der gramnegativen **Chlamydia trachomatis** ist der Mensch. In dieser Erregergruppe gibt es mehrere Serogruppen, die jeweils zu verschiedenen venerischen Infektionen führen:

- **Serogruppen D–K:** lassen sich bei 3–8 % der sexuell aktiven Frauen in Deutschland nachweisen, verursachen **Urethritis, Zervizitis** sowie symptomlose Infektionen.
- **Serogruppen A–C:** kommen vor allem in tropischen Regionen vor und verursachen das endemi-

sche **Trachom** mit Keratokonjunktivitis, gefolgt von Vernarbung und Erblindung bei Infektion des Kindes während der vaginalen Geburt.
- **Serogruppen L_1–L_3:** verursachen das **Lymphogranuloma venereum.**

Chlamydia pneumoniae hat ebenfalls eine hohe Durchseuchungsrate und verursacht chronische **Atemwegsinfektionen.** Ein Zusammenhang dieser Infektion mit der Entstehung von Atherosklerose wird derzeit diskutiert.

Im Gegensatz zu Chlamydia pneumoniae und trachomatis sind das natürliche Reservoir von **Chlamydia psittaci** verschiedene Vogelsorten. Auf den Menschen übertragen verursacht es die meldepflichtige Ornithose **(Papageienkrankheit),** die meist eine atypische Pneumonie mit vielfältigen zusätzlichen Symptomen hervorruft, und mit einer Letalität von 20 % einhergeht.

Z u s a m m e n f a s s u n g

Eine **Adnexitis** ist eine **aszendierende Infektion** mit Darmkeimen oder venerischen Erregern, die vor allem aufgrund des leicht geöffneten Muttermunds während oder kurz nach der Menstruation auftritt. Grundsätzlich sollte jede Adnexitis **antibiotisch behandelt** werden. Vor allem Chlamydieninfektionen neigen zu **chronisch-rezidivierenden Verläufen,** wenn sie nicht ausreichend therapiert werden oder es wegen fehlender Partnerbehandlung zu Reinfektionen kommt. Diese **Chronifizierung** kann zu Verwachsungen führen, die dann nur noch laparoskopisch gelöst werden können, oder sogar zu Sterilität.

Palpabler Knoten

Anamnese

Ihre sonst so ausgeglichene 56-jährige Patientin wirkt heute unruhig und besorgt. Als Sie sich nach dem Grund für ihr Kommen erkundigen, erzählt sie Ihnen sofort von dem Knoten, den sie vor zwei Tagen beim Eincremen in ihrer linken Brust getastet hat. Seitdem habe sie große Angst, dass es etwas Schlimmes sein könnte. Die letzte Vorsorgeuntersuchung war vor etwa elf Monaten. Seit sie vor fünf Jahren heftige menopausale Beschwerden bekommen hat, führt sie eine Hormonersatztherapie durch. Kinder hat sie nicht.

Untersuchungsbefund

Zunächst beginnen Sie bei der nervösen Patientin mit der routinemäßigen Vorsorgeuntersuchung. Die Patientin befindet sich in gutem AZ und EZ.

Inspektion und Palpation der Mammae: Inspektorisch können sie keine Auffälligkeiten wie Formveränderungen, Einziehungen oder Ähnliches feststellen. Auf der linken Seite ist im oberen äußeren Quadranten ein etwa 1,5 cm großer, gut verschieblicher Tumor zu tasten. Er ist nicht eindrückbar, nicht druckdolent und gegenüber dem umliegenden Gewebe schlecht abgegrenzt. In der linken Axilla ist mindestens ein leicht vergrößerter Lymphknoten tastbar. Die kontralaterale Brust sowie die Axilla sind palpatorisch unauffällig.

1. Welche Differenzialdiagnosen erwägen Sie? Wie lautet ihre Verdachtsdiagnose? Begründen Sie diese!

2. Wie sichern Sie die Verdachtsdiagnose und wie gestaltet sich die Folgediagnostik?

3. Wie wird die Erkrankung ausgelöst? Welche Rolle spielen genetische Risikofaktoren?

4. Welche Therapie würden Sie wählen? Skizzieren Sie außerdem die möglichen Lymphabflussstationen der Mamma.

5. Wie sollte eine entsprechende Nachsorge aussehen?

6. Welche histopathologischen Typen sind zu unterscheiden und wie häufig sind diese jeweils?

1. Differenzialdiagnose/Verdachtsdiagnose

Man muss für das Leitsymptom (palpabler) **Knoten in der Brust** folgende Differenzialdiagnosen in Betracht ziehen:

- **Zysten:** in der Regel glatt begrenzt, häufig eindrückbar oder fluktuierend, gelegentlich mäßiger Druckschmerz. In der **Sonographie** stellen sich Zysten homogen, echofrei und mit breitem gleichmäßigem Echo hinter der Zyste dar.
- **Fibroadenome:** bei Frauen zwischen 20 und 40 die häufigsten gutartigen Mammatumoren. Sie sind knotige Vermehrungen des Bindegewebes der Drüsenläppchen. Das Entartungsrisiko ist äußerst gering. Meistens sind Fibroadenome symptomlos und verursachen nur selten Schmerzen. Im Unterschied zur Zyste ist ein Fibroadenom in der **Sonographie** homogen echoarm, glatt begrenzt mit beidseitigem lateralem Schallschatten. In der **Mammographie** zeigt sich eine glatt begrenzte Verdichtung, die nur schwer abgrenzbar ist. Sollten bildgebende Verfahren keinen eindeutigen Befund liefern, ist eine histologische Sicherung beispielsweise mittels Stanzbiopsie erforderlich. Bei blandem Befund sowie in eindeutigen Fällen reichen regelmäßige Kontrolluntersuchungen aus.
- **Lipome, Chondrome, Atherome und Fibrome** sind gutartige Tumoren, die ebenfalls bei einer Tastuntersuchung der Mamma auffallen können und sich palpatorisch weich bis fest präsentieren. Keiner dieser Tumoren verursacht Schmerzen oder Druckdolenzen.
- **Mastitis** (➤ Fall 47): Auch Infiltrate oder Abszedierungen sind als Knoten in der Brust möglich. Daneben finden sich Allgemeinsymptome einer Infektion mit Entzündungszeichen, außerdem ist die Brust massiv druckdolent.

Die palpatorischen Befunde sprechen jedoch am ehesten für ein **Mammakarzinom.** Grundsätzlich sind einseitige, nicht druckdolente, schlecht verschiebliche Knoten, Einziehungen, Größen- und Formveränderungen der Mamma, blutige und seröse Mamillensekretion, Hautveränderungen (**Orangenhaut,** Ekzeme, Rö-

tungen) und axilläre Lymphknotenschwellungen malignitätsverdächtig. Zudem erhöhen die Kinderlosigkeit der Patientin und die Hormonersatztherapie das Risiko für ein Mammakarzinom. Auch die Lokalisation des Knotens spricht eher für ein malignes Geschehen.

Merke

Etwa 50 % aller Mammakarzinome sind im äußeren oberen Quadranten lokalisiert.

2. Diagnosesicherung/Folgediagnostik

Zur **Tripeldiagnostik** beim Mammakarzinom gehören klinische Untersuchung, apparative Diagnostik und die histologische Probengewinnung:

Als Goldstandart zur Untersuchung der Brust gilt heute die **Mammographie,** wobei die Zuverlässigkeit dieser Methode von der Dichte des Drüsengewebes abhängt. Dennoch lässt sich vor allem Mikrokalk (➤ Fall 7) kleiner Tumoren mammographisch am sichersten nachweisen. Abbildung 2.1 zeigt die Mammographie Ihrer Patientin.

Eine **Sonographie** ist vor allem für die Unterscheidung zwischen zystischen und soliden Befunden wichtig. Als Zusatzuntersuchung (sehr hohe Sensitivität bei geringerer Spezifität) bei Erstdiagnose kommt in bestimmten Fällen (z.B. DD Narbe vs. Rezidiv, Implantate) auch ein **MRT** infrage.

Alle Befunde, die in der Bildgebung suspekt oder hochsuspekt erscheinen, müssen mittels **minimal-invasiver Diagnostik** (meist eine Stanzbiopsie) histologisch abgeklärt werden. Dabei wird das **Grading** (G) bestimmt. Zusätzlich wird in einer immunhistochemischen Färbung der Tumorzellen die Expression von Östrogenrezeptoren (ER) und Progesteronrezeptoren (PR) oder dem Wachstumsfaktorrezeptor HER2 nachgewiesen. Die endgültige Tumorgröße (T) und der Lymphknotenstatus (N) können erst später durch den operativen Eingriff bestimmt werden.

Eine **gynäkologische Untersuchung, Röntgen-Thorax, Lebersonographie** und **Knochenszintigramm** sind im Folgenden zum Ausschluss von Fernmetastasen **(Staging)** sinnvoll.

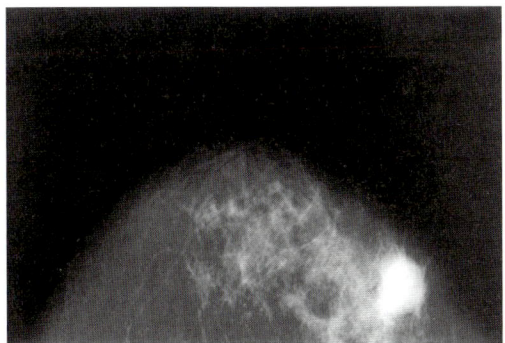

Abb. 2.1 Mammographiebefund der Patientin mit Mammakarzinom.

Auch eine Bestimmung der **Tumormarker CEA** und **CA 15-3** kann zur Verlaufskontrolle und in der Nachsorge bei Metastasen von Nutzen sein. Zahlreiche Tumoren exprimieren diese Tumormarker allerdings nicht und weder Sensitivität und Spezifität sind sonderlich hoch.

Merke

In der Mammographie als **malignitätsverdächtig** gelten asymmetrische Herdbefunde, sternförmige Verdichtungen (Spiculae), inhomogene Verschattungen und gruppierter Mikrokalk.

3. Ätiologie

Die Genese des Mammakarzinoms ist aller Voraussicht nach multifaktoriell bedingt. Mehr als 90 % der Erkrankungen erfolgen **spontan** und nur bei etwa 5 % spielen **hereditäre Ursachen** eine Rolle. Verschiedene Faktoren können das Auftreten eines sporadischen Mammakarzinoms erhöhen. Dazu gehören Parität, Lebensweise, Familienanamnese, eigene Vorerkrankungen und eine lange Hormoneinwirkung (z.B. Hormonersatztherapie, frühe Menarche, späte Menopause, hoher BMI). Hereditäre Mammakarzinome zeichnen sich durch ein früheres Erkrankungsalter, eine höhere Prävalenz bilateraler Befunde und eine Häufung assoziierter Neoplasien (z.B. in den Ovarien, der Lunge, den Nieren, im GI-Trakt) aus. Besonders häufig sind Mutationen der **Tumorsuppressorgene BRCA1 und 2** auf Chromosom 17q21 bzw. 13q12-13. Das Risiko einer Frau mit einer dieser Mutationen an einem Mammakarzinom zu erkranken erhöht sich um 80–90 %, für ein Ovarialkarzinom erhöht es sich um 30–60 %.

Bei Ihrer Patientin handelt es sich um ein sporadisches Mammakarzinom. Möglicherweise haben ihre Kinderlosigkeit und die Hormonersatztherapie eine Rolle gespielt.

4. Therapieoptionen

Die Standardtherapie des Mammakarzinoms beinhaltet eine lokale sowie eine systemische Therapie. Auf die histologische Diagnosesicherung folgt ggf. eine **neoadjuvante Chemotherapie,** um die Ausgangssituation für die Operation zu verbessern.

Nach Möglichkeit erfolgt eine **brusterhaltende Operation** mit axillärer Lymphonodektomie und eine Nachbestrahlung des Restdrüsenkörpers wird angestrebt. In allen anderen Fällen ist die **modifiziert radikale Mastektomie** plus **Axilladissektion** indiziert. Dabei werden mindestens zehn Lymphknoten aus Level I und II (bis zum Unterrand der V. axillaris) entfernt. Bei kleinen, unilokulären Befunden und klinisch bzw. sonographisch unauffälliger Axilla wird jedoch zuerst die Sentinel-Lymphonodektomie durchgeführt. Sollte der mit Technetium markierte Sentinel-Lymphknoten metastasenfrei sein, kann auf die weitere Ausräumung der Axilla verzichtet werden.

Nach jeder brusterhaltenden Operation oder bei hohem Lokalrezidivrisiko (z.B. Tumor > 3 cm, knapper Resektionsrand, Lymphangiosis carcinomatosa) ist die **Nachbestrahlung** zur Senkung des Rezidivrisikos (auf < 10 %) obligat. Gleichzeitig oder alternativ dazu kann ein bis zwei Wochen nach der Operation eine adjuvante systemische Therapie erfolgen.

Bei Tumorzellen, die ER und/oder PR exprimieren (70–80 % der Mammakarzinome), ist eine **endokrine Therapie** mit Tamoxifen, GnRH-Analoga oder Aromataseinhibitoren Standard.

Ein erhöhtes Rezidivrisiko wird häufig mit einer **adjuvanten Chemotherapie** (Anthrazykline, Taxane) gesenkt, die meist vor der endokrinen Therapie erfolgt.

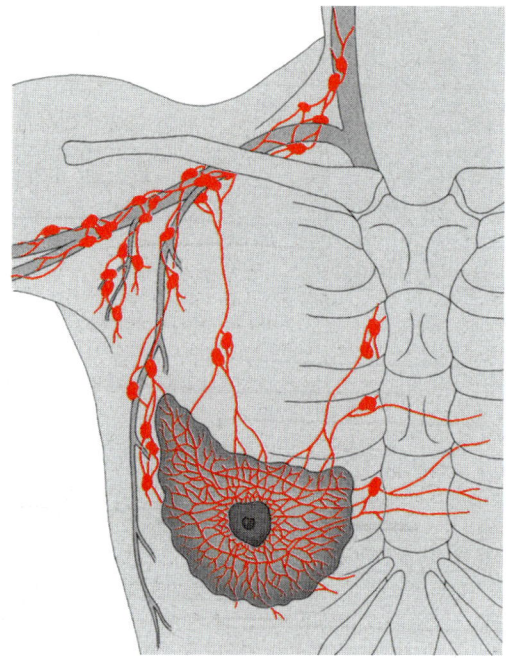

Abb. 2.2 Lymphabflusswege der Brust

HER2- (Protoonkogen-) positive Tumoren können außerdem mit dem **spezifischen Antikörper Trastuzumab** behandelt werden, der sich gegen den HER2-Rezeptor richtet. Eine einjährige Therapie mit Trastuzumab senkt das Rezidivrisiko der ersten zwei Jahre nach OP um etwa 50 %.

Bei Ihrer Patientin wurde eine modifiziert radikale Mastektomie mit Axilladissektion durchgeführt. Aufgrund der Tumorgröße (< 2 cm) wäre zwar auch eine brusterhaltende Therapie mit Axilladissektion möglich

gewesen, aber leider wäre das kosmetische Ergebnis angesichts der Tumorlage und der kleinen Brust der Patientin nicht zufriedenstellend gewesen. Daher entschied sich die Patientin für eine Mastektomie. Nachdem sie sich zwei Wochen erholt hatte, wurden eine adjuvante anthrazyklinhaltige Chemotherapie und eine endokrine Therapie mit Tamoxifen (bei positivem Rezeptorstatus) begonnen.

5. Tumornachsorge

Die Tumornachsorge nach erfolgter Primärtherapie beim Mammakarzinom sollte alle drei bis sechs Monate und nach fünf Jahren jährlich stattfinden. Bestandteile sind eine ausführliche Anamnese, klinische und gynäkologische Untersuchung, sowie eine Mammographie jährlich. Das Erkrankungsrisiko für die Gegenseite ist nach Mammakarzinom um das Zwei- bis Fünffache erhöht. Darüber hinaus ist es besonders wichtig, auf Beschwerden zu achten, die durch Metastasen (vor allem Lunge, Leber, Knochen) ausgelöst sein könnten, um dann eine weiterführende Diagnostik (Röntgen-Thorax, Lebersonographie, Knochenszintigramm) zu veranlassen.

6. Histopathologische Unterscheidung und Häufigkeiten

Als häufigster Typ ist das invasiv-duktale Karzinom mit 70–80 % zu nennen. Danach folgt das invasiv-lobuläre Karzinom mit einer Häufigkeit von 10 %. Weitere Subtypen sind das medulläre (5 %), das tubuläre (2 %), das muzinöse (2 %) und das papilläre (1 %) Karzinom. → Neu: NST vs. invasives Ca spezifiziert

Zusammenfassung

Das Mammakarzinom ist die häufigste Krebserkrankung der Frau. In 95 % der Fälle tritt es sporadisch auf, während 5 % hereditär bedingt sind. Der wichtigste und meist erste Befund ist ein tastbarer Knoten in der Brust. **Diagnostisch** kommen zum Einsatz: Palpation, Mammographie, Sonographie und Biopsie. Sofern noch keine Fernmetastasen vorhanden sind, besteht die **Primärtherapie** aus Operation (brusterhaltende Operation oder Mastektomie sowie ggf. Axilladissektion oder Sentinel-Lymphonodektomie), Nachbestrahlung und systemischer Therapie. Diese beinhaltet abhängig von Rezidivrisiko und Rezeptorstatus (ER, PR, HER2) eine Chemotherapie, endokrine und/oder Antikörpertherapie.

03

Kinderwunsch und Unterbauchschmerzen

Anamnese

Das Ehepaar Hein wünscht sich schon seit Längerem ein Kind. Die 38-jährige Patientin nahm seit ihrem 25. Lebensjahr die Pille, um dann vor drei Jahren auf natürliche Verhütungsmethoden umzusteigen. Seitdem habe sie ihre Menstruationen zwar immer noch regelmäßig alle 30 Tage, doch habe sowohl die Blutungsdauer als auch die Blutungsstärke zugenommen. Auch die prämenstruellen Unterbauchschmerzen, die mit Einsetzen der Periode besser würden, seien seit dem Absetzen der Pille immer stärker geworden. Unabhängig davon habe sie zusätzlich seit zwei Monaten einen ständigen ziehenden dumpfen Schmerz im linken Unterbauch und auch teilweise Schmerzen beim Geschlechtsverkehr. Die letzte Periode liege gute zwei Wochen zurück, die Menarche der Patientin war mit 13 Jahren.

Untersuchungsbefunde

Klinische Untersuchung: etwas verminderter AZ, schlanker EZ. Druckdolenz im linken Unterbauch.
Bimanuelle Tastuntersuchung: Uterus und rechte Adnexe unauffällig, auf der linken Seite fühlen Sie eine glatte und gut verschiebliche Raumforderung. Bei der bimanuellen Untersuchung sind kleine Knötchen zwischen den Fingern zu tasten.
Transvaginaler Ultraschall: Der Uterus und das rechte Ovar stellen sich unauffällig dar, auf der linken Adnexseite befindet sich eine 7 cm große, glatt begrenzte, zystische Raumforderung mit echoarmer homogener Binnenstruktur und Spiegelbildung, keine freie Flüssigkeit im Douglas-Raum.

1. An welche Differenzialdiagnosen denken Sie? Was ist Ihre Verdachtsdiagnose?

2. Wie können Sie ihre Diagnose sichern?

3. Welche Behandlung empfehlen Sie der Patientin?

4. Nach welchem Schema können Sie den Befund der Patientin einteilen?

5. Was für Komplikationen kennen Sie?

6. Was wissen Sie über die Entstehungshypothesen dieser Erkrankung?

1. Verdachtsdiagnose/Differenzialdiagnosen

Allen unklaren Raumforderungen muss nachgegangen werden. Vor allem im Bereich des Ovars sind Befunde über 5 cm Durchmesser als primär tumorverdächtig einzustufen und sollten deshalb auf jeden Fall abgeklärt werden. Mehr als 80 % der **ovariellen Raumforderungen** sind zwar benignen Ursprungs, aber ein malignes Geschehen darf auf keinen Fall übersehen werden.

Kleinere Raumforderungen sind oft physiologisch. Ein Tertiär- oder **Graaf-Follikel** kann kurz vor der Ovulation eine Größe von bis zu 2,5 cm annehmen. Da unsere Patientin einen Kinderwunsch hat und nicht verhütet, könnte auch eine Frühschwangerschaft vorliegen. Das **Corpus luteum graviditatis** erreicht seinen größten Durchmesser mit bis zu 3 cm in der 12. SSW, ist aber normalerweise von solider Struktur. Da die Raumforderung aber sehr viel größer ist, die letzte Blutung erst zwei Wochen zurückliegt und keine Fruchthöhle im Ultraschall zu sehen ist, scheiden diese Diagnosen aus.

- **Funktionelle Ovarialzyste:** relativ wahrscheinliche Differenzialdiagnose. Eine **persistierende Follikelzyste** entsteht nach Ausbleiben der Ovulation eines Graaf-Follikels und kann in seltenen Fällen bis zu 8 cm groß werden. Manchmal sind diese Zysten hormonaktiv und bilden Östrogene. Bei extrem hohem β-hCG-Einfluss, wie es bei einer Blasenmole oder einer Mehrlingsgravidität vorkommt, kann eine **Thekaluteinzyste** entstehen.
- **Extrauteringravidität:** wäre durchaus im Bereich des Möglichen, wenn die letzte angegebene Periode keine Abbruch-, sondern eine Hormonentzugsblutung aufgrund der fehlenden Plazenta wäre. Allerdings würde man in diesem Fall in der klinischen Untersuchung Hinweise auf eine Peritonitis mit Portioschiebeschmerz und Abwehrspannung erwarten. Letztendlich ausschließen kann man diesen Verdacht mit der Bestimmung des β-hCG-Titers.
- Ebenfalls klinische Zeichen einer Peritonitis sowie Fieber und allgemeine Entzündungszeichen würde man bei einem **perityphlitischen Abszess** (allerdings auf der rechten Seite) oder einem **Tuboovarialabszess** erwarten, weshalb auch diese Diagnosen eher unwahrscheinlich sind.

- **Hydrosalpinx:** Im Anschluss an eine Adnexitis kann es zu Verwachsungen kommen, die das Tubenlumen einseitig abschnüren. Im Laufe der Zeit sammelt sich Flüssigkeit in diesem Hohlraum, woraufhin eine **Hydrosalpinx** entsteht, die sich in der Sonographie als zystische Raumforderung darstellt.
- **Benigne** (z.B. Kystom, Dermoid) und maligne **Ovarialtumoren:** Die glatte Begrenzung, die gute Verschieblichkeit und die homogene Binnenstruktur sprechen zwar dagegen, aber ein Befund von dieser Größe ist an sich schon suspekt und gehört deswegen histologisch untersucht. Auch das extrem seltene **Tubenkarzinom** muss als mögliche Diagnose durch eine Laparoskopie ausgeschlossen werden.

In der Zusammenschau ergeben die Symptome das Bild einer **Endometriose.** Bei dieser Erkrankung handelt es sich um extrauterin lokalisierte Uterusschleimhaut, die zyklusabhängige Beschwerden verursacht. Insbesondere die prämenstruellen Schmerzen, die mit dem Einsetzen der Blutung abnehmen (**Crescendoschmerz**) sowie die Hypermenorrhö, die Sterilität und die Dyspareunie sprechen für diese Diagnose. Die Raumforderung könnte eine so genannte **Teer-** oder **Schokoladenzyste** sein, das ist ein durch Hormonabfall eingebluteter Endometrioseherd, der sich im Laufe der letzten Monate gebildet hat.

M e r k e

Der Crescendoschmerz, der mit Eintritt der Periode abnimmt, spricht für eine Endometriose.

2. Diagnose/Untersuchungen

Das diagnostische Mittel der Wahl ist die **prämenstruelle Laparoskopie** (➤ Abb. 3.1), da zu diesem Zeitpunkt die Herde am größten und damit am besten zu erkennen sind. Grundsätzlich wäre auch die diagnostische Gabe von Gestagenen möglich. Sollten sich nach einem Zyklus der Befund in der sonographischen Kontrolle verkleinert und die klinische Symptomatik verbessert haben, kann ebenfalls von einer Endometriose ausgegangen werden. Da aber jeder Tumor ab einer Größe von 5 cm abklärungsbedürftig ist, sollte nicht gezögert werden, die Diagnose endgültig histologisch zu sichern.

Merke

Jede ovarielle Raumforderung, die größer als 5 cm ist, muss laparoskopisch abgeklärt werden.

3. Therapie

Die **Laparoskopie** ist in diesem Fall nicht nur von diagnostischem, sondern auch von therapeutischem Nutzen. Die Teerzyste wird unter Erhalt des Ovars ausgeschält. Während der Operation ist darauf zu achten, dass keine Endometriosezellen verstreut werden, da diese erneut Herde setzen können, die später zu Beschwerden führen. Die im Peritoneum liegenden Herde werden so weit möglich koaguliert. In diesem Fall sind keine extragenitalen Organe befallen; sollten beispielsweise Darm oder Blase befallen sein, wäre bei Symptomen eine Organteilresektion indiziert.

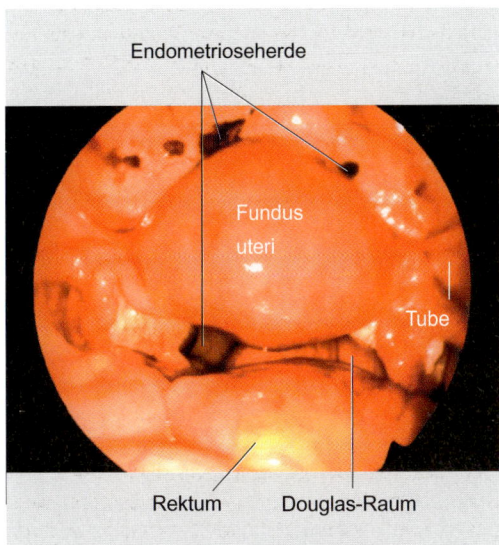

Abb. 3.1 Laparoskopischer Befund bei Endometriose.

Postoperativ erfolgt meist für drei bis sechs Monate eine **Hormonbehandlung** mit Gestagenen oder GnRh-Analoga. Die Endometriumzellen verhalten sich wie normale Uterusschleimhaut, das heißt, es kommt bei Östrogenstimulation zur Proliferation. Länger als sechs Monate sollte die reine Gestagentherapie nicht andauern, da es zu einer Demineralisierung des Knochens kommt und damit zu einem erhöhten Risiko für pathologische Frakturen. Weiterführend kann jedoch auch längerfristig mit einem gestagenbetonten Ovulationshemmer die Symptomatik gemildert werden.

Merke

Bei der Operation ist unbedingt darauf zu achten, dass keine Endometriosezellen verstreut werden.

4. Einteilung

Grundsätzlich gibt es zwei Einteilungsmöglichkeiten: nach der Lokalisation und nach der Stadieneinteilung der WHO.

Bei der **Lokalisation** unterscheidet man:

- Endometriosis genitalis interna, bei der Endometriosezellen in der Uteruswand liegen.
- Endometriosis genitalis externa mit Herden an Ovarien, Vagina, Vulva und im Douglasraum.
- Endometriosis extragenitalis: Ausdehnung des Befundes auf den Bauchraum sowie sehr selten auf Darm, Blase, Gehirn und Lunge.

Für die Stadieneinteilung der **WHO** ➤ Tabelle 3.1.

Tab. 3.1 WHO-Einteilung der Endometriose

Stadium	Definition
I	Herde < 5 mm im kleinen Becken/ Portio, Tuben frei
II	Herde > 5 mm, Blut im Douglas-Raum, Verwachsungen der Tuben
III	Adenomyosis uteri, Schokoladenzyste
IV	Extragenitale Endometriose

5. Komplikationen

Endometriosepatientinnen haben häufig einen unerfüllten Kinderwunsch. Das liegt einerseits an einer idiopathisch **verminderten Implantations- und erhöhten Abortrate**, andererseits an der Uterusschleimhaut in den Tuben. Im Rahmen des monatlichen Zyklus entsteht auch in den Eileitern abgestoßenes Gewebe, das nicht abfließen kann. Diese **Hämatosalpinx** wird im Verlauf resorbiert und es kommt zu Verklebungen, die in einer **Tubarsterilität** enden können.

Endometrioseherde neigen außerdem zur Narbenbildung. Je nach Lokalisation der Herde kann es durch die **Narbenstrikturen zu Harnstau, Ikterus** oder mechanischem Ileus kommen.

Rezidive nach Therapie sind häufig, wohingegen eine maligne Entartung in ein Adenokarzinom extrem selten ist.

Seit der Erstdiagnose kommt Frau Hein häufig zu Ihnen zur Kontrolle und Anpassung der Medikamente. Ein Jahr nach Erstdiagnose und Therapiebeginn möchte die Patientin erneut versuchen schwanger zu werden. Sie setzen daraufhin die Ovulationshemmer ab. Ein halbes Jahr nach diesem Auslassversuch stellen Sie bei einer der Kontrolluntersuchungen eine Erweiterung des Nierenbeckenkelchsystems auf der rechten Seite fest. Der Befund veranlasst Sie, der Patientin wieder Gestagene zu verordnen. Leider macht die Progression der Stauung bei Frau Hein eine erneute Laparoskopie notwendig, wo sich ein massiver Befall im Peritonealraum zeigt. In der Nachbesprechung müssen Sie der Patientin vorsichtig beibringen, dass der Wunsch nach einem eigenen Kind wahrscheinlich unerfüllt bleiben wird.

6. Ätiologie

Die Ätiologie der Endometriose ist noch immer ungeklärt. Sicher nachgewiesen ist lediglich eine familiäre Häufung. Allerdings gibt es viele Hypothesen über die Entstehung dieser Erkrankung.

- Die **Migrationstheorie** geht davon aus, dass das physiologische Endometrium durch das Myometrium hindurch in die Tiefe wächst und sich von dort auch ausbreitet.
- Bei der **Transplantationstheorie** wird vermutet, dass es zu einer „**retrograden Menstruation**" durch die Tuba uterina in den Bauchraum kommt und die Zellen sich dort implantieren. Eine Verschleppung über Lymph- und Blutbahnen wird im Rahmen dieses Modells auch diskutiert.
- Von embryonal verstreutem Zölomepithel, also einer Anlagestörung, geht die **embryonale Theorie** aus.
- Die **metaplastische Theorie** nimmt an, dass eine Umwandlung von Serosa oder Urothel in Endometriumzellen stattfindet.

Zusammenfassung

Ovarielle Raumforderungen haben zahlreiche Differenzialdiagnosen und müssen auf jeden Fall bei Symptomen oder einem Durchmesser über 5 cm, beziehungsweise Größenprogredienz laparoskopisch abgeklärt werden.

Die **Endometriose** ist eine benigne Erkrankung mit extrauterin lokalisierter Uterusschleimhaut, die vielfältige Symptome verursachen kann. Typische **Symptome** sind der Crescendoschmerz und die Hypermenorrhö. Weitere Symptome können Dysmenorrhö, Sterilität und Dyspareunie sein. **Diagnostiziert** und **therapiert** wird sie mittels Laparoskopie. Meist reicht diese Behandlung jedoch nicht aus und es muss noch eine Hormontherapie angeschlossen werden, da die Endometriose zu Rezidiven neigt.

04

Schwangerschaftsabbruch

Frau Heinrich kommt mit ihrem Mann zu Ihnen in die Schwangerenambulanz. Da die Patientin 43 Jahre alt ist, hatte ihr ihre Gynäkologin geraten, sich in der Klinik über die Möglichkeiten einer pränatalen Diagnostik zu informieren. Frau Heinrich ist sich über das erhöhte Risiko verschiedener Erkrankungen von Mutter und Kind bei einer Schwangerschaft in ihrem Alter bewusst. Sie hat schon drei gesunde Kinder und dieses vierte ist sozusagen ein „Unfall". Eigentlich fühle sie sich schon zu alt für ein weiteres Kind. Für sie wäre ein Schwangerschaftsabbruch bei auffälligem Befund der Pränataldiagnostik denkbar. Die Patientin ist in der 14. Woche schwanger und der bisherige Verlauf der Schwangerschaft war komplikationslos.

Untersuchungsbefunde

Die Schwangere ist in einem guten AZ und EZ. Sie kontrollieren Gewicht, Blutdruck und Urin, wobei sie keine Auffälligkeiten feststellen können. Es bestehen keine Hinweise auf eine hypertensive Erkrankung. Im Ultraschall stellen sie eine regelrechte Entwicklung des Kindes fest.

1. Welche Risiken könnten in diesem Fall gemeint sein?

2. Welche Optionen pränataler Diagnostik bestehen für Frau Heinrich?

3. Erklären Sie, unter welchen Umständen eine Interruptio zulässig ist. Nennen Sie Beispiele.

4. Wie wird eine Interruptio durchgeführt?

5. Zu welchen Komplikationen kann es während oder nach einem Schwangerschaftsabbruch kommen?

1. Risiken

Wenn die Mutter 35 Jahre oder älter ist, wird von einer **Risikoschwangerschaft** gesprochen (➤ Abb. 4.1), da ein erhöhtes Risiko für Komplikationen während Schwangerschaft und/oder Geburt sowie eine erhöhte Wahrscheinlichkeit für kindliche Störungen bestehen:

- Für die **Mutter** steigt, mit zunehmendem Alter, unter anderem das Risiko von **hypertensiven Erkrankungen.**
- Als wichtigster Punkt sind hier aber sicherlich **Chromsomenschäden des Kindes** (insbesondere Trisomie 21) zu nennen, deren Prävalenz mit zunehmendem mütterlichem Alter steigt.

Ein Teil dieser Risiken kann aber heute durch intensive Vorsorge und Überwachung minimiert werden.

2. Pränataldiagnostik

- **Ultraschalluntersuchung:** In den Mutterschaftsrichtlinien sind drei Ultraschalluntersuchungen vorgesehen (9.–12. SSW, 19.–22. SSW, 29.–32. SSW), wobei die zweite Sonographie als so genannte „große Sonographie" gilt. Dabei werden die biometrischen Parameter (biparietaler Durchmesser, Abdomenumfang, Femurlänge) gemessen, Fruchtwassermenge, Plazentalage und die fetalen Körperkonturen kontrolliert. Bei speziellen Fragestellungen, insbesondere bei fraglichen Befunden, muss jedoch gezielt zu einem Spezialisten für Pränataldiagnostik überwiesen werden.
- **Triple-Test:** Bestimmung von α-Fetoprotein (AFP), freiem Estriol (uE3) und freier β-Kette des Choriongonadotropins (β-hCG) im Blut der Mutter zwischen der 16. und 20. SSW. Von der Norm abweichende Werte können auf Chromosomenaberrationen wie das Down-Syndrom (Trisomie 21) oder das Edwards-Syndrom (Trisomie 18) hinweisen. Dieser Test ist aber sehr unsicher und ist keinesfalls beweisend.
- **Nackentransparenz:** Der Bereich zwischen der Haut und der fetalen Halswirbelsäule wird als Nackentransparenz bezeichnet. Sie kommt vor der Entwicklung des Lymphsystems durch eine Ansammlung von Lymphe an dieser Stelle zustande und bildet sich im Laufe der Entwicklung wieder zurück. Zwischen der 11. und 14. SSW kann sie gemessen werden. Ein erhöhter Messwert (> 95. Perzentil) weist auf ein erhöhtes Risiko für Chromosomenbesonderheiten oder einen Herzfehler hin. Dennoch kann auch diese Untersuchung nur eine Erkrankungswahrscheinlichkeit anzeigen. Lediglich eine invasive Pränataldiagnostik kann eine Chromosomenanomalie beweisen.
- **Chorionzottenbiopsie:** Üblicherweise wird die Chorionzottenbiopsie zwischen der 12. und 14. SSW durchgeführt und ist damit der frühestmögliche invasive Eingriff in der Schwangerschaft. Dabei werden die **Chorionzotten** oder **Plazentagewebe** unter Ultraschallkontrolle aspiriert. Das Aspirat kann für molekulargenetische Untersuchungen oder zur Bestimmung des Karyotyps des Feten verwendet werden. In etwa 1 % der Fälle kommt es zu Komplikationen, wie einem Spontanabort.
- **Amniozentese:** Die Amniozentese kann ab der 15. SSW bis zum Entbindungstermin durchgeführt werden. Auch hier wird unter Ultraschallkontrolle punktiert, es wird jedoch **Fruchtwasser** aspiriert. Das Fruchtwasser enthält Zellen des Fetus, die zytogenetisch untersucht werden. Neben der Bestimmung des Karyotyps kann auch einmal ein Erregernachweis im Fruchtwasser oder die Kontrolle der Lungenreife die Indikation für eine Amniozentese sein. Die Komplikationsrate liegt ebenfalls bei etwa 1 %.

Nach einer eingehenden Ultraschalluntersuchung mit Nackentransparenzmessung führen Sie auf Wunsch von Frau Heinrich eine Chorionzottenbiopsie durch. Das Ergebnis zeigt einige Tage später, dass es sich um einen sehr gesunden männlichen Feten handelt. Es konnten keine Chromosomenanomalien festgestellt werden. Und jetzt, da sie weiß, dass alles soweit in Ordnung ist, freut sie sich sehr darauf, zu ihren drei Töchtern doch noch einen Sohn zu bekommen.

Alter _____ Jahre   Gewicht vor SS-Beginn _____ kg   Größe _____ cm
Gravida _____   Para _____

A. Anamnese und allgemeine Befunde/Erste Vorsorge-Untersuchung
(s. auch Seite 5)

		ja		nein
1.	Familiäre Belastung (z.B. Diabetes, Hypertonie, Fehlbildungen, genetische Krankheiten, psychische Krankeiten _____)	☐	1.	☐
2.	Frühere eigene schwere Erkrankungen (z.B. Herz, Lunge, Leber, Nieren, ZNS, Psyche) ggf. welche _____	☐	2.	☐
3.	Blutungs-/Thromboseneigung	☐	3.	☐
4.	Allergie, z.B. gegen Medikamente	☐	4.	☐
5.	Frühere Bluttransfusionen	☐	5.	☐
6.	Besondere psychische Belastung (z.B. familiäre oder berufliche)	☐	6.	☐
7.	Besondere soziale Belastung (Integrationsprobleme, wirtsch. Probleme)	☐	7.	☐
8.	Rhesus-Inkompatibilität (bei vorangegangenen Schwangerschaften)	☐	8.	☐
9.	Diabetes mellitus	☐	9.	☐
10.	Adipositas	☐	10.	☐
11.	Kleinwuchs	☐	11.	☐
12.	Skelettanomalien	☐	12.	☐
13.	Schwangere unter 18 Jahren	☐	13.	☐
14.	Schwangere über 35 Jahren	☐	14.	☐
15.	Vielgebärende (mehr als 4 Kinder)	☐	15.	☐
16.	Zustand nach Sterilitätsbehandlung	☐	16.	☐
17.	Zustand nach Frühgeburt (vor Ende der 37. SSW)	☐	17.	☐
18.	Zustand nach Mangelgeburt	☐	18.	☐
19.	Zustand nach 2 oder mehr Fehlgeburten/Abbrüchen	☐	19.	☐
20.	Totes/geschädigtes Kind in der Anamnese	☐	20.	☐
21.	Komplikationen bei vorausgegangenen Entbindungen ggf. welche _____	☐	21.	☐
22.	Komplikationen post partum ggf. welche _____	☐	22.	☐
23.	Zustand nach Sectio	☐	23.	☐
24.	Zustand nach anderen Uterusoperationen ggf. welche _____	☐	24.	☐
25.	Rasche Schwangerschaftsfolge (weniger als 1 Jahr)	☐	25.	☐
26.	Andere Besonderheiten ggf. welche _____	☐	26.	☐

Nach ärztlicher Bewertung des Kataloges A liegt bei der Erstuntersuchung ein Schwangerschaftsrisiko vor   ☐

Beratung der Schwangeren
a) Ernährung, Medikamente, Genussmittel   ☐
b) Tätigkeit/Beruf, Sport, Reisen   ☐
c) Risikoberatung   ☐
d) Geburtsvorbereitung/Schwangerschaftsgymnastik   ☐
e) Krebsfrüherkennungsuntersuchung   ☐

Abb. 4.1 In Deutschland gebräuchlicher Mutterpass, Seite 5.

M e r k e

Jede invasive pränatale Diagnostik darf nur nach eingehender Beratung erfolgen und wenn sich aus dem Ergebnis Konsequenzen ergeben!

3. Zulässigkeit einer Interruptio

In Deutschland ist ein Schwangerschaftsabbruch bis **12 Wochen nach Empfängnis,** also bis zur 14. Schwangerschaftswoche straffrei. Allerdings nur für den Fall, dass eine Beratung (mit einer Bedenkzeit von drei Tagen) stattgefunden hat und der Abbruch von einem approbierten Arzt durchgeführt wird. Es gibt Beispiele verschiedenster Art für Schwangerschaftsabbrüche vor der 14. SSW, da für ihre Durchführung lediglich eine Schwangerschaftskonfliktberatung nachgewiesen wer-

den muss. Die Gründe reichen von finanziellen Schwierigkeiten bis hin zu Vergewaltigungen.
Nach der 14. SSW darf eine Interruptio nur erfolgen, wenn eine medizinische Indikation vorliegt. Damit ist die Gefährdung der körperlichen und/oder seelischen Gesundheit der Frau bei Austragen der Schwangerschaft gemeint. Als Beispiel könnte hier die Notwendigkeit einer Chemotherapie bei einer malignen Erkrankung der Schwangeren angeführt werden. Aber auch eine mögliche Fehlbildung oder Behinderung des Kindes, wie es zum Beispiel bei einem Down-Syndrom der Fall wäre, berechtigt zum Schwangerschaftsabbruch, wenn es eine zu große Belastung für die Mutter darstellt.

4. Durchführung einer Interruptio

Je nachdem, wann eine Interruptio durchgeführt wird, gibt es die Möglichkeit eines operativen und/oder medikamentösen Vorgehens:

- **Primär operatives Vorgehen:** in der Regel ≤ 14. SSW. Nach der Zervixreifung, mittels lokaler Prostaglandinapplikation, wird der Muttermund mit speziellen Stiften gedehnt. Daraufhin wird mit einer (Saug-) Kürette der Fruchtsack mit dem Embryo und die Gebärmutterschleimhaut entfernt. Diese Operation dauert, wenn sie von einem erfahrenen Arzt durchgeführt wird, nur wenige Minuten und kann sowohl in Vollnarkose als auch unter örtlicher Betäubung durchgeführt werden. Im Anschluss findet eine Ultraschallkontrolle statt um sicherzustellen, dass die Uterushöhle leer ist und keine Reste verblieben sind.
- **Medikamentöse Methode:** Als Alternative ≤ 7. SSW. Zwischen dem 38. und 49. Tag wird der Frau, nach dem sonographischen Beweis einer intakten Schwangerschaft, Mifepriston (RU 486, ein Antigestagen) verabreicht. Mifepriston bewirkt durch eine Blockade der Wirkung von Progesteron eine Öffnung des Muttermunds. 48 Stunden danach erhält sie ein stark wirksames Prostaglandin, welches zur Uteruskontraktion und zur Ausstoßung des Fruchtsacks und des Embryos führt.

- **Zweizeitiges Vorgehen:** > 14. SSW. Durch die hoch dosierte Gabe von Prostaglandinen (systemisch oder lokal) erreicht man eine kräftige Uteruskontraktion, die zuerst zum Absterben des Fetus führt und anschließend zu seiner Ausstoßung. In einem zweiten Schritt müssen mittels einer Kürettage meist noch die im Uterus verbliebenen Eihäute und die Plazenta entfernt werden.

M e r k e

Auch nach jeder Interruptio muss bei Rhesus-negativen Frauen eine Rhesusprophylaxe erfolgen!

5. Komplikationen

Rein mechanisch können bei einer Interruptio durch eine Kürettage die Zervix oder das Korpus uteri verletzt werden. Aufgrund des in der Schwangerschaft besonders weichen und empfindlichen Uterus ist eine Uterusperforation unter den Komplikationen nicht selten. Zu den **Frühkomplikationen** zählen auch starke vaginale Blutungen oder Infektionen.

Als **Spätkomplikation** gelten die Folgen von **Zervixverletzungen** bei der Dilatation, die zu Narben, Stenosen oder einer Zervixinsuffizienz führen können. Auch **Infektionen** können schwerwiegende Komplikationen wie Sterilität, Extrauteringravidität etc. nach sich ziehen. Ohne Rhesusprophylaxe kann es selbstverständlich selbst bei einer Interruptio zu **Rhesussensibilisierung** bei Rhesus-negativen Frauen kommen.

M e r k e

Nicht zu vernachlässigen sind die verschiedenen psychischen und seelischen Auswirkungen, die ein Schwangerschaftsabbruch auf eine Frau hat. Daher darf die psychische Betreuung vor und nach dem Eingriff auf keinen Fall vernachlässigt werden.

Z u s a m m e n f a s s u n g

Für die **Pränataldiagnostik** gibt es heute neben dem Ultraschall noch weitere Möglichkeiten. Dabei unterscheidet man zwischen **nicht invasiven** (z.B. Triple-Test, Nackentransparenz) und **invasiven** (z.B. Chorionzottenbiopsie, Amniozentese) Verfahren. Nur Letzteres kann den Beweis einer Chromosomenanomalie liefern.

In Deutschland ist eine **Interruptio** bis zu **12 Wochen nach Empfängnis** nicht strafbar. Bei einer eindeutigen medizinischen Indikation darf eine Interruptio jedoch bis zum Einsetzen der Eröffnungswehen durchgeführt werden. Es besteht Beratungspflicht. Abhängig vom Zeitpunkt des Abbruchs stehen **medikamentöse** oder **operative Methoden** zur Verfügung. Wichtige **Komplikationen** stellen Blutungen und Infektionen sowie Uterusperforation und Zervixinsuffizienz dar.

05

Kontrazeption

Ihre langjährige 38-jährige Patientin Frau Smith lebt seit über zehn Jahren mit ihrem jetzigen Lebenspartner zusammen; Kinder sind in ihrem Karriereplan nicht vorgesehen. Aus praktischen Gründen stieg sie vor zwei Jahren von der Pille auf die Dreimonatsspritze um. Seit dieser Zeit leidet sie jedoch vermehrt unter Kopfschmerzen und gibt eine Gewichtszunahme von 5 kg an, weswegen sie sich bei Ihnen über alternative Methoden informieren will. Die bisherige gynäkologische und internistische Anamnese der schlanken Patientin ist unauffällig, allerdings rauche sie seit zehn Jahren etwa zwei Schachteln Zigaretten am Tag.

Klinische Untersuchung: guter AZ, schlanker EZ, Bauchdecke weich, Nierenlager nicht klopfschmerzhaft.
Spiegeleinstellung: Scheidenwände und Portio glatt mit altersentsprechendem Befund.
Bimanuelle Tastuntersuchung: Uterus mit mehreren bekannten Myomen gut tastbar, Adnexe und Tuben nicht palpabel.
Transvaginaler Ultraschall: Uterus etwas vergrößert mit mehreren Myomknoten, homogenes Endometrium. Ovarien unauffällig, keine freie Flüssigkeit im Douglas-Raum.

1. Welche hormongestützten Kontrazeptiva kennen Sie?

2. Über welchen Mechanismus wirken Gestagene und Östrogene verhütend?

3. Was gibt es für Kontraindikationen und Nebenwirkungen der hormonalen Kontrazeptiva?

4. Welche Alternativen gibt es zur Pille?

5. Was versteht man unter definitiver Kontrazeption?

6. Was würden Sie Patientinnen in verschiedenen Altersgruppen (< 20, 20–30, > 40) und stillenden Müttern empfehlen?

1. Hormongestützte Kontrazeptiva

Grundsätzlich gibt es zwei Möglichkeiten der hormongestützten Kontrazeption:

- **Ovulationshemmer:** enthalten synthetisch hergestelltes Ethinylestradiol und eines der vielen Gestagenderivate. Ab einer Dosis von weniger als 0,035 mg Östrogen pro Tablette werden sie als **Mikropille** bezeichnet. Bei den Dosiskombinationen unterscheidet man zwischen **Zweiphasen- und Kombinationspräparaten.** Diese Gruppe besteht wiederum aus **Einphasenpräparaten,** die aus einem konstanten Hormongemisch bestehen, und **Stufenpräparaten,** die bei einer konstanten Östrogenmenge variable Gestagendosen enthalten.

  Neben den oral verabreichten Pillen haben sich in der letzten Zeit noch andere Applikationsformen, wie der **Kunststoffvaginalring** (Nuvaring®) und das **Transdermalpflaster** durchgesetzt, die über ein bestimmtes Zeitfenster konstante Hormonmengen abgeben.

- **Gestagenmonopräparate:**
  - **Minipille:** extrem niedrig dosiert, muss daher unbedingt täglich zur gleichen Uhrzeit eingenommen werden.
  - **Depotgestagene:** werden entweder alle zwei bis drei Monate intramuskulär oder alle drei Jahre in Form eines kleinen Kunststoffstäbchens (Implanon®) subkutan eingebracht.
  - **Kunststoffspiralen:** die neue Generation (Minerva®) wirkt über eine kontinuierliche intrauterine Abgabe von Gestagenen.

Nicht unerwähnt bleiben sollte die **Postkoitalpille,** bei der es sich im eigentlichen Sinne jedoch nicht um ein Verhütungsmittel handelt, sondern um ein Notfallmedikament. Sie sollte bis 48 h nach dem ungeschützten Verkehr eingenommen werden, je früher, desto sicherer wirkt sie.

2. Wirkungsmechanismus

Im unbeeinflussten Zyklus der Frau sorgt ein LH-Peak für die Ovulation. Durch die Zuführung von peripheren Geschlechtshormonen, vor allem von **Östrogen,** kommt es über eine negative Rückkopplung zu einer Unterdrückung der Ausschüttung von LH und FSH, und somit auch zur **Suppression** der Follikelreifung und der **Ovulation.** Neben diesem Mechanismus haben die einzelnen Hormone an sich noch jeweils spezifische Wirkungen, die einer Kontrazeption entgegenwirken:

- **Gestagene** verdicken den Zervixschleim, mindern die Tubenmotilität und hemmen die Proliferation des Endometriums, sodass sich die Nidationsbedingungen verschlechtern.
- **Östrogene** als Monotherapie werden nicht mehr eingesetzt, da sich darunter das Endometrium zu hoch aufbaut und zu viele Nebenwirkungen auftreten.

Die **Kombination** aus beiden Hormonen ergänzt sich sehr gut, da Östrogene den Zyklus stabilisieren, wodurch es zu weniger Zwischenblutungen als unter alleiniger Gestagengabe kommt. Außerdem scheint die zusätzliche Östrogenapplikation zu einer erhöhten Dichte an Hormonrezeptoren zu führen, wodurch sowohl die Dosis der Gestagene als auch wiederum der Östrogene selber gesenkt werden kann, ohne dass der gewünschte Effekt der Kontrazeption gefährdet wäre. Ein weiterer Vorteil der Pilleneinnahme ist die Hemmung der Knochenresorption durch die Östrogene.

Insgesamt wird durch all diese Wirkungen zusammen eine sehr sichere Kontrazeption ermöglicht, was sich in einem **Pearl-Index** (Anzahl der ungewollten Schwangerschaften in 1200 Zyklen) unter 1 niederschlägt.

M e r k e

Östrogenmonopräparate sind zur Kontrazeption obsolet.

3. Nebenwirkungen und Kontraindikationen

Obwohl die in der **Pille** enthaltenen Stoffe nur synthetisch hergestellte körpereigene Hormone sind, ist die Anzahl der Nebenwirkungen beträchtlich. Allerdings sind nicht alle Nebenwirkungen wirklich unerwünscht, da eine verminderte Blutungsstärke und eine Verbesserung des Hautbildes bei Akne häufig durchaus willkommen sind.

Die isolierte Gabe von **Östrogenen** kann neben den oben genannten erwünschten Effekten auch zu **Wassereinlagerungen,** Mastopathien, einer erhöhten Inzidenz von **Thrombosen** sowie einer verstärkten Proliferation von eventuell schon vorhandener östrogenabhängiger Endometriose oder Malignomen führen. Daraus ergeben sich auch gleich einige **Kontraindikationen,** die vor allem wegen der Gefahr von thromboembolischen Ereignissen, wie Lungenembolie und Herzinfarkt als zusätzliche **Atherosklerose-Risikofaktoren** bestehen. In diese Gruppe gehören die thrombotischen Ereignisse in der Anamnese, Nikotinabusus, APC-Resistenz, KHK und Herzvitien sowie Hypertonie und Diabetes mellitus. Da Östrogene zur Gruppe der Steroide gehören, die grundsätzlich alle über die Leber abgebaut werden, zählen **Leberstoffwechselstörungen** ebenfalls zu den Kontraindikationen.

Die Nebenwirkungen der **Gestagene** sind seit der Entwicklung neuerer Stoffe wesentlich weniger geworden, sodass Akne und Hirsutismus kaum noch auftreten. Zu den noch häufiger beobachteten unerwünschten Wirkungen gehören **Appetitsteigerung, Depression** sowie **Libidoverlust** und **Zwischenblutungen,** die vor allem unter Gestagenmonotherapie auftreten.

Merke

Bei vorliegen von weiteren Risikofaktoren ist das erhöhte Risiko thromboembolischer Ereignisse eine gefährliche Nebenwirkung der hormonellen Kontrazeptiva.

4. Alternative Verhütungsmethoden

Obwohl seit Einführung der Pille 1961 in Deutschland über 50 % der Paare damit verhüten, gibt es seit Langem alternative Verfahren, die sich grob in chemische, mechanische und natürliche Methoden unterteilen lassen. Bei den **mechanischen Methoden** handelt es sich um Barrieren, die entweder in die Scheide eingebracht werden, wie **Portiokappe, Diaphragma** und **Femidom,** oder wie beim **Kondom** über den Penis gestülpt werden. Bei den meisten Barrieremethoden kann mithilfe von **chemischen Verfahren,** meist im Sinne eines spermiziden Gels oder Schaums, die Sicherheit erhöht werden. Der große Vorteil von Kondom und Femidom gegenüber allen anderen Verfahren ist der sichere Schutz vor der Übertragung von Geschlechtskrankheiten. Von der alleinigen Verwendung von **Spermiziden,** die die Spermien vor allem in ihrer Motilität hemmen, ist wegen des hohen Pearl-Index (5–21) abzuraten. Als wesentlich sicherer gilt die Einbringung einer **Kupferspirale,** die durch die kontinuierliche Absonderung von Kupferpartikeln eine Nidation langfristig verhindern kann.

Die **natürlichen Methoden** bauen vor allem auf das Erkennen der fruchtbaren Tage. Bei der **Temperaturmethode** misst man den durch das Gelbkörperprogesteron bedingten Körpertemperaturanstieg um 0,5 °C zwei Tage nach der Ovulation. Bei regelmäßigem Zyklus lässt sich so der Zeitpunkt des Eisprungs im Nachhinein abschätzen. Die **Methode nach Billings** beruht auf der Abnahme der Viskosität und vermehrter Spinnbarkeit des Zervikalschleims durch die Östrogene einen Tag vor der Ovulation. Zudem gibt es **Zykluscomputer** (Persona®), die im morgendlichen Urin der Frau die Konzentration von LH und Östrogen bestimmen und so die fruchtbaren Tage identifizieren. Insgesamt sind die Methoden der natürlichen Familienplanung sehr unsicher und deshalb eher für Paare mit Kinderwunsch geeignet als zur sicheren Kontrazeption.

Merke

Kondom und Femidom sind die einzigen Verhütungsmethoden, die auch sicher vor einer Infektion mit Geschlechtskrankheiten schützen können.

5. Definitive Kontrazeption

Die **definitive Kontrazeption** ist ein anderer Ausdruck für die **Sterilisation.**

- Beim **Mann** erfolgt diese in einer unkomplizierten Operation, bei der im Rahmen einer Vasektomie die Samenleiter durchtrennt werden.
- Der Eingriff bei der **Frau** beinhaltet eine laparoskopische Ligatur und Durchtrennung der Tuben und ist somit risikoreicher als die Sterilisation beim Mann.

Da beide Operationen nur schwer und mit unsicherem Erfolg rückgängig gemacht werden können, ist die **Indikation sehr genau** zu stellen. Allgemein gilt unter den Gynäkologen eine Sterilisation als empfehlenswert, wenn die Patientin über 40 ist, bereits zwei Kinder hat, kein weiterer Kinderwunsch besteht und sie in einer stabilen Partnerschaft lebt.

6. Anwendungsbeispiele

Junge Frauen haben in der Regel den Wunsch nach einer unkomplizierten, sicher wirkenden Verhütung, die keinen Einfluss auf ihre spätere Fertilität hat. Dementsprechend werden häufig hormonelle **Kombinationspräparate** genommen, die neben der unkomplizierten Einnahme auch eine positiven Effekt auf die Hautreinheit und Zyklusunregelmäßigkeiten haben.

Frauen mittleren Alters leben häufig in einer festen Beziehung und gehen lockerer mit ihrer Sexualität um. Vielfach erfolgt der Umstieg von der Pille auf ein **natürliches Verfahren,** da eine Schwangerschaft nicht mehr 100%ig vermieden werden muss.

Auch **Frauen über 40** können durchaus mit der Pille verhüten. Wegen der Zunahme der Risikofaktoren ist aber auf jeden Fall ein gestagenbetontes oder gar ein Gestagenmonopräparat vorzuziehen. Häufig ist die Familienplanung schon abgeschlossen. In diesem Fall kann mit einem **IUP (Intrauterinpessar)** oder gleich nach Ausschluss von Kinderwunsch mit einer Sterilisation die Wechseljahre abgewartet werden.

Vollstillende Mütter haben in den ersten sechs Wochen durch den erhöhten Prolaktinspiegel einen relativ guten Empfängnisschutz, der aber auf keinen Fall eine Schwangerschaft sicher verhindern kann. Ab der sechsten Woche post partum kann die **Minipille** genommen werden, da sie die Milchproduktion kaum beeinflussen. Ab diesem Zeitpunkt wäre auch die sichere Implantation eines IUPs möglich.

Frau Smith entschließt sich nach der ausführlichen Beratung für eine IUP, die Sie ihr eine Woche später einsetzen.

Zusammenfassung

In Deutschland verhüten weit über die Hälfte der Paare mit einer **hormonellen Methode.** Der Vorteil dieser Präparate besteht in ihrer einfachen Anwendung und ihrer großen Sicherheit. Schutz vor einer Infektion mit Geschlechtskrankheiten bietet allerdings weiterhin nur das Kondom. Der Nachteil der Hormone liegt in ihrem hohen Nebenwirkungsprofil und den sich daraus ergebenden Kontraindikationen. Für Frauen, die eine längerfristige Lösung wollen, stellt sich die Frage nach der Reversibilität: Ist der Kinderwunsch sicher ausgeschlossen, kann entweder beim Partner oder bei der Frau eine **Sterilisation** durchgeführt werden.

06

Bauchumfangsvermehrung

Anamnese

Frau Weisz, eine 61-jährige Patientin, stellt sich heute bei Ihnen in der Sprechstunde zur routinemäßigen Untersuchung vor. Ihnen fallen sofort die eingefallenen Wangen der Patientin auf. Als Sie Frau Weisz fragen, ob sie Gewicht verloren habe, verneint diese. Allerdings habe sie seit Kurzem Probleme, die oberen Knöpfe ihrer Hose zu schließen. Sie habe das auf ihre Verdauungsprobleme zurückgeführt. Sie fühle sich oft gebläht, habe mal Verstopfung und mal Durchfall. Insgesamt fühle sie sich einfach unwohl. Die kinderlose Patientin hat keine relevanten Vorerkrankungen.

Untersuchungsbefunde

Körperliche Untersuchung: Die Patientin ist in einem reduzierten AZ und EZ. Im Vergleich zum Rest des Körpers wirkt ihr Abdomen vorgewölbt und stark aufgetrieben. Im Liegen bemerken Sie die ausladenden Flanken, die ihre Vermutung, dass es sich um Aszites handeln könnte, bekräftigen. Sie beschließen, auf den klinischen Nachweis des Aszites wie Ballottement (Fluktuationswelle) und Flankendämpfung zu verzichten und später eine Sonographie des Abdomens vorzunehmen.
Spekulumeinstellung: Portio und Scheidenwände bis auf eine kleine Ektopie unauffällig.
Bimanuelle Tastuntersuchung: derbe Knoten im Douglas-Raum. Ovarien ebenfalls derb vergrößert und knotig.

1. Welche Differenzialdiagnosen erwägen Sie? Wie lautet Ihre Verdachtsdiagnose? Begründen Sie diese!

2. Wie sichern Sie die Verdachtsdiagnose?

3. Wie wird die Erkrankung ausgelöst?

4. Welche Untersuchungen müssen vor der Therapie noch erfolgen und wie wird die Erkrankung eingeteilt?

5. Welche Therapie würden Sie wählen? Wie ist das genaue Vorgehen?

6. Welche Prognose hat die Patientin? Wie geht es nach der Primärtherapie weiter?

1. Differenzialdiagnosen/Verdachtsdiagnose

Die Beschwerden der Patientin sprechen am ehesten für ein **Ovarialkarzinom.** Frühsymptome treten typischerweise nicht auf, meistens wird es erst durch Aszites oder Darmbeteiligung als Spätsymptome apparent. Mitunter ist auch mal eine **postmenopausale Blutung** das einzige Symptom. Wie in diesem Fall klagen die Patientinnen über Stuhlunregelmäßigkeiten, Durchfälle, Obstipation oder Bleistiftstühle. **Meteorismus** ist ebenfalls ein häufiges Symptom. Zu den typischen Erscheinungen zählt auch eine **Kachexie** mit charakteristisch eingefallenem Gesicht **(Facies ovarica)**.

Es gibt aber auch andere mögliche Differenzialdiagnosen:

- Der **Krukenberg-Tumor** als Abtropfmetastase eines Magenkarzinoms kann neben Aszites auch sonographisch das Bild eines Ovarialkarzinoms bieten und ist somit eine wichtige Differenzialdiagnose.
- **Keimstrang-Stroma-Tumoren,** wie das **Ovarialfibrom** (5 % aller Ovarialtumoren), und **östrogenproduzierende Tumoren**. Die nicht hormonproduzierenden Tumoren dieser Art sind meist asymptomatisch. Manchmal kommt es jedoch beim Ovarialfibrom zum **Meigs-Syndrom** mit Ausbildung von Aszites und einem Pleuraerguss.
- Andere **gutartige Adnextumoren** (z.B. seröse oder muzinöse Zystadenome) sind ebenfalls meist symptomlos und fallen bei der gynäkologischen Routineuntersuchung auf. Erst wenn sie eine bestimmte Größe erreicht haben, können sie Schmerzen durch Zug am Peritoneum, eine Umfangsvermehrung etc. verursachen. Im Ultraschall kann man sie durch ihre glatte Begrenzung und eine homogene Struktur von malignen Tumoren unterscheiden.
- Vor allem gestielte oder intraligamentär liegende Myome können Symptome, wie Darm- und Blasenbeschwerden, verursachen oder durch ihre Größe eine Umfangsvermehrung des Abdomens bedingen. Bei Frau Weisz ist diese Diagnose allerdings unwahrscheinlich, da Myome postmenopausal eher kleiner werden und daher eigentlich nicht die Ursache neu aufgetretener Symptome sind. Eine Sonographie könnte diese Frage klären.

- Wenn in der Anamnese eine Adnexitis vorliegt, kann auch als Spätfolge davon ein **Tuboovarialabszess** infrage kommen. Im Blut finden sich dabei hohe Leukozytenwerte und eine stark erhöhte BSG. Die Patientinnen klagen bei eher normalem AZ über chronische Schmerzen. Im Ultraschall oder bei der Palpation kann man einen Adnextumor nachweisen. Mittels Abstrich kann der Erreger (Chlamydien, Gonokokken, Staphylococcus aureus, Aktinomyzeten) bestimmt werden. Da Frau Weisz weder über Schmerzen klagt, noch sich an eine Adnexitis erinnern kann, ist auch diese Möglichkeit auszuschließen.

Merke
Jede neu aufgetretene Ovarialzyste in der Postmenopause muss abgeklärt werden!

2. Diagnostik

- Eine **Transvaginalsonographie** hat die beste diagnostische Aussagekraft bei der Beurteilung des inneren Genitales. **Malignitätsverdächtig** sind folgende Befunde: Aszites, zystisch solide Adnextumoren, Ovarialtumoren >5 cm postmenopausal oder > 8 cm prämenopausal. Außerdem Ovarialtumoren mit multiplen Septen, verdickter Zystenwand, mit papillären oder soliden Anteilen oder inhomogenen Binnenechos.
- Eine **Doppler-Sonographie** als zusätzliche Methode zur Darstellung der Durchblutung eines Ovarialtumors ist ebenfalls indiziert, wobei eine zentrale **Vaskularisierung** von soliden oder papillären Strukturen malignitätsverdächtig ist.
- Es gibt auch die Möglichkeit, **Tumormarker** (z.B. CA-125 oder CA 72-4) für das Ovarialkarzinom zu bestimmen. Sie sind aber wegen ihrer geringen Spezifität und Sensitivität wenn überhaupt nur für die **Verlaufskontrolle** von Bedeutung!

Merke
Bislang gibt es kein zuverlässiges Screening zur Früherkennung von Ovarialkarzinomen!

3. Erkrankungsauslöser

Etwa 90 % aller Ovarialkarzinome treten sporadisch auf, 5–10 % sind genetisch bedingt. Dabei steht an erster Stelle die Mutation des **BCRA1-Gens** und an zweiter Stelle die Mutation des **BCRA2-Gens.**

4. Staging und Grading

Staging → Operativ

Um die **Tumorausbreitung (Grading)** beurteilen zu können, sollten folgende Untersuchungen durchgeführt werden:

- **Sonographie** von Oberbauch und Nieren.
- **CT** des Beckens und Abdomens.
- **Koloskopie** oder Kolonkontrasteinlauf (zum Ausschluss einer Darmbeteiligung).

- Evtl. **Ausscheidungsurographie** und Zystoskopie.

5. Therapie

Staging OP:

Operation → Stadien I/II
Gesamt → Radiochemo

Präoperativ die üblichen Laborparameter (+ Hb und Kreatinin) und den Tumormarker CA-125 bestimmen sowie eine Röntgenaufnahme des Thorax anfertigen lassen. Wegen einer möglichen Darmteilresektion muss auch eine orthograde Darmspülung stattfinden. Ein Ovarialkarzinom wird in allen Stadien **primär operativ behandelt**. Der operative Zugang erfolgt durch einen Längsschnitt von der Symphyse bis unter den Rippenbogen. Bei mittels Schnellschnitt gesicherter Malignität werden beide Adnexen mit Uterus, das Omentum majus, pelvine und paraaortale Lymphknoten sowie

→ wenn Ntl. pos. → Radiochemo

Tab. 6.1 Stadieneinteilung der Ovarialkarzinome nach FIGO und TNM.

FIGO	TNM		
	Tx		Primärtumor nicht beurteilbar
	T0		Kein Hinweis auf Primärtumor
I	T1		Tumor begrenzt auf Ovarien
Ia		T1a	Tumor auf ein Ovar begrenzt, Kapsel intakt
Ib		T1b	Tumor auf beide Ovarien begrenzt, Kapsel intakt
Ic		T1c	Tumor begrenzt auf Ovarien mit Kapselruptur oder Tumor an der Ovaroberfläche und/oder maligne Zellen in Aszites oder Peritoneallavage
II	T2		Tumor breitet sich im Becken aus (kleines Becken, Tuben, Uterus)
IIa		T2a	Ausbreitung auf Uterus und/oder Tuben
IIb		T2b	Ausbreitung auf andere Beckengewebe (Blase/Rektum)
IIc		T2c	Ausbreitung im Becken und maligne Zellen in Aszites oder Peritoneallavage
III	T3		Tumor breitet sich in der Peritonealhöhle außerhalb des Beckens aus und/oder regionäre Lymphknotenmetastasen
IIIa		T3a	Mikroskopische Peritonealmetastasen jenseits des Beckens
IIIb		T3b	Peritonealmetastasen < 2 cm jenseits des Beckens
IIIc		T3c	Peritonealmetastasen < 2 cm jenseits des Beckens und/oder regionäre Lymphknotenmetastasen
IV	M1		Fernmetastasen
	N0		Keine regionären Lymphknotenmetastasen
	N1		Regionäre Lymphknotenmetastasen

der Appendix (bei muzinösen Tumoren evtl. simultanes oder prim. Karzinom) entfernt. Zudem werden befallene Darmanteile und Peritonealmetastasen reseziert. Wenn dadurch Tumorfreiheit erzielt werden kann, werden auch die Milz und Teile des Magens und des Pankreas entfernt, sofern diese befallen sind.

Um Rezidive zu verhindern und das Überleben zu verlängern, wird bei allen Patientinnen ab Stadium FIGO Ib (➤ Tab. 6.1) eine **adjuvante Chemotherapie** durchgeführt. Je nach Stadium folgt auf die Operation entweder eine Monotherapie mit **Carboplatin** (4—6 Zyklen) oder eine Kombinationstherapie mit Carboplatin und **Paclitaxel** (6 Zyklen). Typische Nebenwirkungen sind Haarausfall, Neurotoxizität, Myalgien und Knochenmarksdepression (muss regelmäßig kontrolliert werden!).

Merke

Je weniger Resttumor verbleibt, also je radikaler die Operation bei einem fortgeschrittenen Ovarialkarzinom durchgeführt wird, desto besser ist die Prognose.

6. Prognose/Verlauf

Mehr als die Hälfte aller Ovarialtumoren werden erst im Stadium FIGO III (➤ Tab. 6.1) entdeckt. Aufgrund der Symptome ist davon auszugehen, dass bei Frau Weisz auch ein Stadium III vorliegt. Die Prognose in diesem Stadium ist leider recht schlecht und die Fünf-Jahres-Überlebensrate liegt bei 25–40 %.

Nach erfolgter Primärtherapie mit OP (➤ Abb. 6.1) und Chemotherapie sollte Frau Weisz zunächst alle drei Monate zur Nachsorgeuntersuchung gehen (klinische

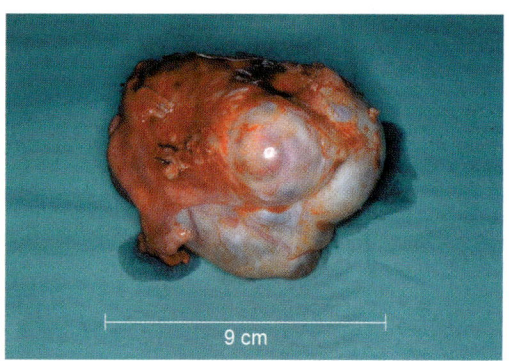

Abb. 6.1 OP-Situs der Patientin.

Untersuchung, Transvaginalsonographie, Kontrolle des CA-125-Wertes), um Rezidive früh zu erkennen. Daneben sollten rehabilitative Maßnahmen und wenn nötig eine psychosoziale Betreuung eingeleitet werden.

Zusammenfassung

Das **Ovarialkarzinom** ist seltener als das Mammakarzinom und in etwa genauso häufig wie das Zervixkarzinom. Es verursacht keine Frühsymptome und wird daher meist erst in fortgeschrittenem Tumorstadium (FIGO III) mit uncharakteristischen **Symptomen** apparent. Dazu zählen Verdauungsbeschwerden wie Durchfälle, Obstipation und Meteorismus sowie Umfangsvermehrung durch Aszites und Kachexie mit der typischen Facies ovarica. In den meisten Fällen ist die Genese unbekannt. **Diagnostisch** ist die Vaginalsonographie das Mittel der Wahl. Die **Therapie** besteht aus einer radikalen Tumorresektion und einer adjuvanten Chemotherapie.

Alles setzt N0 Status voraus!

OP: Trachelektomie => Zervixentfernung
radikale " => 2/3 der " + Zervix-Parametrien + Scheidenmanschette

Wertheim-Meigs: Uterus, Parametrien, oberes Scheidendrittel, LK

TMMR: Schonung d. Plexus hypogastricus inf. => höhere Lebensqualität

NICHT Ovarial Ca↑ (Zervix-Ca!)

07

Vorsorge in der Gynäkologie

Anamnese

Sowohl die 50-jährige Frau Asam als auch ihre 25-jährige Tochter kommen regelmäßig zu Ihnen in die Praxis. Heute kommt Frau Asam lediglich zur routinemäßigen Krebsvorsorge. Die Patientin berichtet Ihnen, dass ihr bei der selbstständig durchgeführten Brustuntersuchung nichts Besonderes aufgefallen sei. Die in letzter Zeit unregelmäßiger werdende Periodenblutung sowie die leichten Hitzewallungen und Schweißausbrüche führt sie auf die beginnende Menopause zurück. Weitere Beschwerden oder Vorerkrankungen habe sie nicht.

Da Sie die Patientin schon länger kennen wissen Sie, dass bei Frau Asam in der Familie keine malignen Erkrankungen bekannt sind und dass die Patientin zwei Kinder im Alter von 22 und 25 Jahren hat.

1. Erklären Sie das Vorgehen bei einer gynäkologischen Krebsvorsorgeuntersuchung.

2. Wie unterscheiden sich die Vorsorgeuntersuchungen bei Mutter und Tochter?

3. Wie erfolgt die Einteilung der zytologischen Befunde und welches Vorgehen würden Sie jeweils wählen?

4. Welche Symptome können auf ein malignes Geschehen im Genitalbereich hinweisen? Welche Diagnostik ist geeignet?

5. Für welches Karzinom gibt es keine erfolgreiche Screening-Methode und was bedeutet dies für den Verlauf?

1. Ablauf der gynäkologischen Krebsvorsorgeuntersuchung

Die **Vorsorgeuntersuchung** soll die Entdeckung von Krebserkrankungen in einem präinvasiven oder zumindest frühen Stadium ermöglichen, um damit die Heilungschancen zu verbessern.

Bei Frau Asam würden Sie nun folgende Untersuchungen durchführen:

- **Inspektion der Haut und des äußeren Genitales:** Man achtet auf Hautveränderungen der Vulva, inspiziert Damm und Anus, außerdem große und kleine Schamlippen, Klitoris und Urethralöffnung.
- **Spekulumeinstellung:** Portio und Scheidenwände sollten glatt sein, kleine Ektopien sind physiologisch. Es werden Abstriche von der Portio und aus dem Zervikalkanal für die zytologische Kontrolle entnommen.
- **Kolposkopie:** Hierbei wird der Bereich der Portio unter Lupenvergrößerung (6- bis 40fach) betrachtet. Besondere Aufmerksamkeit gilt dabei der **Transformationszone** als Grenze zwischen dem Zylinderepithel der Zervix und dem Plattenepithel der Portio. In diesem Bereich entstehen 90 % der malignen Zervixveränderungen. Insbesondere wird auf atypische Gefäße, Punktierung und Mosaik (helle Felder in einem Netz von Kapillaren) geachtet. Hochsuspekt sind außerdem papilläre Wucherungen und ulzeröse Krater. Zur besseren Darstellung von pathologischen Veränderung wird die Portiooberfläche mit 3%iger Essigsäure (atypisch veränderte Epithelien erscheinen weißlich) und anschließend mit 4%iger Lugol-Jod-Lösung (Veränderung können besser abgegrenzt werden) betupft.
- **Bimanuelle Tastuntersuchung:** Dabei werden Uterus (Größe, Lage, Beweglichkeit), Adnexe und Ovarien beurteilt. Bei Frau Asam kann ein birnengroßer, derber, gut beweglicher, antevertierter und anteflektierter Uterus getastet werden. Tuben und Ovarien sind bei der Patientin nicht zu tasten.
- **Rektale Untersuchung:** Uteruswand, Parametrien und Rektumwand sind glatt. Der Tonus des M. sphincter ani scheint normal.
- **Inspektion und Palpation der Brust:** Vor der Untersuchung bittet man die Patientin, die Arme hinter den Kopf zu nehmen, um eventuell vorhandene Einziehungen besser beurteilen zu können. Außerdem achtet man auf Asymmetrien, Rötungen, das Peau d'orange-(Orangenhaut-)Phänomen und Ekzeme, die auf einen M. Paget hinweisen können. Bei der bimanuellen Palpation wird die gesamte Brust mit Drüsengewebe systematisch (am besten quadrantenweise) auf Verhärtungen und Knoten untersucht. Anschließend werden die relevanten Lymphknotenstationen (axillär, supra- und infraklavikulär) abgetastet.
- **Vaginalsonographie:** Sonographisch kann neben der Größe und Form des Uterus auch die Dicke und Struktur des Endometriums erfasst werden. Zusätzlich werden die Ovarien, der Douglas-Raum und auch die Blase beurteilt. Vorhandene Raumforderungen des Ovars können mit dieser Methode am sensitivsten dargestellt werden.

Jede Patientin muss außerdem, wenn noch nicht bekannt, nach ihrer Tumoranamnese (Familien- und Eigenanamnese) befragt werden und durch den Arzt in der monatlichen Selbstuntersuchung der Brust angeleitet werden.

2. Altersabhängige Unterschiede beim Vorgehen

Hämoccult-Test: Dieser Test wird bei der jährlichen Krebsvorsorgeuntersuchung ab dem 45. Lebensjahr empfohlen. Er dient dazu, makroskopisch nicht sichtbares (okkultes) Blut im Stuhl biochemisch nachzuweisen, um Kolonkarzinome oder -adenome früh zu erkennen. Wichtig ist, zwei Stuhlproben von drei aufeinander folgenden Stuhlgängen auf das Testbriefchen aufzutragen. Der Test gilt als positiv, wenn sich eines der Felder blau färbt. In solch einem Fall muss zur weiteren Abklärung eine Koloskopie erfolgen.

Mammographie: Die Mammographie sollte ab dem 50. Lebensjahr alle zwei Jahre durchgeführt werden. Bei positiver Familienanamnese und damit erhöhtem Risiko kann auch schon früher damit begonnen werden. Die Mammographie ist die sensitivste Methode zur Erfassung eines Mammakarzinoms, sollte aber nicht die Tastuntersuchung ersetzen. Zwischen dem 7. und 17. Zyklustag ist die Brust am besten beurteilbar und für die geschlechtsreife Frau am wenigsten schmerzhaft. Mithilfe dieser Untersuchung wird vor allem nach **Mikrokalk,** das heißt Ablagerungen von Kalk in den Milchgängen gesucht, der wegen seiner geringen Größe bei der Tastuntersuchung nicht auffällt (➤ Abb. 7.1). Dieser kann bei gutartigen Veränderungen der Brust wie bei der fibrös-zystischen Mastopathie, Plasmazellmastitis oder kleinen Zysten vorkommen. Aber Mikrokalk kann sich auch bei einem Mammakarzinom oder einem **duktalen Carcinoma in situ (DCIS),** einer fakultativen Präkanzerose (das Entartungsrisiko beträgt 30 %) bilden. Oft lässt sich an Hand der Verteilung des Mikrokalks die Dignität einschätzen. Für einen malignen Prozess spricht eine feine Korngröße und die Gruppierung, was bedeutet, dass der Kalk vor allem auf ein Gebiet begrenzt ist. Die Auswertung der Mammographie erfolgt nach der standardisierten **BI-RADS-Einteilung** (➤ Tab. 7.1).

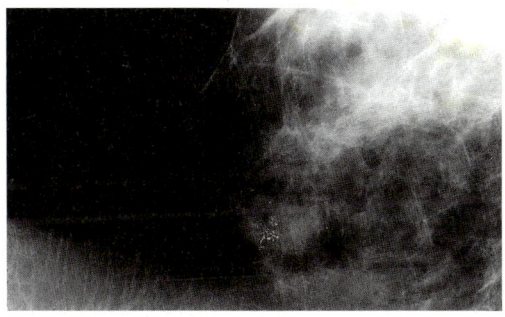

Abb. 7.1 Mammographie mit Mikrokalk.

Tab. 7.1 BI-RADS-Einteilung

BI-RADS 1	Weder benigne noch maligne Veränderungen	Kontrolle in 2 Jahren bei Frauen über 50 Jahren
BI-RADS 2	Benigner Befund	Kontrolle in 1–2 Jahren
BI-RADS 3	Wahrscheinlich benigner Befund	Kontrolle in 6 Monaten
BI-RADS 4	Suspekte Veränderung	Histologische Abklärung (Stanzbiopsie)
BI-RADS 5	Hochgradig malignitätsverdächtig	Histologische Abklärung (Stanzbiopsie)

Brads 6 → histol. gesich. Ca *(handschriftlich)*

physiol. *(handschriftlich neben BI-RADS 1)*

Merke

Weder kann die Mammographie die Tastuntersuchung der Brust ersetzen, noch umgekehrt!

3. Einteilung der zytologischen Befunde und Vorgehen

Um auch intrazervikal gelegene Veränderungen zu erfassen, werden sowohl ekto- als auch endozervikale Abstriche entnommen. Die Färbung erfolgt nach **Papanicolaou.** Diese zytologische Untersuchung erlaubt Rückschlüsse auf die Histologie (Biopsie), ersetzt diese aber nicht. Häufig sind tief in der Zervixschleimhaut gelegene Veränderungen maligner. Das Vorgehen richtet sich streng nach den Pap-Befunden (➤ Tab. 7.2).

4. Malignomverdächtige Symptome und Diagnostik

Oft ist die richtige Zuordnung von Symptomen im Genitalbereich schwierig, was die Diagnosestellung von

Tab. 7.2 Pap-Einteilung und Vorgehen

Pap 0	Material nicht auswertbar	Wiederholung des Abstrichs
Pap I	Unauffälliges Zellbild *physiologisch*	Nächste Kontrolle in einem Jahr
Pap II	Leichte entzündliche Veränderungen	Nächste Kontrolle in einem Jahr
Pap III	Schwere entzündliche Veränderungen mit schlechter Beurteilbarkeit	Kurzfristige zytologische Kontrolle
Pap IIID	Dyskariose, mäßige Dysplasie	Kontrolle in 3 Monaten, bei Persistenz Histologie
Pap IVa	Dyskariose, schwere Dysplasie	Histologie (Konisation)
Pap IVb	Invasives Karzinom möglich	Histologie (Konisation)
Pap V	Invasives Karzinom gesichert	Histologie (Konisation)

Handschriftliche Notizen rechts neben Tab. 7.2:
ggf. HPV
HPV
D1 = CIN 1
D2 = CIN 2
CIN III oder CIS

Karzinomen in diesem Gebiet erschwert. Folgende klinische Symptome weisen auf ein malignes Geschehen hin:

- **Zervixkarzinom:** fleischwasserfarbener Ausfluss, schmerzhafter Geschlechtsverkehr mit Kohabitationsblutung. Diagnostik: Kolposkopie mit zytologischem Abstrich.
- **Endometriumkarzinom:** irreguläre bzw. postmenopausale Blutung. Diagnostik: Sonographie des Endometriums, bei Auffälligkeiten folgt eine fraktionierte Abrasio.
- **Ovarialkarzinom:** kaum Frühsymptome. Diagnostik: Sonographie und Tastbefund wegweisend.
- **Vulva- oder Vaginalkarzinom:** Juckreiz, Brennen beim Wasserlassen, trockene Scheidenschleimhaut, Hautveränderungen. Diagnostik: Inspektion.

5. Nicht Screening-fähige Karzinome

Das einzige Karzinom des Genitalbereichs, für das es keine spezielle Vorsorgeuntersuchung gibt, ist das Ovarialkarzinom. Diagnostisch erschwerend ist die Tatsache, dass das Ovarialkarzinom im Frühstadium keine Symptome zeigt. Die Folge ist meist ein fortgeschrittenes Tumorstadium mit infauster Prognose (5-JÜR bei Stadium 3 nach FIGO beträgt 25–40 %) bei Diagnose.

Zusammenfassung

Die **jährliche Krebsvorsorgeuntersuchung** bietet die Möglichkeit, die weiblichen Geschlechtsorgane nach einem festgelegten Schema zu untersuchen. Das **Mammographiescreening** ist seit Kurzem ein fester Bestandteil der Vorsorge und konnte die Sterblichkeit bei Brustkrebs um 35 % senken. Allerdings bieten diese Untersuchungen im Gegensatz etwa zur kürzlich zugelassenen HPV-Impfung nur eine Sekundärprävention.

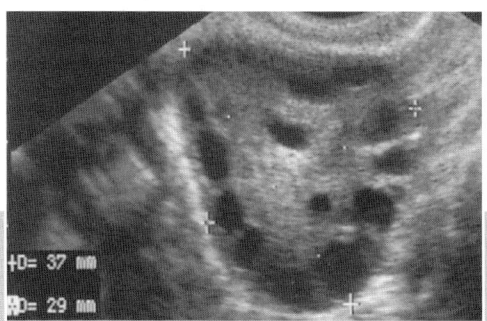

+D= 37 mm
D= 29 mm

08

Sekundäre Oligomenorrhö

Anamnese

Da sich die 28-jährige Frau Maurer ein Kind wünscht, hat sie vor eineinhalb Jahren die Pille abgesetzt. Diese hatte sie wegen gravierender Akne bereits ab ihrem 14. Lebensjahr verschrieben bekommen, obwohl sie zu diesem Zeitpunkt noch nicht ihre Menarche hatte. Seit dem Absetzen der Pille habe sie nur unregelmäßig alle sechs bis acht Wochen eine kurze Periodenblutung und schwanger sei sie bisher ebenfalls nicht geworden. Auch ihre Akne, die unter der Pilleneinnahme besser geworden war, habe sich wieder verschlimmert. Wegen des unerfüllten Kinderwunsches stellte sich Frau Maurer vor ein paar Wochen bei ihrem Hausarzt vor. Dieser überwies sie zum Gynäkologen und stellte außerdem eine pathologische Glukosetoleranz fest.

Untersuchungsbefunde

Klinische Untersuchung: guter AZ und adipöser EZ (BMI 30 kg/m^2). Auffällige Schambehaarung bis zum Nabel und an den Brustwarzen. Äußeres Genitale inspektorisch unauffällig.
Spiegeleinstellung: Scheidenwände und Portio glatt mit altersentsprechendem Befund.
Bimanuelle Tastuntersuchung: Kein pathologischer Befund
Transvaginaler Ultraschall (➤ Bild)

1. Befunden Sie die Sonographie. Welche Verdachtsdiagnose stellen Sie?

2. Welche Differenzialdiagnosen der Oligomenorrhö kennen Sie?

3. Welche Pathophysiologie liegt Ihrer Verdachtsdiagnose zugrunde?

4. Wie bestätigen Sie Ihre Verdachtsdiagnose?

5. Kann die Patientin schwanger werden? Wie können Sie sie dabei unterstützen? Welche Therapie schlagen Sie der Patientin vor?

6. Welche Komplikationen können auftreten?

1. Sonographischer Befund und Verdachtsdiagnose

Die vergrößerten Ovarien von jeweils etwa 11 ml weisen ein hyperdenses verdicktes Stroma mit etwa zwölf kleinen randständigen Zysten auf. Dieser Befund lässt am ehesten an ein **PCO-Syndrom** denken. Dieses liegt definitionsgemäß vor, wenn nach Ausschluss anderer endokriner Erkrankungen zwei der folgenden drei Kriterien erfüllt sind: **Polyzystische Ovarien, Oligo-** oder **Anovulation** und klinische oder laborchemische Zeichen eines **Hyperandrogenismus.** Die polyzystischen Ovarien wiederum müssen entweder ein erhöhtes Volumen von mindestens 10 ml oder zwölf Follikel aufweisen. Allerdings finden sich diese auch bei bis zu 20 % der gesunden Frauen im reproduktiven Alter und nur bei zwei Drittel der PCO-Patientinnen.

2. Differenzialdiagnosen

Oligomenorrhö ist definiert als verlängerte Zyklusdauer zwischen 35 und 90 Tagen, und ihr liegt meist eine **Ovarialinsuffizienz** zugrunde. Für diese gibt es wiederum mehrere Ursachen:

- **Ovarialhypoplasie:** angeborene anatomische Fehlbildung mit nur rudimentär angelegten Ovarien und eingeschränkter Östrogensynthese. Der Sonographiebefund von Frau Maurer mit vergrößerten Ovarien spricht allerdings gegen diese Diagnose.
- **Hyposensitive Ovarien:** verminderte Dichte an Gonadotropinrezeptoren, sodass die Ovarien aufgrund der fehlenden Stimulation auch nur wenige periphere Geschlechtshormone bilden.
- **Corpus-luteum-Insuffizienz:** in der zweiten Zyklushälfte verminderte Progesteronproduktion mit Zwischenblutungen.
- **Gonadendysgenesie-Syndrome:** großer Komplex von Differenzialdiagnosen, die jeweils mit einer primären Amenorrhö einhergehen. Bei Frau Maurer wurden sie jedoch vermutlich durch die Gabe von weiblichen Geschlechtshormonen vor der Menarche verschleiert:
  - **Ulrich-Turner-Syndrom** (45, X0) mit verkleinerten Ovarien, „**gonadal streaks**" und hypoplasti-

schem Uterus, Vagina und Mammae. Die meisten Patientinnen haben außerdem eine typische Physiognomie mit Kleinwüchsigkeit, Schildthorax und Pterygium colli.
  - **Swyer-Syndrom** (46, XY): Aufgrund einer Mutation des SWY-Gens, was eine verminderte Expression des TDFs (testis determining factors) zur Folge hat, haben die genotypisch männlichen Patienten einen weiblichen Phänotyp mit hypoplastischen Ovarien und Uterus.
  - Ebenso karyotypisch männlich mit weiblichem Habitus sind Patientinnen mit **testikulärer Feminisierung.** Im Gegensatz zum Swyer-Syndrom sind aber gar keine inneren Geschlechtsorgane vorhanden, sondern inguinale Hoden. Ursache für den weiblichen Phänotyp ist ein Defekt der Androgenrezeptoren.
- **Late-onset AGS** (adrenogenitales Syndrom): könnte sich auch durch eine isolierte Oligomenorrhö und Sterilität bemerkbar machen. Ursache hierfür ist eine teilweise gestörte Kortisolproduktion mit kompensatorisch erhöhtem Androgenspiegel.
- Eine wichtige Differenzialdiagnose ist die **Hyperprolaktinämie.**
- Gründe für eine **hypophysäre/hypothalamische Insuffizienz** können ein Kraniopharyngeom, das angeborene olfaktogenitale Kallmann-Syndrom und das Sheenan-Syndrom, bei dem es sich um eine postpartale Hypophyseninsuffizienz handelt, sein. Auch bei Bulimie, psychischem oder großem physischen Stress kann es zu einer verminderten GnRH-Produktion kommen.

Beim Symptomenkomplex Oligo- oder Amenorrhö, Adipositas und Hirsutismus sollte an das **PCO-(polyzystische Ovarien-)Syndrom** gedacht werden. Auch die restlichen Symptome wie Sterilität, Akne und pathologische Glukosetoleranz passen in das Bild dieser Diagnose, die auch bekannt ist als **Stein-Leventhal-Syndrom.** Zusätzlich könnten noch andere Zeichen einer Hyperandrogenämie, wie Alopezie, tiefe Stimmlage und Seborrhö hinzukommen.

Merke

Die Symptomentrias aus Adipositas, Hirsutismus und Oligo-/Amenorrhö ist typisch für das PCO-Syndrom.

Merke

Das PCO-Syndrom ist durch einen erhöhten LH/FSH-Quotienten, eine Hyperandrogenämie und eine Hyperinsulinämie gekennzeichnet.

3. Ätiologie/Pathophysiologie

Die Ätiologie des PCO-Syndroms ist noch weitgehend ungeklärt. Es wird vermutet, dass eine genetische Disposition zusammen mit äußeren Einflüssen zur Erkrankung führt. Allerdings konnten bisher weder genetische Merkmale, noch Schlüsselereignisse identifiziert werden.

Die Pathophysiologie hingegen ist etwas klarer. Betroffen sind mehrere endokrinologische Regelkreise, die sich gegenseitig in einem Circulus vitiosus verstärken. Eine idiopathisch **erhöhte LH-Pulsationsfrequenz** verschiebt den **LH/FSH-Quotienten** in Richtung LH. Die Thekazellen der Ovarien werden stimuliert und reagieren mit einer erhöhten Produktion von Androgenen. Teilweise erfolgt peripher im Fettgewebe eine Aromatisierung in Östrogene, die wiederum durch ihr azyklisches Ansteigen über ein positives Feedback zu einer erhöhten LH-Ausschüttung führen und so den Zyklus unterhalten. Die **Hyperandrogenämie** wird außerdem durch eine erhöhte Produktion von Androgenen in den Nebennieren unterhalten. Zusätzliche fällt eine verminderte hepatische Ausschüttung von **SHBG** (Sexual hormon binding globulin) auf, sodass die Androgene eine höhere biologische Wirksamkeit entfalten.

Der Zusammenhang zwischen Insulin und PCO-Syndrom ist noch weitgehend ungeklärt. Zwar ist gesichert, dass eine **Hyperinsulinämie,** wie sie beim PCO-Syndrom vorliegt, eine Hyperandrogenämie, eine stimulierte LH-Ausschüttung und eine verminderte Bildung von SHGB verursachen kann, ob aber die Insulinresistenz Auslöser oder Folge des PCO-Syndroms ist, ist noch unsicher. Bisher konnte nur gezeigt werden, dass PCO-Patientinnen eine geringere Energiezufuhr brauchen als gesunde Frauen, um ihr Gewicht konstant zu halten.

4. Diagnosesicherung

Wegweisend ist neben Anamnese und klinischer Untersuchung vor allem die **quantitative Hormonbestimmung** von LH, FSH, SHBG, Estradiol und Androgenen am dritten bis fünften Zyklustag. Für ein PCO-Syndrom spricht ein LH/FSH-Quotient > 2 bei normalwertigem FSH, sowie ein erhöhter freier Androgenindex, der sich aus einem erniedrigten SHGB und Androgenen im Hochnormalbereich errechnet.

Da das PCO-Syndrom eine **Ausschlussdiagnose** ist, müssen außerdem laborchemisch ein adrenogenitales Syndrom, ein Prolaktinom sowie ein Hyperkortisolismus und eine Hypothyreose ausgeschlossen werden.

5. Allgemeine und Fertilitätstherapie

Die Therapie des PCO-Syndroms richtet sich nach den vorherrschenden Symptomen. Ist eine **Adipositas** vorhanden, sollte auf jeden Fall eine **Gewichtsreduktion** angestrebt werden. Es konnte gezeigt werden, dass schon eine Gewichtsabnahme um 2–5 % einen positiven Effekt auf die metabolischen Symptome und die Fertilität hat. Die Gabe von **Metformin** hat ebenfalls nicht nur eine Wirkung auf die Glukosetoleranz, sondern führt bei der Hälfte der Patientinnen zu einer Normalisierung des Zyklus. Liegt keine Adipositas vor und stehen Symptome der **Hyperandrogenämie** im Vordergrund, kann entweder ein **Ovulationshemmer** mit antiandrogener Gestagenkomponente, wie Cyproteronacetat (Diane®), gegeben werden, oder mithilfe gering dosierter **Glukokortikoide** versucht werden, die Androgenproduktion der Nebennierenrinden abzuschwächen.

Eine Schwangerschaft ist auch bei Patientinnen mit PCO-Syndrom möglich. Voraussetzung hierfür ist aber eine Regulierung des Hormonhaushalts. Internationalen Empfehlungen zufolge sollte zunächst mithilfe von Gewichtsreduktion kombiniert mit Metformingabe eine **Zyklusnormalisierung** angestrebt werden. Häufig wird jedoch mit **Clomifen, einem Antiöstrogen**, die negative Rückkopplung der Östrogene auf FSH reduziert. Die daraus resultierende erhöhte FSH-Ausschüttung kann zur Überstimulation mit Heranreifen mehrerer Follikel führen. Ungeschützter Verkehr ist dann mit der Gefahr der Mehrlingsschwangerschaft verbunden. Deshalb sollte bei dieser Therapie immer ein Monitoring der Estradiolwerte und Sonographiekontrollen der Ovarien erfolgen, um frühzeitig ein **ovarielles Überstimulationssyndrom** mit Polyovulation, Ovarialzystenbildung und Gefahr der Ovarruptur zu erkennen. Sollte diese Therapie nicht zum Erfolg führen, kann über **Gonadotropingabe** eine Stimulation versucht werden.

Merke

- Gewichtsreduktion und Metformingabe wirken auch gegen Zyklusstörung und Infertilität.
- Bei Clomifengabe immer ein Monitoring durchführen, um ein ovarielles Überstimulationssyndrom frühzeitig zu erkennen.

6. Komplikationen

Beim PCO-Syndrom handelt es sich um eine der häufigsten endokrinologischen Erkrankungen. In Deutschland sind etwa eine Million Frauen betroffen, die oft auch unter den untenstehenden Komplikationen leiden. PCO-Patientinnen haben ein fünf- bis zehnmal

erhöhtes Risiko für einen **Diabetes mellitus Typ 2** und eine siebenmal höhere Wahrscheinlichkeit für einen **Herzinfarkt**. Daher wird empfohlen, alle drei bis fünf Jahre einen oralen Glukosetoleranztest durchzuführen und weitere Risikofaktoren für kardiovaskuläre Erkrankungen, wie Bluthochdruck und Hypercholesterinämie, streng zu überwachen. Auch ein regelmäßiges gynäkologisches Screening sollte den Patientinnen nahegelegt werden, da sie durch die erhöhten Hormonspiegel ein erhöhtes Risiko für die Entwicklung von **Mamma-, Endometrium- und Ovarialkarzinomen** haben. In Studien fiel außerdem die erhöhte Inzidenz von **Autoimmunthyreoditiden** unter PCO-Patientinnen auf. Eine Kontrolle von TSH, TPO und eine Schilddrüsensonographie sollte deshalb ebenfalls regelmäßig durchgeführt werden.

Zusammenfassung

Das PCO-Syndrom ist eine der häufigsten endokrinologischen Erkrankungen, für die die **Symptomentrias** Adipositas, Hirsutismus und Amenorrhö typisch ist. Die **Diagnostik** erfolgt nach Ausschluss anderer endokrinologischer Erkrankungen über die Darstellung von polyzystischen Ovarien und quantitativer Hormonbestimmung. Die **Ätiologie** konnte bisher nicht geklärt werden, **pathophysiologisch** gesichert sind der erhöhte LH/FSH-Quotient, der erhöhte freie Androgenindex und eine Hyperinsulinämie. **Therapeutisch** stehen Gewichtsreduktion, Metformingabe und die Gabe von antiandrogenen Gestagenen im Vordergrund.

Clomifen ist Antiöstrogen => hemmt dadurch die negative Rückkopplung auf FSH => dadurch erhöhte FSH-Spiegel mit Follikelbildung?

Rückenschmerzen

Anamnese

Frau Fritz wurde wegen in den letzten Monaten zunehmenden Rückenschmerzen und rezidivierenden Harnwegsinfekten von ihrem Hausarzt zu Ihnen in die Praxis überwiesen. Die Patientin berichtet, dass er den Urin untersucht und einen Harnwegsinfekt als Ursache ausgeschlossen habe und ihr wegen eines vermuteten gynäkologischen Auslösers das Aufsuchen eines Frauenarztes nahegelegt hatte. Weiter erfahren Sie, dass die 45-jährige Patientin in letzter Zeit sehr häufig auf die Toilette müsse. Eine vom Hausarzt aufgrund der Symptome empfohlene Koloskopie war unauffällig gewesen. Außerdem erzählt ihnen Frau Fritz, dass sie ein Kind im Alter von zwölf Jahren hat. Die Schwangerschaft verlief damals komplikationslos. Ihr Zyklus ist mit 28 Tagen regelmäßig.

Untersuchungsbefunde

Klinische Untersuchung: Die etwas adipöse Patientin ist in einem guten AZ und EZ. Bauchdecke weich, keine Resistenzen, kein Druckschmerz. Nierenlager nicht klopfschmerzhaft, palpatorisch unauffällige Leiste (keine vergrößerten Lymphknoten, keine Hernie), sowie inspektorisch unauffälliges äußeres Genitale.
Bimanuelle Tastuntersuchung: Sie können im kleinen Becken zwei, mehr als hühnereigroße, Tumoren tasten. Die beweglichen druckindolenten Tumoren liegen rechts und links zu beiden Seiten der Medianlinie des Uterus, sind derb und glatt. Keine Resistenzen in der Adnexregion, die Ovarien sind nicht isoliert tastbar.

1. Welche Differenzialdiagnosen erwägen Sie? Wie lautet Ihre Verdachtsdiagnose? Begründen Sie diese!

2. Wie sichern Sie die Verdachtsdiagnose und welchen Befund erwarten Sie?

3. Wie wird die Erkrankung ausgelöst?

4. Welche Therapie würden Sie wählen?

5. Nennen Sie einige Komplikationen, die auftreten können.

6. Nennen Sie die histologischen Untergruppen.

1. Differenzialdiagnose/Verdachtsdiagnose

Die beschriebenen **druckbedingten Symptome** (Rückenschmerzen, Pollakisurie, rezidivierende Harnwegsinfekte) lassen primär auf einen verdrängenden Prozess im Unterleib schließen:

An ein **Leiomyosarkom** sollte vor allem bei rascher Entwicklung der Symptome gedacht werden. Das Leitsymptom eines Leiomyosarkoms ist die **Blutungsstörung** (Postmenopausenblutung, Menorrhagie, Metrorhagie), die zwar hier nicht vorliegt, bei unserer Verdachtsdiagnose aber durchaus als Hypermenorrhö im Vordergrund stehen kann. Daneben können Bauchschmerzen, Uterusvergrößerung und übel riechender Fluor auftreten. Bedingt durch die hohe Metastasierungsrate (50–80 % im Stadium I) klagen die Patientinnen auch häufig über Beschwerden durch **Fernmetastasen** in Lunge, Leber, Knochen und Gehirn. Diagnostisch kommen hier die gynäkologische Untersuchung, Sonographie und eine fraktionierte Abrasio mit nachfolgender Histologie zum Einsatz.

Auch der nicht gynäkologische Bereich muss bei der Differenzialdiagnose mit einbezogen werden:

- **Maligner Sigmatumor:** Die Symptome eines Kolonkarzinoms sind meist uncharakteristisch und umfassen Blutbeimengungen im Stuhl, Leistungsminderung (B-Symptomatik), Ileuserscheinungen, chronische Blutungsanämie und Schmerzen.
- **Beckenniere:** Zufallsbefund, der nicht mit einer malignen Raumforderung verwechselt werden darf.

In diesem Fall ist aufgrund des relativ langsamen Tumorwachstums, der unauffälligen Koloskopie und der Ergebnisse der transvaginalen Sonographie (s.u.) die Diagnose eines **Uterus myomatosus** zu stellen. Myome sind die häufigsten Uterustumoren und kommen bei 20–30 % der Frauen über 30 Jahre vor. Die gutartigen Neubildungen gehen von den glatten Muskelzellen der Gebärmutter aus. Abhängig von Lokalisation (intramural, subserös, submukös, intraligamentär; ➤ Abb. 9.1) und Größe können sie völlig symptomlos bleiben oder ganz unterschiedliche Symptome verursachen. Dazu gehören vor allem:

- Blutungsstörungen: Hypermenorrhö, Menorrhagie, Metrorrhagie, treten vor allem bei submukösem Sitz der Myome auf.
- Schmerzen im Rücken oder beim Geschlechtsverkehr.
- Druckbedingte Symptome: HWI, Pollakisurie, Hydronephrose, Obstipation, Beinödeme (wie auch teilweise im vorliegenden Fall).

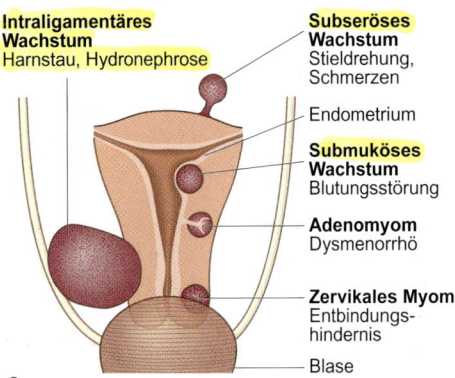

Intraligamentäres Wachstum
Harnstau, Hydronephrose

Subseröses Wachstum
Stieldrehung, Schmerzen

Endometrium

Submuköses Wachstum
Blutungsstörung

Adenomyom
Dysmenorrhö

Zervikales Myom
Entbindungshindernis

Blase

a

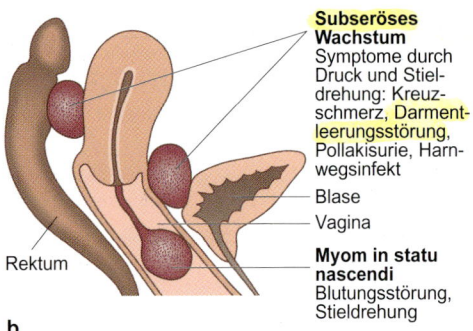

Subseröses Wachstum
Symptome durch Druck und Stieldrehung: Kreuzschmerz, Darmentleerungsstörung, Pollakisurie, Harnwegsinfekt

Blase

Vagina

Myom in statu nascendi
Blutungsstörung, Stieldrehung

Rektum

b

Abb. 9.1 Wachstumsformen der Myome, Frontalansicht (a) und seitliche Ansicht (b).

2. Diagnosesicherung

Eine **transvaginale Sonographie** des kleinen Beckens ist das Mittel der Wahl zur Diagnosesicherung. Es sind im vorliegenden Fall zwei oder mehr glatt begrenzte, subseröse, echoarme, homogene Raumforderungen zu erwarten, die von einer echoreichen Kapsel umgeben sind.

3. Erkrankungsauslöser

Vermutlich stimuliert das Hormon **Östrogen** das Wachstum von Myomen. Folglich könnte ein Hormonungleichgewicht mit einem Überschuss an Östrogen die Ursache sein. Bei nicht funktionsfähigen Ovarien, also im Kindesalter und bei Frauen in der Postmenopause, kommt es nicht zur Bildung von Myomen. Zudem bilden sich bestehende Myome in der **Postmenopause** meist zurück, nicht jedoch bei Frauen unter Hormonersatztherapie. Da es in der **Schwangerschaft** zum physiologischen Anstieg der Östrogene kommt, ist es auch nicht verwunderlich, dass Myome während dieser Zeit einen **Wachstumsschub** erfahren.

4. Therapie

Grundsätzlich sind nur symptomatische Myome behandlungsbedürftig. Es kommen zwei therapeutische Ansätze infrage; Hormonbehandlung und operative Therapie:

- **GnRH-Analoga:** unterdrücken die Östrogenproduktion in den Ovarien und verringern dadurch reversibel deren Größe. Häufige Nebenwirkung sind jedoch starke **Wechseljahresbeschwerden,** weshalb diese Therapie meist nur im Vorfeld von Operationen eingesetzt wird.
- **Gestagene:** gleichen (in der 2. Zyklushälfte) ein Östrogendefizit aus, was ein weiteres Myomwachstum verhindert. Sinnvoll ist diese Therapie nur bei perimenopausalen Frauen, bei denen eine **Blutungsstörung** im Vordergrund steht.

Als **Therapie der Wahl** gilt die Operation. Es bestehen die Möglichkeiten einer **Hysterektomie,** organerhaltender **Myomenukleation** oder einer **Embolisation**

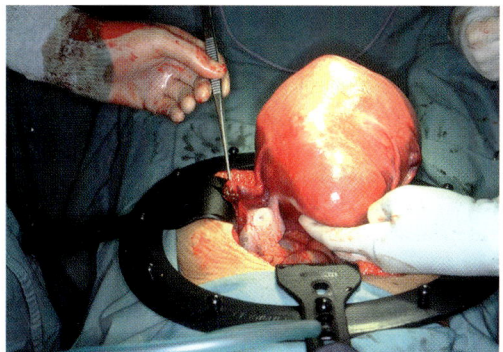

Abb. 9.2 Operationssitus eines besonders großem Myoms.

der zuführenden Gefäße. Bei Frauen mit noch nicht abgeschlossener Familienplanung wird natürlich eine uteruserhaltende Operation angestrebt. Je nach Lage und Größe kann eine Laparoskopie, Laparotomie oder Hysteroskopie (submuköse Lage) durchgeführt werden.

In Abbildung 9.2 ist als Beispiel der Operationssitus eines besonders eindrücklichen Falls zu sehen. Selbstverständlich sind Myome dieser Größenordnung laparoskopisch nicht zu therapieren. Und obwohl bei Frau Fritz der Befund nicht so ausgeprägt ist, erlauben Lage und Größe der Myome ebenfalls nur eine Laparotomie. Aber trotz des etwas größeren Eingriffs verläuft die Operation völlig komplikationslos und Frau Fritz erholt sich schnell.

5. Komplikationen

Die maligne **Entartung** eines Myoms ist selten und das Risiko liegt unter 1 %. Häufiger dagegen ist ein Myom Ursache von **Sterilität** und **Infertilität,** wobei hier als Therapie die operative Myomenukleation indiziert ist. Während der Schwangerschaft und postpartal können Myome vermehrt **Blutungen** verursachen. Unter der Geburt stören sie unter Umständen die Wehenbildung und -ausbreitung, was zu **Dystokien** führen kann. Zervikal gelegene Myome können auch ein mechanisches Geburtshindernis darstellen.

Sekundär führen submuköse Myome über die dadurch bedingte Hypermenorrhö bei manchen Frauen zur **An-**

ämie. Diese zeigt sich häufig in unspezifischen Symptomen, wie allgemeiner Leistungsminderung, und wird durch die Hb-Bestimmung diagnostiziert. Akuter hingegen ist die **Stieldrehung eines Myoms** mit dem Bild eines akuten Abdomens. Nach einer Schwangerschaft kann eine **Myomnekrose** mit Verjauchung (gangränesizierende Entzündung) zu peritonitischen Reizzuständen führen.

6.   Histologische Untergruppen

Man unterscheidet histologisch drei verschiedene Myomarten:

- **Leiomyome:** bestehen überwiegend aus Muskelzellen.
- **Fibromyome:** enthalten Bindegewebe.
- **Adenomyome:** mit endometrialem Drüsengewebe.

Zusammenfassung

Myome sind die häufigsten Tumoren der Gebärmutter. **Pathophysiologisch** fördert ein Hormonungleichgewicht mit einem Überschuss an Östrogenen ihr Wachstum. Sie können **Symptome** wie Darm- und Blasenstörungen, Hypermenorrhö und Rückenschmerzen auslösen. Bei jüngeren Frauen können sie außerdem Ursache für Sterilität und Infertilität sein. Zur richtigen **Diagnose** führen meist eine Zyklusanamnese, die gynäkologische Tastuntersuchung und eine Sonographie des kleinen Beckens. Grundsätzlich sind nur symptomatische Myome behandlungsbedürftig. **Therapie** der Wahl ist die operative Behandlung (Myomenukleation oder Hysterektomie), in einzelnen Fällen ist aber auch eine Hormontherapie mit GnRH-Analoga oder Gestagenen indiziert.

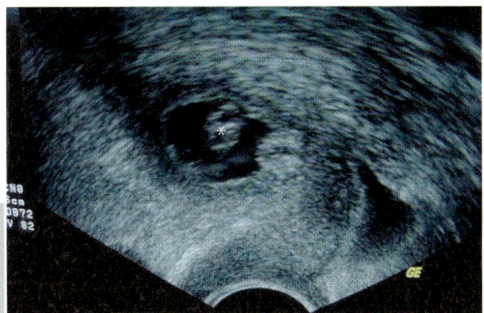

10

Postmenopausale Blutung

Anamnese

Frau Breton, eine 56-jährige alleinstehende Dame, kommt regelmäßig zur Krebsvorsorge zu Ihnen. Obwohl ihre letzte reguläre Menstruation schon über zwei Jahre zurückliegt, klagt die Patientin jetzt über schmerzlose unregelmäßige Blutungen. Die gynäkologische Anamnese ist mit einer relativ frühen Menarche im Alter von elf Jahren und einem bis vor zwei Jahren unregelmäßigen Zyklus unauffällig. Allerdings bestehen bei der kinderlosen Patientin einige internistische Probleme, wie Übergewicht (BMI 29 kg/m^2), arterieller Hypertonus und seit mehreren Jahren ein Diabetes mellitus Typ 2.

Untersuchungsbefunde

Klinische Untersuchung: guter AZ, adipöser EZ, Bauchdecke weich, keine Druckdolenzen, palpatorisch unauffällige Leiste, sowie inspektorisch unauffälliges äußeres Genitale.
Spiegeleinstellung: Scheidenwände und Portio glatt, Blutung aus Zervikalkanal.
Bimanuelle Tastuntersuchung: Uterus derb, Adnexe beidseits nicht palpabel.
Rektaler Tastbefund: Substanzvermehrung in den Parametrien.
Transvaginaler Ultraschall ➤ Bild.

frühe Menarche, spät Menopause, Nullipara, Adipositas

1. Welche Differenzialdiagnosen sind zu erwägen?

2. Welche Verdachtsdiagnose haben Sie? Was wissen Sie über Häufigkeit und Pathogenese?

3. Wie sichern Sie die Verdachtsdiagnose? Befunden Sie die Sonographie.

4. Was sind die Risikofaktoren für diese Erkrankung?

5. Welche Therapie würden Sie wählen? Welche Untersuchungen müssen zuvor durchgeführt werden?

6. Wie ist die Prognose und zu welcher Nachsorge raten Sie der Patientin?

1. Differenzialdiagnosen

Obwohl es auch benigne Ursachen gibt, ist grundsätzlich jede postmenopausale Blutung karzinomverdächtig und muss abgeklärt werden.

- **Hormonproduzierende Ovarialtumoren,** wie das vom oberflächlichen Keimepithel ausgehende Ovarialkarzinom, aber auch die Granulosa- und Thekazelltumoren sollten abgeklärt werden, wenn sich keine andere Ursache für die Symptome findet.
- **Zervixkarzinom:** zweithäufigste maligne Neoplasie des weiblichen Geschlechtstrakts. Normalerweise sehr gut in frühen Stadien durch einen Pap-Abstrich zu diagnostizieren. Da unsere Patientin vor wenigen Monaten ein unauffälliges zytologisches Ergebnis hatte, ist diese Diagnose unwahrscheinlich, aber sicher nicht ausgeschlossen.
- **Uterussarkom:** sehr selten; geht aus mesenchymalen, entarteten Zellen hervor und hat eine schlechtere Prognose als das Uteruskarzinom. Symptome sind Metrorrhagien und Zwischenblutungen bei Tumorzerfall. Die endgültige Diagnose lässt sich nur histologisch (z.B. nach Hysterektomie) stellen.
- Da es für Patientinnen manchmal schwierig ist, zwischen vaginalen und Blutungen anderer Genese zu unterscheiden, können auch Neoplasien außerhalb des weiblichen Geschlechtstrakts wie **Blasen-** und **Rektumkarzinom** für die Symptome verantwortlich sein und sollten deshalb durch Rekto- und Vesikoskopie gegebenenfalls ausgeschlossen werden.
- **Uteruspolypen:** lokale Endometriumhyperplasien, die vor allem im Klimakterium auftreten. Genauso wie die generalisierten **uteralen Hyperplasien** gelten sie als **Präkanzerose** für das Uterusadenokarzinom. Sie entstehen meist durch eine Östrogenüberstimulation, deren Ursachen eine Hormontherapie, Adipositas oder idiopathisch sein können.
- **Colpitis senilis:** Scheidenentzündung durch aszendierende Hautkeime. Begünstigt wird diese durch eine Schleimhautatrophie bei Östrogenmangel, wie er bei postklimakterischen Patientinnen und bei präpubertären Mädchen vorkommt. Das Gewebe ist dann sehr vulnerabel und neigt zu Kontaktblutungen.

- **Portioektopie:** vor allem bei Frauen im mittleren Alter vorkommende Ausstülpung des einschichtigen verletzlichen Zylinderepithels der Zervix über das Plattenepithel der Portio. Es ist in der Spekulumuntersuchung gut sichtbar und muss durch Färbeverfahren und zytologische Abstriche vom Zervixkarzinom abgegrenzt werden.

M e r k e

Jede postmenopausale Blutung muss abgeklärt werden!

2. Verdachtsdiagnose

Das **Uterus-, Korpus-** oder auch **Endometriumkarzinom** ist der häufigste Tumor des weiblichen Genitaltrakts mit einem Häufigkeitsgipfel um das 60. Lebensjahr. Insgesamt ist es aber sehr viel seltener als das Mammakarzinom. Jede dritte postmenopausale Blutung lässt sich auf ein Endometriumkarzinom zurückführen. Pathoanatomisch wird es in zwei Gruppen unterteilt:

- Das mit 80 % vorherrschende **Adenokarzinom** geht vom Endometrium aus und entsteht über eine Hyperplasie durch Östrogenüberstimulation ohne Gestagenkompensation. Es ist meist gut differenziert (G1–2) und unter anderem deshalb mit einer relativ guten Prognose assoziiert.
- Das vor allem in der schwarzen Bevölkerung vorkommende entdifferenzierte (G3; **muzinöse, klarzellige oder seröspapilläre**) Karzinom ist nicht hormonsensitiv und hat eine schlechtere Prognose.

Hauptsymptom von beiden Untergruppen ist die **postmenopausale Blutung.** Schmerzen und B-Symptome kommen mit Fortschreiten der Erkrankung hinzu. Bei jüngeren Frauen äußert sich das Uteruskarzinom durch Meno- oder Metrorrhagien sowie Schmier- und Zwischenblutungen.

3. Diagnostik

Bei Verdacht auf ein Korpuskarzinom ist der erste Schritt zur Diagnose die **Vaginalsonographie.**

Der Uterus von Frau Breton stellt sich vergrößert mit unscharfen Grenzen und einem zystisch-inhomogenen Endometrium (Dicke > 20 mm) dar. Endometrialer Polyp und Flüssigkeit im Cavum uteri. Wegweisend ist das inhomogen verdickte Endometrium mit unscharfer Begrenzung. Messparametrisch ist jede Endometriumdicke > **10 mm** bei postmenopausalen Patientinnen verdächtig. Bei geschlechtsreifen Frauen ist die Endometriumdicke zyklusabhängig.

Endgültige Klärung gibt die **fraktionierte Abrasio** (➤ Abb. 10.1), die unter sterilen Bedingungen in Kurznarkose durchgeführt werden kann. Hierbei wird nach hysteroskopischer Inspektion der Mukosa erst die Zervix-, und dann die Uterusschleimhaut abgetragen und später pathologisch untersucht. Damit kann sowohl die ursprüngliche Lokalisation als auch die Ausbreitung beurteilt werden.

Mit der pathologischen Aufarbeitung der Operationspräparate erfolgt der letzte Schritt der Diagnostik. Danach kann die Tumorerkrankung nach den FIGO-Stadien eingeteilt werden (➤ Tab. 10.1).

4. Risikofaktoren

Für das häufigere Adenokarzinom ist die längerfristige **Östrogenüberstimulation** von entscheidender Bedeutung. Diese kann viele Ursachen haben, wie eine östrogenbetonte Hormontherapie im Klimakterium, östrogenproduzierende Ovarialtumoren, viele anovulatorische Zyklen (PCO-Syndrom), Kinderlosigkeit, frühe Menarche und späte Menopause, Adipositas und Leberzirrhose (vermehrte Umwandlung von Androstendion in Estron). Davon unabhängige Faktoren sind höheres Lebensalter, **arterieller Hypertonus** sowie **Diabetes mellitus.**

5. Therapie

Ist die Diagnose gesichert, bestimmen Tumorausbreitung und Differenzierungsgrad die Therapie. Da die meisten Uteruskarzinome schon früh durch klinische Symptome auffallen, werden sie häufig entdeckt, bevor sie die Korpusgrenzen überschreiten und sind somit definitionsgemäß noch im **FIGO-Stadium I (T1).**

In diesem Fall wird eine **Hysterektomie mit Entfernung der Adnexe** durchgeführt. Sollte es sich um einen entdifferenzierten Tumor handeln, werden zusätzlich noch die pelvinen Lymphknoten entfernt und anschließend eine intrakavitäre Bestrahlung des Scheidenstumpfes durchgeführt. Patientinnen mit Stadium **FIGO II** (Zervix ist infiltriert) oder **III** (Tumor noch im kleinen Becken) erhalten eine **Wertheim-Meiggs-Operation** (Hyster- und Adnektomie, Entfernung von Parametrien, pelvinen und paraaortalen Lymphknoten).

Tab. 10.1 FIGO-Einteilung des Endometriumkarzinoms

FIGO/TNM-Stadium	Ausbreitung
I	Korpusgrenzen noch nicht überschritten
II	Infiltration der Zervix
III	Ausbreitung im kleinen Becken
IV	Fernmetastasen

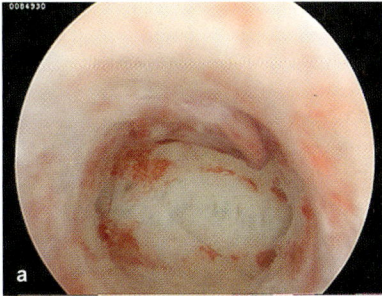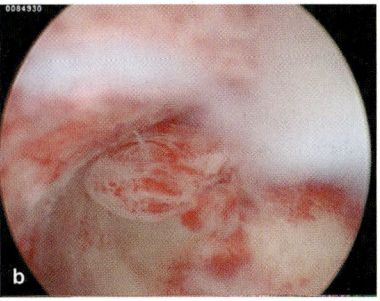

Abb. 10.1 Vergleich von normalem (a) und maligne entartetem (b) Endometrium in der Hysteroskopie.

Patientinnen, die entweder inoperabel sind, ein Rezidiv erleiden oder Fernmetastasen haben (Leber, Lunge, Gehirn), werden mit einer **primären Radiatio** entweder in Afterloading-Technik oder perkutan, und zusätzlich mit hoch dosierten Gestagenen therapiert.

Grundsätzlich streut das Endometriumkarzinom später, als beispielsweise das Zervixkarzinom, und dann meist primär in die umliegenden Lymphknoten. Erst im fortgeschrittenen Stadium kommt es zur hämatogenen Fernmetastasierung. Um diese vor einer operativen Therapie auszuschließen, sollte eine **Staginguntersuchung** mit Abdomensonographie und CT/NMR, Zysto- und Rektoskopie, Röntgenthorax und i.v.-Pyelogramm zu jeder vollständigen Diagnostik bei Endometriumkarzinom gehören.

Da bei Frau Breton ein mittelgradig differenziertes (G2) Adenokarzinom im FIGO-Stadium Ib (Myometrium höchstens bis zur Hälfte infiltriert) festgestellt wurde, erfolgte eine Hyster- und Adnektomie mit Entfernung der pelvinen Lymphknoten. Anschließend wurde noch eine Brachytherapie durchgeführt.

Merke

Mehr als 80 % der Uteruskarzinome werden im Stadium FIGO I entdeckt!

6. Prognose/Nachsorge

Die **Gesamt-5-JÜR** aller Korpuskarzinome beträgt **80 %** und ist somit fast einer Heilungsrate gleichzusetzen. Prognostisch günstig dabei sind ein frühes Stadium, ein gut ausdifferenzierter Tumor und das Vorhandensein von Progesteronrezeptoren. Da der Tumor schon früh symptomatisch wird, werden nur 15 % der Tumoren in Stadium FIGO III und IV entdeckt, deren Prognose mit einer 5-JÜR von nur noch 50 bzw. 20 % deutlich schlechter ist.

Die erste klinische **Kontrolle** mit **zytologischem Abstrich der Vagina** sollte etwa einen Monat nach Entlassung und dann in den kommenden drei Jahren im dreimonatigen Abstand erfolgen. Ist bis dahin kein Rezidiv aufgetreten, kann das Intervall auf sechs und später auch zwölf Monate verlängert werden. Auch zu einer jährlichen **Mammographie** sollte Frau Breton geraten werden, da das Uteruskarzinom eine erhöhte Koinzidenz mit dem Mammakarzinom aufweist.

Zusammenfassung

Eine postmenopausale Blutung oder Zwischenblutungen bei prämenopausalen Frauen sollten immer auf ein Korpuskarzinom oder andere maligne Erkrankungen hin abgeklärt werden. **Am häufigsten** betroffen sind postmenopausale Frauen mit einer längerfristigen Östrogenüberstimulation, Diabetes und arteriellem Hypertonus. **Diagnostisch** wegweisend ist die Vaginalsonographie mit verdicktem inhomogenen Endometrium. Die fraktionierte Abrasio sichert die endgültige Diagnose. Vor der operativen **Behandlung** sollten Fernmetastasen unbedingt ausgeschlossen werden, um eine korrekte stadiengerechte Therapie zu ermöglichen. Die **Prognose** ist mit einer Gesamt-5-JÜR von 80% sehr gut.

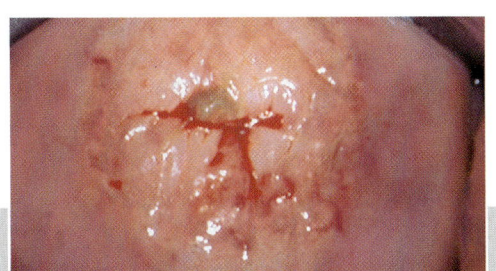

11

Schmierblutung

Anamnese

Die 44-jährige Frau Friese berichtet Ihnen, dass sie seit ein paar Monaten immer wieder Schmierblutungen bemerke, die vor allem nach dem Geschlechtsverkehr auftreten würden. Vor Kurzem sei auch noch gelegentlich ein leichter, stechender Schmerz im linken Unterbauch hinzugekommen. Frau Friese hat zwei Kinder und war ansonsten immer gesund. Ihre letzte Vorsorgeuntersuchung war vor knapp zwei Jahren.

Untersuchungsbefunde

Spiegeleinstellung: (➤ Bild)
Kolposkopie: atypische Gefäße.
Bimanuelle Tastuntersuchung: Portio aufgetrieben, ungefähr 5 cm groß, vordere Scheidenwand und Parametrien links scheinen derb und verdickt.

1. Befunden Sie die Spiegeleinstellung und begründen Sie Ihre Verdachtsdiagnose!

2. Wie sichern Sie die Verdachtsdiagnose und wie würde die Früherkennung erfolgen?

3. Kennen Sie die Epidemiologie der Erkrankung? Welche Risikofaktoren kennen Sie?

4. Welche Untersuchungen müssen vor der Therapie noch erfolgen?

5. Wie wird die Erkrankung eingeteilt?

6. Welche Therapiemöglichkeiten stehen zur Verfügung?

1. Untersuchungsbefund/Verdachtsdiagnose

Bei der Spiegeleinstellung findet sich intravaginal mittelrotes Blut, die Portio ist aufgetrieben, an der hinteren Muttermundslippe findet sich ein kleiner, bei Berührung blutender, knotiger Tumor. Bei diesen ausgeprägten Veränderungen bleibt eigentlich nur eine Verdachtsdiagnose. Schmierblutungen nach Geschlechtsverkehr (Kohabitationsblutung) und eine aufgetriebene Portio mit einem sichtbaren knotigen Tumor, der bei Berührung blutet, lassen sofort an ein Zervixkarzinom denken.

Das Zervixkarzinom ist in Frühstadien weitgehend symptomlos. Später treten eventuell ein fleischwasserfarbener Ausfluss, Schmier- und Kohabitationsblutungen auf. In der Folge kommt es im Spätstadium zu Symptomen, die auf die lokale Infiltration zurückzuführen sind. Hierzu gehören Probleme bei der Miktion und der Defäkation, Beinödeme, Schmerzen im Bereich des Kreuzbeins und Blutungen aus Rektum und Blase.

2. Früherkennung/Diagnosesicherung

- **Zytologische Diagnostik:** Neben der Spiegeleinstellung gehört zur Krebsvorsorgeuntersuchung auch der mittlerweile gut bekannte **PAP-Abstrich** mit zytologischer Kontrolle. Der PAP-Abstrich stellt ein wirkungsvolles **Screening** zur Früherkennung von **Zervixdysplasien** und **-karzinomen** dar. Dabei ist unbedingt darauf zu achten, dass der Abstrich sowohl von der Portio als auch endozervikal gemacht wird, da ein Karzinom auch von außen unbemerkt endophytisch wachsen kann (meist postmenopausal).
- **HPV-Diagnostik:** Bei einem problematischen zytologischen Ergebnis kann eine HPV-Diagnostik (HPV: humane Papillomaviren) helfen, den Befund einzuordnen. Der Nachweis der **HPV-Typen 16** und **18** (High risk) deutet zum Beispiel auf ein erhöhtes onkogenes Risiko hin.
- **Kolposkopie:** Als Ergänzung zur Zytologie wird häufig eine Kolposkopie durchgeführt. Damit kann der Bereich der Portio unter Lupenvergrößerung (6- bis 40fach) betrachtet werden. Ganz besonders

wichtig ist dabei die **Transformationszone** als Grenze zwischen dem Zylinderepithel der Zervix und dem Plattenepithel der Portio. In diesem Bereich entstehen 90 % der malignen Veränderungen der Zervix. **Malignitätsverdächtig** in der Kolposkopie sind atypische Gefäße, Punktierung und Mosaik (helle Felder in einem Netz von Kapillaren), papilläre Wucherungen und ulzeröse Krater.

- **Sonographie:** Die Sonographie ermöglicht die Feststellung möglicher Organbeteiligungen. In Frau Frieses Fall ist eine Dilatation des Nierenbeckenkelchsystems auf der linken Seite festzustellen.

Bei Frau Friese bleibt jetzt noch die **histologische Sicherung** des Befundes mittels einer **Biopsie**. Sie entnehmen vier Knipsbiopsien aus dem Bereich des sichtbaren Tumors, dessen Gewebe auffällig weich ist. Wenige Tage später erhalten Sie den histologischen Befund: gering differenziertes solides Karzinom mit herdförmiger mäßiger plattenepithelialer Differenzierung. Die meisten Zervixkarzinome sind Plattenepithelkarzinome, daneben treten adenosquamöse und Adenokarzinome auf.

3. Epidemiologie/Risikofaktoren

Durch die Früherkennungsuntersuchung konnte die **Inzidenz** des Zervixkarzinoms in den letzten Jahren **gesenkt** werden und auch mit Einführung der **HPV-Impfung** wird ein weiterer Rückgang erwartet. Trotzdem ist das Zervixkarzinom mit einem Anteil von etwa 25 % ein relativ häufiges Karzinom der Frau. Das Auftreten des invasiven Plattenepithelkarzinoms hat zwei Altersgipfel, den ersten bei Frauen zwischen 45 und 54 Jahren (meist Stadium Ia) und den zweiten zwischen 60 und 70 Jahren (meist Stadium III).

Die **HPV-Infektion** spielt eine große Rolle bei der Entstehung des Zervixkarzinoms. Insbesondere sind hier die HPV-Typen 16 und 18 zu erwähnen, die zusammen mit anderen begünstigenden Faktoren (Chlamydieninfektion, Promiskuität etc.) zu schweren Dysplasien führen können. Die Latenzzeit, bis ein Karzinom nach Infektion entsteht, beträgt zehn Jahre. Die HPV-Typen 6 und 11 sind dagegen die Ursache weniger aggressiver Dysplasien und von Condylomata acuminata. Der

Tab. 11.1 Stadieneinteilung des Zervixkarzinoms nach FIGO und TNM.

FIGO	TNM	
	T0	Kein Hinweis auf Primärtumor
	Tis	Carcinoma in situ
I	T1	Tumor begrenzt auf Uterus
Ia	T1a	Mikroinvasives Karzinom, nur mit Mikroskop diagnostiziert
▪ Ia1	▪ T1a1	▪ Stromainvasion max. 3 mm, horizontale Ausbreitung bis 7 mm
▪ Ia2	▪ T1a2	▪ Stromainvasion 3–5 mm, horizontale Ausbreitung bis 7 mm
Ib	T1b	Makroskopisch sichtbar oder größer als T1a2
▪ Ib1	▪ T1b1	▪ klinisch sichtbar bis 4 cm
▪ Ib2	▪ T1b2	▪ klinisch sichtbar > 4 cm
II	T2	Uterus ist überschritten, Beckenwand und unteres Drittel der Vagina sind nicht erreicht
IIa	T2a	Befall der Vagina ohne Parametrien
IIb	T2b	Parametrien oder Parametrien und Vagina befallen
III	T3	Tumor erreicht Beckenwand und/oder unteres Vaginadrittel und/oder bedingt eine Hydronephrose bzw. stumme Niere
IIIa	T3b	Befall des distalen Vaginadrittels
IIIb	T3a	Tumor erreicht Beckenwand und/oder bedingt eine Hydronephrose bzw. stumme Niere
IVa	T4	Infiltration von Blasen- und/oder Rektumschleimhaut
IVb	Nx	Lymphknoten nicht beurteilbar
	N0	Keine Lymphknotenmetastasen
	N1	Regionäre Lymphknotenmetastasen
IVb	M0	Kein Hinweis auf Fernmetastasen
	M1	Fernmetastasen

zweite wichtige Risikofaktor ist das **Rauchen.** Es führt zur Entwicklung von hochgradigen zervikalen intraepithelialen Neoplasien und von Zervixkarzinomen. Weitere Faktoren sind **Promiskuität** und eine **frühe Kohabitarche.**

4. Staging

Für die genaue Therapieplanung sind außer der Inspektion mit dem Spekulum und der klinischen Untersuchung noch weitere Untersuchungen erforderlich:
- Zysto- und Rektoskopie, um eine Infiltration des Tumors in diese Hohlorgane auszuschließen.

- Ultraschall.
- Röntgen-Thorax.
- MRT: für die genaue Ausdehnung und Größenbestimmung des Tumors und um eine Metastasierung in die Beckenlymphknoten zu erfassen.
- Bei fortgeschrittenen Tumoren unbedingt auch auf die **supraklavikulären Lymphknoten** achten (**Virchow-Lymphknoten**) → eventuell CT-Thorax.

Das MRT von Frau Friese zeigt eine Harnstauungsniere zweiten Grades links mit dilatiertem Ureter. Im Bereich der Zervix kommt eine 3 × 3,5 cm große Raumforderung zur Darstellung. Suspekte Lymphknoten fanden sich nicht.

5. Einteilung
➤ Tab. 11.1

6. Therapiemöglichkeiten

Die Therapie des invasiven Zervixkarzinoms wird heute sehr individuell entschieden. Sie hängt unter anderem von der **Tumorausdehnung,** dem **Alter** und den **Begleiterkrankungen** der Patientin ab. Generell kann das Zervixkarzinom operativ, strahlentherapeutisch und/oder radiochemotherapeutisch behandelt werden.

- **Operation:** bis zum Stadium T2b meist Verfahren der Wahl, vor allem bei jüngeren Frauen, da die Ovarien in ihrer Funktion erhalten werden können. Standard ist die erweiterte Operation nach **Wertheim-Meigs (Piver III),** bei der der Uterus mit Scheidenmanschette, die Parametrien und Ligg. sacrouterina bis zur Beckenwand, die pelvinen Lymphknoten (entlang der großen Beckengefäße) und evtl. die paraaortalen Lymphknoten entfernt werden (bei postmenopausalen Frauen kommen noch die Adnexen hinzu). Die Stadien FIGO III/IV erfordern eine simultane Radiochemotherapie und ab FIGO IV mit primär organübergreifendem Wachstum oder zentralen Rezidiven ist eine Exenteration (vollständige Entfernung der Organe des kleinen Beckens) indiziert. Gelegentlich kann eine neoadjuvante Chemotherapie helfen, die Tumorausdehnung zu verringern und damit eine Operabilität zu erreichen.

- **Primäre Strahlentherapie:** ist in frühen Tumorstadien gleichwertig gegenüber der Operation. Nachteil ist jedoch unter anderem die Zerstörung der Ovarienfunktion (s.o.). Bei der Strahlentherapie wird häufig eine perkutane Bestrahlung mit einer lokalen Kontaktbestrahlung im Afterloading-Verfahren kombiniert. Sind die Lymphknoten befallen, kann die Strahlentherapie auch adjuvant eingesetzt werden.

- **Kombinierte Radiochemotherapie:** bei fortgeschritteneren Tumorstadien. Die meist platinhaltigen Chemotherapeutika sensibilisieren die Tumorzellen für die Strahlentherapie und erhöhen damit die Heilungschancen.

Frau Friese erhält bei einem klinisch inoperablen Zervixkarzinom im Stadium IIIb pN1 M0 eine Radiochemotherapie (60 Gy über sechs Wochen zusammen mit Cisplatin).

Zusammenfassung

Der **Hauptrisikofaktor** für die Entstehung eines Zervixkarzinoms ist eine Infektion mit humanen Papillomaviren der Typen 16 und 18. Das Zervixkarzinom hat einen Anteil von 25 % an den Karzinomen der Frau. Seit Bestehen der Früherkennungsuntersuchung ist die **Inzidenz** gesunken und mit Einführung der HPV-Impfung wird ein weiterer Rückgang erwartet. **Leitsymptom** des invasiven Karzinoms ist blutiger Fluor. Wichtige **diagnostische** Maßnahmen bei bestehendem Karzinom sind die Kolposkopie und die Histologie. Für die **Therapie** stehen die Operation, die Strahlentherapie und, in fortgeschrittenen Stadien, die kombinierte Radiochemotherapie zur Verfügung.

12

Unwillkürlicher Urinabgang

Anamnese

Frau Kerner war schon seit zehn Jahren nicht mehr bei Ihnen. Sie ist zwar inzwischen 70 Jahre alt, aber noch immer sehr agil. Verschämt erklärt sie den Grund für ihr Kommen: Seit etwa zwei Jahren verliere sie beim Husten, Lachen und vor allem beim Treppensteigen Urin. Sie habe schon mehrere Hausmittel versucht, wisse sich aber jetzt nicht mehr zu helfen und leide sehr. Schmerzen beim Wasserlassen verneint sie, aber sie gibt an, dass sie mindestens einmal pro Stunde auf die Toilette gehen müsse. Aus der Vorgeschichte der sonst gesunden Patientin wissen Sie, dass sie zwei gesunde Kinder zur Welt gebracht hat. Die zweite Geburt wurde seinerzeit vaginal eingeleitet und wegen Geburtsverzögerung mittels Sektio beendet.

Untersuchungsbefunde

Klinische Untersuchung: guter AZ, adipöser EZ (BMI 30 kg/m^2), Bauchdecke weich, Nierenlager nicht klopfschmerzhaft.
Spiegeleinstellung: Scheidenwände und Portio glatt, aber leicht vulnerabel, im Vasalva-Versuch leichter Prolaps der vorderen Vaginalwand.
Transvaginaler Ultraschall: Der Uterus ist involtiert mit flachem Endometrium. Ovarien und Tuben nicht darstellbar, kaum Urin in der unauffälligen Blase.

1. **Erklären Sie die allgemeine Pathophysiologie der Inkontinenz!**

2. **Welche Inkontinenzformen kennen Sie? Welche Form liegt wahrscheinlich bei der Patientin vor?**

3. **Welche Untersuchungen müssen Sie durchführen?**

4. **Was für konservative Behandlungsverfahren gibt es?**

5. **Welche Operationstechniken kennen Sie?**

6. **Welche typischen Komplikationen der Inkontinenz und der operativen Therapie kennen Sie?**

1. Pathophysiologie

Kontinenz und Miktion werden durch mehrere miteinander harmonierende aktive Systeme sichergestellt. Passiv synergistisch wirken die Ligg. pubovesicale und pubourethrale. Auf der aktiven Seite gibt es die **Sphinkteren**, die durch die Beckenbodenmuskukatur verstärkt werden und helfen den Urin zu halten. Außerdem ermöglichen der M. detrusor vesicae und eine intraabdominelle Druckerhöhung eine kontrollierte Miktion. Die Sphinkteren lassen sich in einen inneren und äußeren Schließmuskel unterteilen.

- Der **Sphincter urethrae internus** besteht aus glatter Muskulatur und ist am Blasenhals lokalisiert.
- Der ebenfalls zirkulär angeordnete **Sphincter urethrae externus** liegt im mittleren Drittel der Harnröhre und besteht aus quer gestreifter und glatter Muskulatur.

Die meiste Zeit soll **Kontinenz** herrschen und der **Sympathikus** ist aktiviert. Über die Nn. hypogastrici inferiores (Th_{10}–L_2) kommt es zur Dauerkontraktion des inneren Sphinkters und Relaxation des Detrusors. Unterstützend wirken der äußere Sphinkter, der als Dauerzustand ebenfalls kontrahiert ist, sowie die Beckenbodenmuskulatur.

Im Falle einer **Miktion** überwiegt der **Parasympathikus** (Nn. splanchnici pelvini S_2–S_4), es kommt zur Kontraktion des Detrusors und Relaxation des inneren Schließmuskels. Die dem **willkürlichen Nervensystem** zugehörigen Nn. pudendi aus dem Plexus sacralis lösen den Dauertonus des externen Sphinkters. Dieses Zusammenspiel wird im Miktionszentrum gesteuert. Bei einer Inbalance in diesem System kann es zu Inkontinenz oder Harnverhalt kommen.

2. Formen

Grundsätzlich gibt es die **primäre Inkontinenz**, also Urinverlust durch Fehlableitung, zum Beispiel bei Fisteln, und die **sekundären Inkontinenz,** bei welcher der Harn unbeabsichtigt über die Harnröhre abfließt.

- **Drang-** oder **Urgeinkontinenz:** imperativer Harndrang bei wenig gefüllter Blase mit spontanem Urinabgang. Unterteilt wird die Dranginkontinenz

in motorische und sensorische, beziehungsweise irritative Ursachen.
  - – Liegt eine **Detrusorhyperaktivität** vor, ist diese häufig psychosomatisch oder neurologisch bedingt und wird als motorische Dranginkontinenz bezeichnet.
  - – Der sensorisch irritativen Urgeinkontinenz liegt eine **spontane Sphinkterrelaxation** zugrunde, die meist durch einen chronischen Harnwegsinfekt oder Blasensteine bedingt ist.
  - – Auch eine **Detrusor-Sphinkter-Dysregulation** im Rahmen einer Blasenalterung gehört zur Obergruppe der Dranginkontinenz.
- **Reflexinkontinenz:** bei Schädigung des Rückenmarks oberhalb des Miktionszentrum im Sakralbereich. Durch eine neurogene Detrusorhyperaktivität kommt es zum klinischen Bild der **Reflexblase** mit unkontroliertem Harnverlust.
- **Überlaufinkontinenz (Ischuria paradoxa):** Blasenfüllung und Überdehnung des Blasenmuskels bei Urethrastenose. Durch die Volumenzunahme steigt der intravesikale Druck über den der Urethra und es kommt passiv ohne Detrusorkontraktion zu Urinverlust.
- **Stressinkontinenz:** neben der Dranginkontinenz häufigste Form mit Urinverlust bei körperlicher Anstrengung, Lachen und Husten.

Bei Frau Kerner vermuten Sie eine Stressinkontinenz. Dafür sprechen auch die Anamnese einer schwierigen Geburt mit möglicher Schädigung der Beckenbodenmuskulatur und das wahrscheinliche Vorliegen eines Descensus vesicae. Physiologisch kommt es bei Erhöhung des abdominellen Drucks, wie es beim Lachen und Husten der Fall ist, auch zum Druckanstieg in Blase und Urethra. Liegt jedoch durch einen Blasen- oder Uterusdescensus eine Vergrößerung des Vesikourethralwinkels (> Abb. 12.1) vor, wirkt sich die Druckerhöhung nur noch auf die Blase aus und somit steigt der intravesikale Druck über den Verschlussdruck und es kommt zum spontanen Harnverlust.

Die Stressinkontinenz wird in drei Grade eingeteilt:
- Grad 1: Harnverlust nur beim Niesen und Husten.
- Grad 2: körperliche Belastung, wie Treppensteigen, führt zum Urinabgang.

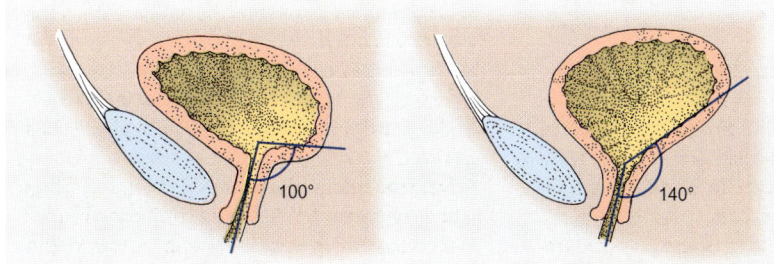

Abb. 12.1 Veränderung des Vesikourethralwinkels. Links der normale dorsale Winkel von 100°, rechts vertikaler Deszensus mit Harninkontinenz bei fast aufgehobenem Winkel.

■ Grad 3: dauerhafte Inkontinenz im Stehen.
Sehr häufig liegen **Mischformen** vor, die sich sich meist aus Symptomen der Stress- und Dranginkontinenz zusammensetzen.

3. Untersuchungen

Eine exakte **Anamnese** über das Auftreten und Nebensymptome der Inkontinenz führt meist schon zu einer guten Basis, auf deren Grundlage die weitere Diagnostik erfolgt. Hilfreich sind zur Erhebung spezielle **Inkontinenzfragebögen** und die Aufforderung an den Patienten, ein Miktionstagebuch über drei bis vier Tage mit Urinmengen- und Zeitangaben zu führen.
Die **körperliche Untersuchung** sollte neben einem neurologischen Status mit besonderem Augenmerk auf das Vorliegen einer **Reithosenanästhesie (Cauda-equina-Syndrom)** und einer gynäkologischen Spekulumeinstellung zum Ausschluss von **Uterus-** und **Blasenprolaps** einen **Stresstest** umfassen. Bei dieser Untersuchung wird beim stehenden Patienten, der mit voller Blase hustet, auf Urinabgang geachtet. Des Weiteren sollten **Urinkulturen** angelegt werden, um einen chronischen Harnwegsinfekt auszuschließen. Die Sonographie dient der Bestimmung der **Restharnmenge** und des **Urethrablasenwinkels.** Liegt der Verdacht einer Stressinkontinenz vor, kann zur Bestätigung noch ein **Urethradruckprofil**

Blase

Urethra

Differenz

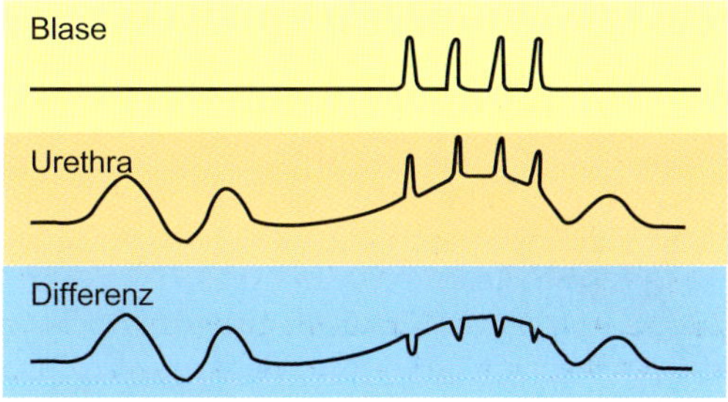

Abb. 12.2 Urethradruckprofil

(➤ Abb. 12.2) angefertigt werden. Vor allem bei postmenopausalen Frauen sollte zusätzlich noch der **karyopyknotische Index** (Verhältnis Basal- zu Superfizialzellen) aus der distalen Urethra bestimmt werden, um einen Östrogenmangel nachzuweisen.

4. Konservative Therapie

Grundsätzlich wird eine Inkontinenz erst dann therapiert, wenn der Wunsch des Patienten dazu vorliegt. Es gibt die Möglichkeit der medikamentösen Behandlung, allerdings können auch Verhaltensratschläge den Leidensdruck verkleinern. **Gewichtsreduktion** bei Adipositas ist neben **Beckenbodentraining,** das durch **Biofeedback** unterstützt werden kann, eine wichtige Maßnahme. Auch ein Miktionstraining oder eine **Pessareinlage** zur Korrektur eines Blasenprolapses kann zur Beschwerdelinderung bei Stressinkontinenz beitragen. Bei nachgewiesenem Infekt kann durch eine angepasste Antiobiotikagabe eine Dranginkontinenz geheilt werden.

Die **medikamentöse Therapie** umfasst α- oder β$_2$-**Sympathomimetika** zur **Sphinkterenaktivierung**. Eine **lokale Östrogensubstitution** kann zur vermehrten Plexusfüllung und erhöhten α-Rezeptorsensitivität führen. Bei gleichzeitigem Vorliegen von einer leichten Depression kann mit **SSRIs** eine Steigerung der Sphinkterfunktion erreicht werden. Bei einer Drang- oder Reflexinkontinenz sind **Parasympatholytika** zur Minderung des Detrusortonus Mittel der Wahl.

M e r k e

Neben der medikamentösen Therapie sind Miktions- und Beckenbodentraining sowie Gewichtsreduktion wichtige Maßnahmen!

5. Operative Therapie

Kann die Symptomatik durch die konservativen Therapieverfahren nicht befriedigend reduziert werden, stehen verschiedene Operationen zur Option.
Vor allem bei Stressinkontinenz können mehrere Verfahren angeboten werden:

- **Periurethrale Kollageninjektion:** führt initial bei 80 % der Patientinnen zum Erfolg, die Langzeitergebnisse sind allerdings sehr viel schlechter.
- **Offene Kolposuspension:** Die Urethra wird nach ventral gezogen, indem der Blasenhals am Lig. iliopectineum angeheftet wird. Durch den verkleinerten Vesikourethralwinkel kann die Kontinenz bei Vorliegen einer Stressinkontinenz verbessert werden.

- **TVT-Operation (Tension free vaginal tape):** neueres minimal invasives Verfahren. Auch hier ist das Ziel die Verkleinerung des Vesikourethralwinkels. Von der Vagina aus wird in Lokalanästhesie ein Proleneband spannungsfrei, das heißt ohne Fixierung um die Urethra geschlungen und in das Bindegewebe um die Symphyse eingelegt. Da es sich um eine Operation mit wenigen Komplikationen und guten Ergebnissen handelt, ist es heute das Verfahren der Wahl.

M e r k e

Die interventionelle Methode der Wahl bei Stressinkontinenz ist die minimal invasive TVT-Operation!

6. Komplikationen

Die Inkontinenz an sich geht häufig mit **Harnwegsinfekten** einher, vor allem wenn sie mit einem erhöhten Restharnvolumen kombiniert ist. Bei Überlaufinkontinenz besteht die Gefahr einer **Harnstauungsniere**. Bei einer neurologischen Ursache der Beschwerden liegt häufig nicht nur eine Urin-, sondern auch eine Stuhlinkontinenz vor.
Die **Komplikation** der beiden vorgenannten **Operationen** liegt vor allem in einer Übertherapierung, das heißt der Bildung einer **Harnröhrenstenose** mit Harnverhalt. Obwohl es sich bei der TVT-Operation um ein minimal-invasives Verfahren handelt, können Strukturen wie Blase und Urethra verletzt werden.

Z u s a m m e n f a s s u n g

Vor allem ältere Frauen sind von Inkontinenz betroffen. Da es sich um ein Tabuthema handelt, suchen viele keine professionelle Hilfe, obwohl der Leidensdruck sehr hoch ist. Es gibt vier große **Unterformen,** die Drang-, Stress-, Überlauf- und Reflexinkontinenz, die sich alle in verschiedenen Ursachen und Symptomen unterscheiden. Häufig liegen jedoch Mischformen vor, die eine eindeutige Zuordnung erschweren. Die **Diagnose** stützt sich vor allem auf Anamnese und Ursachensuche. **Konservative Therapieverfahren** umfassen Beckenboden- und Miktionstraining sowie die medikamentöse Beeinflussung des autonomen Nervensystems. **Operationen,** wie heutzutage vor allem die minimal-invasive TVT-Operation, werden bei Versagen der konservativen Therapien eingesetzt.

13

Unterbauchschmerzen und Postmenopausenblutung

Anamnese

Heute hat Frau Omesa einen Termin in ihrer Sprechstunde. Sie kennen die sympathische Patientin schon seit einigen Jahren, allerdings ist die Kommunikation wegen der kaum vorhandenen Deutschkenntnisse der aus Afrika stammenden Patientin häufig erschwert. Sie meinen aber zu verstehen, dass die 61-jährige Frau Omesa über Bauchschmerzen und vaginale Blutungen klagt. Bei der letzten Vorsorgeuntersuchung vor wenigen Monaten hatten sie den Befund eines kleinen Myoms vermerkt. Der bei dem gleichen Besuch durchgeführte Pap-Abstrich erwies sich als unauffällig ebenso wie der Hämoccult-Test. Sie wissen außerdem, dass drei schon längst erwachsene Kinder von Frau Omesa in ihrem Heimatland Nigeria leben. Wie oft die Patientin allerdings tatsächlich schwanger war, ist ihnen unbekannt. Seit die Patientin in Deutschland verheiratet ist, kommt sie etwa alle ein bis zwei Jahre zu Ihnen zur Kontrolle. Bisher war Frau Omesa immer beschwerdefrei. Wesentliche Vorerkrankungen bestehen nicht.

Untersuchungsbefunde

Körperliche Untersuchung: Etwas adipöse Patientin in gutem AZ. Das Abdomen ist weich und weist keine Resistenzen oder Druckdolenzen auf. Die Spiegeleinstellung ist unauffällig.

Bimanuelle Tastuntersuchung: Deutlich vergrößerter, wenig beweglicher Uterus mit knotigem Tumor, der das kleine Becken weitestgehend ausfüllt. Kein Druck- oder Verschiebeschmerz.

Ultraschalluntersuchung: Bei der letzten Vorsorgeuntersuchung vor wenigen Monaten hatten Sie den Befund eines kleinen Myoms vermerkt. Im Vergleich dazu ist der Uterus jetzt extrem vergrößert und im Douglas-Raum findet sich freie Flüssigkeit. Die Ovarien sind ohne pathologischen Befund.

1. Welche Differenzialdiagnosen erwägen Sie? Befunden Sie die Sonographie. Wie lautet ihre Verdachtsdiagnose?

2. Wie sichern Sie die Verdachtsdiagnose?

3. Welche histomorphologischen Typen werden unterschieden?

4. Welches sind die Ursachen der Erkrankung?

5. Was wissen Sie über die Stadieneinteilung der Erkrankung?

6. Welche Therapie würden Sie wählen? Was wissen Sie über die Prognose der Erkrankung?

1. Differenzialdiagnosen und Verdachtsdiagnose

Das Leitsymptom **Postmenopausenblutung** bietet eine Fülle an Differenzialdiagnosen. Die häufigsten sollten hier genannt werden.

■ **Endometriumkarzinom:** wichtigste DD der Postmenopausenblutung. Es ist eines der wenigen Karzinome im gynäkologischen Bereich, das durch Blutungsstörungen schon meist im Frühstadium apparent wird. Der Altersgipfel liegt zwischen 60 und 70 Jahren. Eine typische Konstellation von Risikofaktoren ist die Trias: **Hypertonus, Diabetes mellitus** und **Adipositas.** Im Fall von Frau Omesa sprechen allerdings der deutlich tastbare knotige Tumor und der Ultraschallbefund gegen ein Endometriumkarzinom.

■ **Myome:** häufigste Uterustumoren. Sie sind vielfach symptomlos, können aber auch verschiedene Blutungsstörungen (Hypermenorrhö, Dysmenorrhö, Zwischenblutung) und druckbedingte Symptome (HWI, Pollakisurie, Hydronephrose, Obstipation, Beinödeme) bedingen. Ein Uterus myomatosus würde die Befunde von Frau Omesa erklären, jedoch nicht das schnelle Wachstum. Myome bilden sich in der Postmenopause aufgrund der fehlenden Östrogenstimulation meist zurück, was hier gegen die Differenzialdiagnose Myom spricht.

■ **Zervixkarzinom** ist bei einer Frau in diesem Alter im Allgemeinen sicher eine wichtige DD. Eine Postmenopausenblutung gehört als Hauptsymptom aber nicht in den Symptomenkomplex des Zervixkarzinoms. Außerdem waren aktuell die Spiegeleinstellung sowie der Pap-Abstrich vor wenigen Monaten unauffällig.

■ **Ovarialkarzinom:** in einigen Fällen mögliche Ursache und damit relevante DD der Postmenopausenblutung. Unauffällige Ovarien in der Sonographie der Patientin machen ein Ovarialkarzinom jedoch extrem unwahrscheinlich.

■ **Entzündliche Veränderungen:** Dazu kommen meist Allgemeinsymptome wie Fieber, Schwitzen oder Übelkeit. Daneben wären Druckdolenzen und/oder ein Verschiebeschmerz charakteristisch. Frau Omesa klagt jedoch über keine dieser Beschwerden.

In der Sonographie sehen Sie einen mit 14 cm Durchmesser extrem vergrößerten Uterus sowie freie Flüssigkeit im Douglas-Raum. Der Vergleich mit der Voruntersuchung zeigt eine doch massive Größenzunahme in kurzer Zeit. Da Myome deutlich langsamer wachsen, stellen Sie die Verdachtsdiagnose eines **Uterussarkoms.** Dafür sprechen neben dem schnellen Wachstum auch die Symptome (Bauchschmerzen, Postmenopausenblutung). Der deutlich vergrößerte Uterus mit knotigem Tumor bei der Tastuntersuchung, der Sonographiebefund und das schnelle Tumorwachstum schließen andere Differenzialdiagnosen bei Frau Omesa weitestgehend aus. Außer den genannten können bei einem Uterussarkom auch übel riechender Fluor und Symptome vorkommen, die Folge von Fernmetastasen in Gehirn, Knochen, Leber und Lunge sind.

2. Diagnosesicherung

Nach klinischer Untersuchung und eingehender Ultraschalluntersuchung (transvaginal und abdominal) kann versucht werden, den Befund nun mittels **Hysteroskopie** und einer **fraktionierten Abrasio** zu sichern. Dennoch werden auch mit diesen Methoden Sarkome, die in der Gebärmutterwand liegen, nicht erfasst. Ist dies der Fall, kann der endgültige Nachweis erst **nach Hysterektomie** und **histologischer Auswertung** erbracht werden. Aufgrund der frühen Metastasierung sollten bei jeder Patientin vor Therapiebeginn eine Lebersonographie, ein Röntgen-Thorax oder CT/MRT von Thorax und Abdomen durchgeführt werden. Wenn schon entsprechende Symptome bestehen, sollte auch ein Schädel-CT oder eine Skelettszintigraphie angeschlossen werden.

Bei Frau Omesa wurden im Röntgen-Thorax und im CT-Abdomen keine Fernmetastasen gefunden, sodass Sie die Patientin zur Operation in eine Klinik einweisen.

3. Histomorphologische Typen

Man unterscheidet reine Sarkome von Mischformen. Die wichtigsten sind:

- **Karzinosarkome (Müller-Mischtumoren):** etwa 45 % Anteil an den Uterussarkomen. Gemischter epithelialer und mesenchymaler Tumor.
- **Leiomyosarkome:** 30 % Anteil an den Uterussarkomen. Gehen vom Myometrium aus.
- **Endometrialen Stromasarkome:** 15 % Anteil an den Uterussarkomen. Gehen von der Gebärmutterschleimhaut aus.

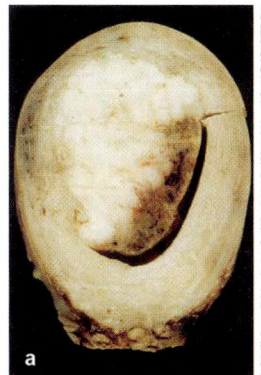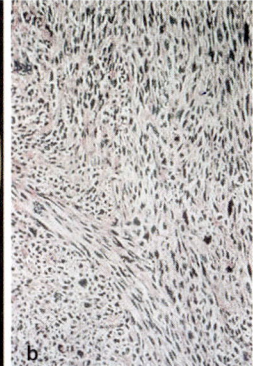

Abb. 13.1 Pathologisches Präparat (a) und histologisches Schnittbild (b) eines Uterussarkoms.

4. Ursachen

Bis heute ist die Ätiologie des Uterussarkoms größtenteils unbekannt. Allerdings gibt es einige Risikofaktoren:

- Bestrahlung im Beckenbereich.
- Trias aus Hypertonus, Diabetes mellitus und Adipositas (auch Risikofaktoren des Endometriumkarzinoms).
- Zugehörigkeit zur schwarzen Bevölkerungsgruppe (wie Frau Omesa).

Selten können auch harmlose Leiomyome maligne entarten und zu Sarkomen werden.

5. Stadieneinteilung

- **Stadium I:** Krebszellen beschränken sich auf das Corpus uteri.
- **Stadium II:** Krebszellen finden sich auch in der Zervix.
- **Stadium III:** der Tumor hat sich über den Uterus hinaus ausgebreitet, überschreitet jedoch nicht das kleine Becken.
- **Stadium IV:** Tumor überschreitet die Grenzen des kleinen Beckens und/oder er infiltriert die Mukosa von Blase oder Rektum.

6. Therapie/Prognose

Uterussarkome sind sehr polymorph und gleichzeitig so selten, dass es **keine Standardtherapieempfehlungen** gibt. Wegen des leidlichen Ansprechens auf Radio- und Chemotherapie wird jedoch in aller Regel **primär eine operative Behandlung** angestrebt. Dabei werden eine Hysterektomie (Präparat ➤ Abb. 13.1), eine Ad-

nektomie und eventuell eine Omentektomie und eine Lymphonodektomie vorgenommen. Wie radikal die Operation durchgeführt wird, richtet sich unter anderem nach dem Alter der Patientin und dem Tumorstadium. Im Stadium I/II führt das Belassen der Ovarien zu keiner Prognoseverschlechterung.

Die histologische Untersuchung im Anschluss an die Hysterektomie und Adnektomie ergab bei Frau Omesa ein Leiomyosarkom im Stadium II (➤ Abb. 13.1). Für die weitere Nachsorge wurde die Patientin wieder in Ihre Praxis überwiesen.

Neben dem **Tumorstadium** beeinflusst auch der **histomorphologische Typ** des Sarkoms die **Prognose.** Als besonders ungünstig gelten Müller-Mischtumoren, außerdem ein Lymphknotenbefall und eine tiefe Infiltration des Myometriums. Die Fünf-Jahres-Überlebensrate liegt bei Leiomyosarkomen bei 45 % und bei Müller-Mischtumoren lediglich bei 21 %. Zurückzuführen ist dies wohl auf die frühe hämatogene Metastasierung in Gehirn, Knochen, Leber und Lunge. Bereits 50–80 % der Patientinnen haben im Stadium I Metastasen. Bei Frau Omesa ist die Prognose jedoch wegen des fehlenden Nachweises von Metastasen recht gut.

Zusammenfassung

Das Uterussarkom ist mit einer Inzidenz von 0,5/100.000 ein seltener Tumor. Bei **Symptomen** wie einem schnell wachsenden Myom in der Postmenopause mit eventuell begleitenden Schmerzen oder Blutungen muss aber auch an ein Uterussarkom gedacht werden. Eine fraktionierte Abrasio kann die **Diagnose** bestätigen, schließt ein Sarkom aber nicht aus. Nur in 0,3 % der Fälle entsteht ein Sarkom auf dem Boden eines Myoms. Es gibt keine Standardtherapieempfehlungen, aber fast immer besteht die **Primärtherapie** aus einer Operation mit Hysterektomie und Adnektomie. Die **Prognose** ist vor allem aufgrund der frühen Metastasierung ungünstig.

14

Primäre Amenorrhö

Anamnese

Die 17-jährige Frau Kranz kommt in Ihre Praxis, weil sie einen festen Freund hat und gerne die Pille verschrieben haben möchte. Ihre Mutter, die bei Ihnen seit Langem in Behandlung ist, hatte Ihnen das Kommen der Tochter schon angekündigt. Die junge Frau berichtet, dass sie im Gegensatz zu ihren Freundinnen noch keine Regelblutungen habe. Sie habe sich aber bislang nicht getraut mit ihrem Freund zu schlafen, weil sie Angst habe unbemerkt schwanger zu werden, da sie gelesen habe, dass Eisprünge auch ohne Regelblutungen möglich seien. Auf Ihr Nachfragen datiert Frau Kranz ihre Brustentwicklung auf etwa elf Jahre und die Pubarche auf etwa zwölf Jahre. Abgesehen von einem gelegentlichen leichten Ziehen in der Brust sei ihr nichts Besonderes aufgefallen. Geschwister habe sie keine.

Untersuchung

Klinische Untersuchung: guter AZ, schlanker EZ (170 cm, 60 kg). Die Entwicklung der Brust ist im Tannerstadium M5, die der Behaarung im Stadium P5–P6 mit leichtem Hirsutismus. Äußeres Genitale inspektorisch unauffällig.
Spiegeleinstellung: Bei noch intaktem Hymen ist eine Spiegeleinstellung nicht möglich.
Abdomineller Ultraschall: Uterus und Ovarien normal entwickelt, keine freie Flüssigkeit im Douglas-Raum.

1. Welche Differenzialdiagnosen der Amenorrhö kennen Sie? Was ist Ihre Verdachtsdiagnose?

2. Welche Untersuchungen müssen Sie zur Abklärung Ihrer Verdachtsdiagnose durchführen?

3. Welche Therapie können Sie der Patientin vorschlagen?

4. Zu welchen Komplikationen kann diese Erkrankung führen, wenn sie unbehandelt bleibt?

5. Welche Ursachen führen zu dieser Veränderung?

1. Differenzialdiagnose/Verdachtsdiagnose

In Industrienationen liegt das durchschnittliche Menarchealter zwischen dem 9. und 15. Lebensjahr. Im Allgemeinen sollte die Menarche zwei Jahre nach Einsetzen der Thelarche erfolgen. Ist dies nicht der Fall, spricht man von einer **primären Amenorrhö.**

Grundsätzlich gibt es drei Ursachengruppen, die zur primären Amenorrhö führen können:

- **Organische Fehlbildungen:** relativ selten. Die beiden wichtigsten sind
  - **Hymenalatresie:** Das Scheidenhäutchen ist nicht gespalten, sodass die Menstruationsblutungen nicht abfließen können und eine Stauung mit zunehmenden abdominellen Schmerzen verursachen.
  - **Mayer-Rokitansky-Küster-(Hauser-)Syndrom:** kombinierte Aplasie von Uterus und Vagina aufgrund einer Fehlbildung der Müllergänge. Häufig liegen in Kombination dazu Fehlbildungen im renalen System vor.
- **Gonadendysgenesie:** Fehlentwicklung beziehungsweise das Fehlen der Gonaden vor allem im Rahmen verschiedener Syndromen, wie dem Swyer-(46 XY), Ulrich-Turner- (45X0) oder adrenogenitales (46XX-) Syndrom, aber auch isoliert als XX- oder XY-Gonadendysgenesie.
- **Endokrinologischen Störungen:** relativ häufig. Können auf der Ebene des Hypothalamus, der Hypophyse, der Ovarien oder der Rezeptoren liegen. Die WHO klassifiziert diese Störungen in sieben Untergruppen (➤ Tab. 14.1), wobei einige dieser Gruppen zusammengefasst werden können. Wichtig ist die Unterteilung in hypo- und hypergonadotrop, wie bei primärer Hypophysen- oder Ovarialinsuffizienz sowie in normo- und hyperprolaktinäm.

Die klinische Untersuchung spricht gegen die ersten beiden Ursachengruppen. Eine **Hyperprolaktinämie** ist aufgrund des Brustziehens und des Hirsutismus sowie der sonst unauffälligen körperlichen Untersuchung die wahrscheinlichste Verdachtsdiagnose.

Merke

Die Menarche sollte zwei Jahre nach der Thelarche erfolgen.

Tab. 14.1 WHO-Einteilung der Amenorrhö

WHO-Gruppe	Hormone	Ursachen
I	Hypogonadotrop, normoprolaktinäm	Hypothalamische/hypophysäre Insuffizienz
II	Normogonadotrop, normoprolaktinäm	Gestörte Hormonbalance (z.B. PCO-Syndrom, Follikelpersistenz)
III	Hypergonadotrop	Ovarialinsuffizienz
IV	Normogonadotrop	Uterine Pathologien
V	Hyperprolaktinäm	Prolaktinom
VI	Hyperprolaktinäm	Medikamentös
VII	Hypogonadotrop	Hypothalamische/hypophysäre Insuffizienz durch Tumorkompression

2. Diagnostik

Bei Verdacht auf endokrinologische Störungen ist eine Hormondiagnostik unerlässlich. Grundsätzlich gilt, dass erst Funktionstests, dann quantitative Hormonbestimmungen und zum Schluss bildgebenden Verfahren zur Fokussuche durchgeführt werden.

Speziell in der gynäkologischen Diagnostik gibt es zwei wegweisende **Funktionstests:**

- **Gestagentest:** Nach zyklischer Gabe von Gestagenen wird eine Entzugsblutung erwartet. Sollte diese nicht eintreten, spricht dies für einen Östrogenmangel und ein dadurch nicht aufgebautes Endometrium.
- **Östrogentest:** Wird bei Östrogenmangel durchgeführt. Tritt auch nach der Gabe von Östrogenen keine Blutung auf, spricht dies eher für ein funktionsloses Endometrium, als für einen Hormonmangel.

Die **quantitative Hormonbestimmung** im Blut hat die Funktionstests heute fast verdrängt. Gemessen werden LH, FSH, 17β-Estradiol, Testosteron und **Prolaktin.** Wichtig ist, dass die Werte erheblichen zyklischen Schwankungen unterliegen und immer in Zusammenhang mit dem Abnahmezeitpunkt gesehen werden müssen. Für Prolaktin bedeutet dies:

- > 200 ng/ml: beweisend für ein **Prolaktinom.**

- > 50 ng/ml: Amenorrhö zu erwarten.
- > 25 ng/ml: weiter abklärungsbedürftig.

Sollten erhöhte Werte festgestellt worden sein, folgt als Nächstes die Bildgebung. Am besten geeignet für die Darstellung eines Prolaktinoms ist eine MRT des Gehirns. Eingeteilt werden sie in Makroadenome > 1 cm und Mikroadenome.

Da Sie klinisch bei Frau Kranz den starken Verdacht auf eine **Hyperprolaktinämie** hatten, haben Sie gleich die quantitative Hormonbestimmung durchgeführt. Das Ergebnis liegt wie Sie erwartet haben bei weit über 50 ng/ml. Die angeschlossene Magnetresonanztomographie zeigt ein deutliches Prolaktinom von 2 cm Durchmesser (➤ Abb. 14.1).

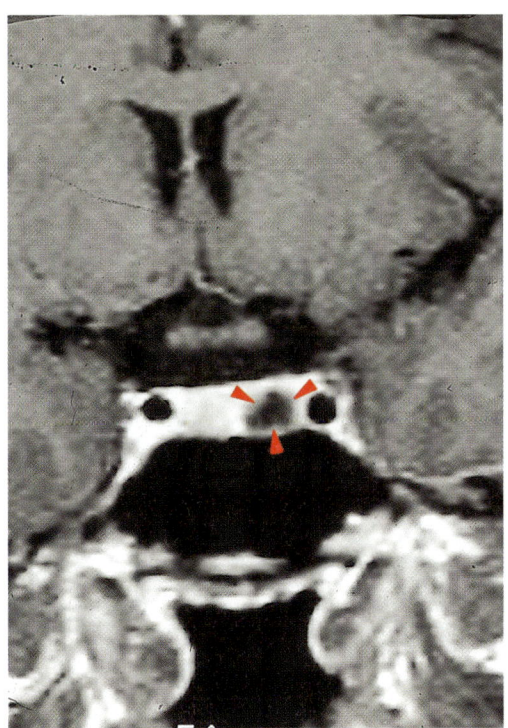

Abb. 14.1 Magnetresonanztomographie eines Prolaktinoms.

3. Therapie

Nach Nachweis des Prolaktinoms sollte als primäre Therapie eine medikamentöse Suppression des Wachstums- und Exkretionsstimulus erfolgen. Am besten geeignet sind selektive **Dopamin-2-Rezeptoragonisten,** wie Lisurid und Carbergolin. Unselektive Dopaminagonisten wie Bromocriptin wären grundsätzlich auch geeignet, aber die Nebenwirkungen wie Übelkeit, Hyperkinesien und Halluzinationen wären weitaus ausgeprägter wie bei den spezifischer wirkenden Präparaten. Die Hemmung der Exkretion führt auch bei über 95 % der Patienten zu einer Verkleinerung des Adenoms. Sollte dies nicht zutreffen, kann eine **transsphenoidale Adenom-/Hypophysenexstirpation** erwogen werden. Sie behandeln die junge Frau mit Cabergolin, woraufhin tatsächlich eine zunächst unregelmäßige Blutung auftritt, die dann später in einen regelmäßigen Zyklus übergeht.

4. Komplikationen

Erfolgt eine Größenprogression des Adenoms, können 2 Komplikationen entstehen. Die erste Möglichkeit besteht in der Ausbildung einer **bitemporalen Hemianopsie** durch Kompression auf den zentralen Teil des Chiasma opticum, das direkt über der Sella turcica liegt.

Die zweite Komplikation ist die Entwicklung einer **sekundären Hypophysenvorderlappeninsuffizienz,** wenn über 80 % des HVL zerstört sind. Die Hormonproduktion fällt in einer typischen Reihenfolge aus: Erst kommt es zum Hypogonadismus wegen fehlender LH und FSH-Produktion, dann zu einem sekundären

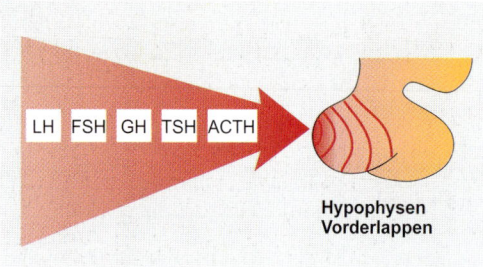

LH FSH GH TSH ACTH

Hypophysen
Vorderlappen

Abb. 14.2 Reihenfolge des Ausfalls der HVL-Hormone bei Prolaktinom.

GH-Mängel, später zur Hypothyreose und zuletzt zur Nebenniereninsuffizienz (➤ Abb. 14.2). Daher müssen bei Diagnosestellung immer ein ophthalmologisches Konsil durchgeführt und die Hypophysenhormone mitbestimmt werden.

Bei Frau Kranz ergaben sich aufgrund der relativ frühen Diagnose des Tumors glücklicherweise noch keine derartigen Komplikationen.

Merke

Eine Untersuchung auf Gesichtsfeldausfälle und Hypophysenvorderlappeninsuffizienz muss bei Diagnose eines Prolaktinoms immer durchgeführt werden.

5. Ätiologie

Eine Hyperprolaktinämie kann **physiologische Ursachen,** wie Gravidität und Stillen haben. Vielfach kann der erhöhte Prolaktinwert aber auch auf **pharmakologische Nebenwirkungen** von Neuroleptika, trizykli-

schen Antidepressiva, β-Methyldopa oder Dopaminagonisten wie Metoclopramid und Antihistaminika (Cimetidin) zurückzuführen sein.

Bei den hyperprolaktinämen Erkrankungen ist das idiopathische Prolaktinom (Forbes-Albright-Syndrom) die häufigste Diagnose. Jedoch kann auch ein anderer suprasellärer Tumor oder ein **Hypophysenstielabriss** Bildung und Transport von Dopamin beeinträchtigen und dann sekundär dafür verantwortlich sein. Eine schwere **primäre Hypothyreose** führt über eine vermehrte Ausschüttung von Thyreoliberin aus dem Hypothalamus nicht nur zu einer vermehrten TSH-Produktion, sondern stimuliert auch die Prolaktinausschüttung in der Hypophyse. Bei Patienten mit **chronischer Niereninsuffizienz** wird ebenfalls vermehrt eine Hyperprolaktinämie beobachtet.

Bei Frau Kranz kommen Sie nach ausführlicher Anamnese und den Untersuchungen zu dem Schluss, dass es sich um ein idiopathisches Prolaktinom handelt.

Zusammenfassung

Klinisch macht sich das Prolaktinom durch Amenorrhö, Libidoverlust sowie eventuell eine Galaktorrhö bemerkbar. Bei fortschreitendem Wachstum können Verdrängungsphänomene, wie bitemporale Hemianopsie und Hypophysenvorderlappeninsuffizienz, hinzukommen. Die **Diagnose** stützt sich vor allem auf die Bestimmung des Prolaktinspiegels im Blut und die Darstellung des Adenoms im MRT des Gehirns. **Therapeutisch** stehen Dopamin-2-Rezeptoragonisten wie Lisurid und Carbergolin im Vordergrund. Beim seltenen Versagen der medikamentösen Behandlung kann eine transsphenoidale Adenomexstirpation in Erwägung gezogen werden.

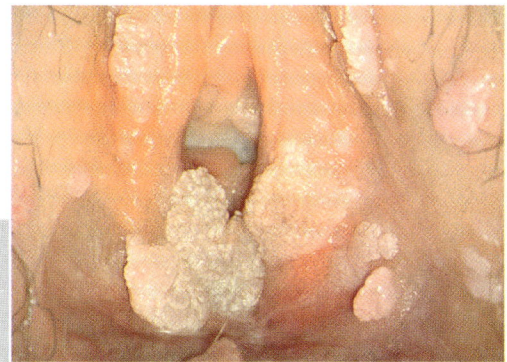

15

Schmerzfreie Wucherungen

Anamnese

Ihre erste Patientin an diesem Tag ist die 27-jährige Frau Lisse. Sie berichtet, dass sie vor einigen Tagen seltsame Erhabenheiten im Vulvabereich entdeckt habe. Beschwerden habe sie aber keine. Frau Lisse schreibt gerade an ihrer Diplomarbeit und hatte sich zu allem Überfluss auf einer Party vor ein paar Wochen mit Pfeiffer-Drüsenfieber angesteckt. Sie fühle sich erst seit kurzem wieder besser und jetzt komme das auch noch dazu!

Untersuchungsbefunde

Körperliche Untersuchung: Junge Patientin in gutem AZ und adäquatem EZ. Bauchdecke weich, keine Resistenzen oder Druckdolenzen. Reizlose Narbe einer Appendektomie vor zehn Jahren. Inspektion des äußeren Genitale ➤ Bild.
Spielgeleinstellung: Intravaginal finden Sie keine weiteren Wucherungen.
Bimanuelle Tastuntersuchung: Uterus und Adnexe unauffällig.

1. Welche Differenzialdiagnosen erwägen Sie? Wie lautet Ihre Verdachtsdiagnose? Begründen Sie diese!

2. Wie sichern Sie die Verdachtsdiagnose?

3. Wie wird die Erkrankung ausgelöst? Was wissen Sie über den Erreger?

4. Welche Komplikationen können auftreten?

5. Welche Therapie würden Sie wählen?

6. Wie könnte man der Erkrankung vorbeugen?

1. Differenzialdiagnose/Verdachtsdiagnose

- **Gutartige Tumoren:** zum Beispiel Fibrome, dermale Nävi und seborrhoische Warzen.
- **Prämaligne Veränderungen:** bowenoide Papulose (**Condylomata plana**) und Bowen-Krankheit als Vorstufe des Spinalioms bzw. die Erythroplasia Queyrat im Bereich der Schleimhäute und Übergangsschleimhäute.
- **Maligne Tumoren:** Plattenepithelkarzinome und selten maligne Melanome.
- **Hymenalreste.**
- **Heterotope Talgdrüsen (Fordyce-Drüsen):** freie Talgdrüsen ohne Verbindung zu einem Haar stehen an ungewöhnlichen Lokalisationen, wie Lippen, Penis, Skrotum oder Vulva. Sie sind ohne Krankheitswert, machen keinerlei Beschwerden und es bedarf keiner Therapie.
- **Micropapillomatosis labialis vulvae (Hirsuties vulvae):** Diese Veränderungen werden häufig fälschlicherweise als Condylomata acmuninata diagnostiziert. Es handelt sich um multiple, symmetrisch angeordnete, zarte Papillae auf der Innenseite der Labia minora, die aber lediglich eine Normvariante darstellen. Um eine Übertherapie und Stigmatisierung zu vermeiden, sollte diese Differenzialdiagnose unbedingt in Betracht gezogen werden.
- **Condylomata lata:** treten im Sekundärstadium der Syphilis auf. Zu Beginn sind es leicht rosa gefärbte Flecken, die sich im weiteren Verlauf zu breiten Papeln entwickeln, die vor allem in Hautfalten und selten auch an der Mundschleimhaut und an den Genitalen auftreten. Wenn die Papeln sich öffnen und nässen, sind sie hochinfektiös.
- **Mollusca contagiosa (Dellwarzen):** häufige und gutartige Infektionskrankheit. Dellwarzen haben ein typisches Aussehen: einzelne oder in Gruppen stehende, breitbasig aufsitzende, weißlich- bis blassrosafarbene Papeln mit zentraler Delle. Auf Druck entleert sich der infektiöse Kern. Sie können am ganzen Körper auftreten, sind bei Erwachsenen aber meist im Genitalbereich zu finden.

Bei der Inspektion (➤ Bild) erkennen Sie bei Frau Lisse auf der Innenseite der kleinen Labien mehrere kleine, teils konfluierende, hyperkeratotische Wucherungen. Das restliche Genitale ist unauffällig. Da die Wucherungen scheinbar erst seit Kurzem bestehen, die Patientin über keinerlei Beschwerden klagt und eine kürzlich zurückliegende Infektion schildert, gehen sie von der primären Verdachtsdiagnose **Condylomata acuminata** aus. Diese auch als Feigwarzen bezeichnete Veränderung ist der häufigste benigne Tumor des äußeren Genitoanalbereichs. Der gesamte Bereich vom Introitus bis zur Portio kann betroffen sein. Sie treten meist als stecknadelkopf- bis erbsengroße weißliche Papeln auf, die zur Beetbildung neigen. In einigen Fällen kann es zu einem übermäßigen Wachstum der Feigwarzen kommen, sodass sich riesenhafte Tumorkonglomerate ausbilden (**Condylomata gigantea**).

2. Diagnosesicherung

Im Vordergrund der Diagnose bei Condylomata acuminata steht die **Inspektion.** Bei unsicherem Befund oder Therapieresistenz bestehen jedoch verschiedene Möglichkeiten der Diagnose.

- **Histologie:** Bei Genitalwarzen mit Virusproduktion findet sich eine perinukleäre Vakuolisierung der Stachel- und Körnerzellen der Epidermis, eine so genannte **Koilozytose.** In älteren Kondylomen sind Koilozyten allerdings oft nicht mehr nachweisbar. Durch die Histologie lassen sich gutartige Veränderungen wie Feigwarzen eindeutig von intraepithelialen und invasiven Stachelzellneoplasien unterscheiden.

  Der histologische Befund des Pathologen bestätigt ihre Verdachtsdiagnose, dass es sich bei den Wucherungen von Frau Lisse um Kondylome handelt.

- **Essigsäuretest:** Trägt man 3- oder 5%ige Essigsäurelösung auf, färben sich Kondylome in den meisten Fällen weißlich. Vor einer Therapie kann so die gesamte Ausdehnung der Zellveränderung sichtbar gemacht werden. Der Test ist jedoch recht unspezifisch und wenig sensitiv. Sich verfärbende Areale sind nicht zwingend HPV-assoziiert.

- **HPV-DNA-Nachweis:** Hierbei kann in den meisten Fällen das Vorhandensein einer HPV-Infektion nachgewiesen werden und der HPV-Typ bestimmt

werden. Diese Untersuchung ist jedoch nicht Gegenstand der Routineuntersuchung.
Eine Untersuchung des Sexualpartners ist bei Kondylomen unabdingbar. Der Ausschluss von anderen sexuell übertragbaren Erkrankungen wie Lues oder HIV ist sicherlich sinnvoll.

3. Ursachen der Erkrankung/Erreger

Ursächlich für die Entstehung von Condylomata acuminata ist eine Infektion mit humanen Papillomaviren. In der Regel handelt es sich dabei um die Low-risk-Typen HPV 6 und HPV 11, bei denen kein Zusammenhang mit malignen Entartungen besteht. Sehr selten sind auch High-risk-Typen (HPV 16 und 18) Ursache von Genitalwarzen. Viel häufiger können diese High-risk-Typen jedoch für die Entstehung von Zervixkarzinomen verantwortlich gemacht werden.

Die Übertragung erfolgt in aller Regel beim Geschlechtsverkehr. Genitoanale IIPV-Infektionen gehören zu den häufigsten sexuell übertragbaren Infektionen. Bei etwa 1 % der sexuell aktiven Bevölkerung zwischen 15 und 45 Jahren können genitoanale Warzen nachgewiesen werden. Risikofaktoren sind Rauchen, Drogen, häufig wechselnde Geschlechtspartner, Multiparität und immunsuppressive Medikamente.

4. Komplikationen

In seltenen Fällen können Condylomata gigantea bei Schwangeren durch ihre bloße Größe ein Geburtshindernis darstellen. Außerdem kann eine HPV-Infektion während der Geburt auf das Kind übertragen werden. Dies kann beim Kind nicht nur zu genitoanalen Warzen führen, sondern die Infektion kann auch ein Larynxpapillom verursachen. Bekannte Kondylome sollten deshalb vor der Geburt entfernt werden. Kondylome sind gerade in der Schwangerschaft aufgrund der veränderten Abwehrlage besonders häufig apparent. Es scheint aber, als könne die Übertragung selbst von subklinischen HPV-Infektionen ausgehen.

Man darf bei dieser Erkrankung sicherlich die psychische Komponente nicht vernachlässigen. Viele Patientinnen haben Angst vor einer bösartigen Erkrankung oder um ihre Fertilität. Auch Probleme in der Partnerschaft und Sexualstörungen sind nach Infektion keine Seltenheit.

5. Therapie

In mehr als der Hälfte der Fälle kommt es zur Spontanremission, sobald begünstigende Faktoren wie andere Infektionen beseitigt sind oder z.B. eine immunsuppressive Therapie beendet wird. Bei den folgenden Behandlungen muss zwischen Verfahren unterschieden werden, die die Patientin selbst durchführen kann und jenen, die vom Arzt durchgeführt werden:

- Eine Lösung oder Creme mit Podophyllotoxin (teratogen!) zur Denaturierung kann die Patientin selbst auftragen. Bei chronisch rezidivierendem Verlauf ist für die Selbsttherapie eine immunmodulatorische Imiquimod-Creme geeignet, die eine lokale Entzündung auslöst.
- In der Schwangerschaft wird die Denaturierung mit Trichloressigsäure bevorzugt. Diese muss allerdings von einem Arzt durchgeführt werden.
- Des Weiteren besteht die Möglichkeit der Abtragung der Kondylome, entweder durch einen Laser oder durch Exzision (Messer, Elektroschlinge).

Frau Lisse würde gerne die Kondylome zu Hause selbst behandeln. Da bei ihr keine Papeln im Inneren des Scheidengewölbes vorhanden sind und auch keine Schwangerschaft besteht, haben sie dagegen keine Einwände.

6. Vorbeugung

Kondome schützen nur bedingt vor einer HPV-Infektion. Sie sind trotzdem bei nachweisbaren Condylomata acuminata Pflicht. Der relativ neue quadrivalente Impfstoff gegen die Typen HPV 16, 18, 6, und 11 schützt dagegen nicht nur vor Zervixkarzinomen, sondern auch vor Genitalwarzen. Der sicherste Schutz vor Kondylomen ist aber unbestritten die Enthaltsamkeit (nur um es erwähnt zu haben).

Zusammenfassung

Condylomata acuminata sind durch humane Papillomaviren, meist der Typen 6 und 11, **verursacht.** Diese gehören zu den häufigsten sexuell übertragbaren Erregern. Kondylome verursachen meist keine **Beschwerden** und in mehr als der Hälfte der Fälle kommt es zu einer Spontanremission. Ihr Auftreten ist gehäuft in Phasen mit geschwächter Abwehr z.B. während der Schwangerschaft, der Einnahme von Immunsuppressiva und während/nach Infektionen anderer Art. Man kann sie sowohl durch Denaturieren als auch chirurgisch **behandeln.**

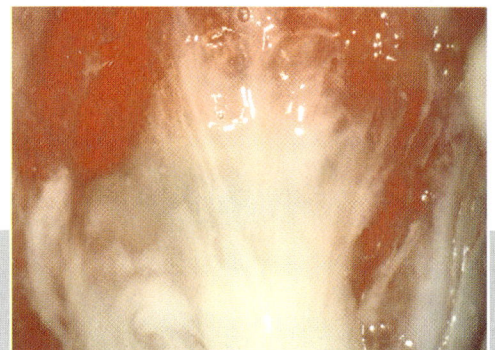

16

Eitriger Ausfluss

Anamnese

Die 24-jährige Frau Pastor strahlt vor Glück, als sie zu Ihnen kommt – sie ist frisch verliebt. Der eigentliche Grund ihres Kommens ist aber natürlich ein anderer. Sie hat seit ein paar Tagen einen weißlichen Ausfluss und verspürt ein leichtes Brennen beim Wasserlassen. Ungefähr so wie es auch beim letzten Harnwegsinfekt angefangen hatte. Sonstige Symptome verneint sie, die letzte Periode sei zwei Wochen her. Auf Nachfrage gibt Frau Pastor an, dass ihr neuer Freund letzte Woche auch über Schmerzen beim Wasserlassen geklagt habe und ab und zu morgens einen seltsamen weißen Tropfen an der Harnröhrenspitze bemerkt hätte. Also hätten Sie besprochen, dass er zum Urologen gehe und sie selber zum Gynäkologen.

Untersuchungsbefunde

Klinische Untersuchung: ohne pathologischen Befund.
Spiegeleinstellung (➤ Bild)
Bimanuelle Tastuntersuchung: Uterus nicht druckdolent, kein Portioschiebeschmerz, Adnexe gut und Tuben nicht palpabel. Auch in der rektalen Untersuchung ist Eiter am Fingerling.
Abdomineller Ultraschall: Uterus, Endometrium (hoch aufgebaut) und Ovarien stellen sich unauffällig dar, keine freie Flüssigkeit im Douglas-Raum.

1. Befunden Sie die Spekulumeinstellung. An welche Differenzialdiagnosen denken Sie?

2. Welche Untersuchungen sollten Sie durchführen?

3. Welche Formen der Erkrankung kennen Sie?

4. Welche Therapie verordnen Sie?

5. Welche prophylaktischen Maßnahmen empfehlen Sie der Patientin?

6. Welche Komplikationen können auftreten?

1. Befund und Differenzialdiagnosen

Bei der Spekulumeinstellung sind Vaginalwände und Portio glatt. Sie bemerken eitrigen Ausfluss aus Zervixkanal. Für eitrigen Ausfluss gibt es vor allem zwei Differenzialdiagnosen:

- **Chlamydieninfektion:** Chlamydien sind intrazellulär lebende gramnegative Bakterien und in Europa und den USA am häufigsten für Geschlechtskrankheiten verantwortlich. Die Infektion von Urethra, Zervix und Adnexe verläuft häufig asymptomatisch.
- **Gonorrhö (Tripper):** kann ebenfalls Ursache für eine eitrige Zervizitis sein. Erreger sind gramnegative Diplokokken **(Neisseria gonorrhoeae, Gonokokken),** die sehr empfindlich auf Umwelteinflüsse reagieren und nur im Epithel der Urethra, der Zervix oder den Bartholinidrüsen überleben können. Die Inkubationszeit beträgt zwei bis vier Tage beim Mann, bei der Frau bis zu drei Wochen.

Eine primäre Unterscheidung zwischen den beiden Infektionen ist nicht immer möglich. Allerdings weist der anamnestisch erhobene morgendliche „Bonjour-Tropfen" des Freundes auf eine **Gonorrhö** hin. Bei Frauen verläuft diese Infektion hingegen oft symptomarm und führt deshalb die Patientinnen nicht immer zum Arzt. Die Dunkelziffer wird auf etwa 90 % geschätzt.

M e r k e

Für eine eitrige Zervizitis gibt es vor allem zwei Differenzialdiagnosen: Chlamydien und Gonorrhö.

2. Diagnostik

Sowohl Gonokokken als auch Chlamydien lassen sich am besten über einen Abstrich nachweisen. Wichtig ist hierbei, dass der Abstrich tief aus Zervix und Urethra genommen wird, da die Erreger im Vaginalepithel normalerweise nicht nachzuweisen sind. Insbesondere die **Gonokokken** sind sehr empfindlich und es empfiehlt sich die **Kultur** auf **Blutagar** und speziellen Transportnährböden durchzuführen. Ein schnellerer Hinweis ergibt sich aus der mikroskopischen Untersuchung des Vaginal- oder Urethralausstrichs: Bei einer **Chlamydieninfektion** sind in der **Giemsa-Färbung Einschlusskörperchen** nachzuweisen, die Gonokokken sind in der normalen Gramfärbung als zelladhärente Diplokokken erkennbar.

Bei Frau Pastor erkennen Sie unter dem Mikroskop die Diplokokken und sehen so Ihre Verdachtsdiagnose bestätigt.

M e r k e

Der Abstrich muss aus Urethra oder Zervix erfolgen, da sich die Gonokokken im Vaginalepithel nicht nachweisen lassen.

3. Einteilung

Im Allgemeinen wird die Gonorrhö anhand ihrer Lokalisation eingeteilt:

- **Untere Gonorrhö:** Zervix und parurethrale Drüsen befallen. Symptomarm.
- **Obere Gonorrhö:** mögliche Manifestationen sind Endometritis, Salpingitis und Adnexitis bis hin zur Pelveoperitonitis. Geht mit schweren Allgemeinsymptomen einher und führt häufig über Verwachsungen zur Sterilität.
- **Disseminierte Gonorrhö:** Monoarthritis, Endokarditis und das Vollbild einer Sepsis möglich.

Als Sonderform gibt es noch die **Gonoblenorrhö,** eine eitrige Entzündung des Auges beim Neugeborenen durch Übertragung im Geburtskanal.

4. Therapie

Therapie der Wahl ist die einmalige Gabe von 4,8 Millionen IE **Penicillin intramuskulär** bei einfacher Infektion. Bei der ausgedehnteren oberen Form muss mit **Ceftriaxon** über mindestens zehn Tage behandelt werden, da immer mehr Stämme gegen Penicillin Resistenzen entwickeln. Sollten nach der abgeschlossenen Behandlung immer noch Symptome bestehen, spricht man von der „**postgonorrhoischen Urethritis".** Dies ist ein Hinweis auf das Vorliegen einer Chlamydieninfektion, die grundsätzlich nicht penicillinempfindlich ist. Sollte bei Diagnosestellung der Erreger nicht eindeutig zu identifizieren sein, sollte deshalb gleichzeitig noch mit einem Tetrazyklin behandelt werden.

Da Frau Pastor keine allgemeinen klinischen Infektionszeichen zeigt, gehen Sie von einer unkomplizierten unteren Gonorrhö aus und verabreichen der Patientin gleich das intramuskuläre Penicillin. Nach einer Woche machen Sie noch einmal eine Kontrolle des Abstrichs und können keine Gonokokken mehr feststellen. Auch dass die Patientin beschwerdefrei ist, bestätigt Sie noch einmal in Ihrer Diagnose.

5. Prophylaxe

Ein sicherer Infektionsschutz kann nur durch die Benutzung von Kondomen gewährleistet werden. Selbst bei schon durchgemachter Erkrankung entsteht **keine Immunität,** weshalb auch bisher keine Impfung verfügbar ist. Wie bei allen anderen venerischen Erkrankungen auch, sollte immer eine **Mitbehandlung des Sexualpartners** erfolgen, um eine Reinfektion zu vermeiden.

Für Neugeborene war früher die **Credé-Prophylaxe,** das Eintropfen von Silbernitrat in die Bindehaut, Vorschrift. Wegen der Nebenwirkungen und der schwachen Wirksamkeit gegen Chlamydien wird diese heute allerdings nur noch selten angewandt. Eine bessere Möglichkeit bietet (allerdings nur bei begründetem Verdacht) eine lokal applizierte Erythromycinlösung.

Merke

Wenn möglich, sollte immer eine Mitbehandlung des Sexualpartners erfolgen.

6. Komplikationen

An sich handelt es sich bei der Gonorrhö um eine Erkrankung mit guter Prognose, sofern sie rechtzeitig diagnostiziert und behandelt wird. Als Komplikationen sind Verwachsungen im Sinne einer Harnröhrenstriktur und Tubenverklebung mit möglicher tubarer Sterilität und erhöhtem Risiko einer Extrauteringravidität bekannt. Sehr selten ist die Perihepatitis acuta gonorrhoica **(Fitz-Hugh-Curtis-Syndrom),** eine Leberkapselentzündung, die sich durch Schmerzen im rechten oberen Quadranten bemerkbar macht und durch die Behandlung der Grunderkrankung mit Penicillin ausreichend therapiert ist.

Bei **Schwangeren** kann es durch die Infektion zur **Chorioamnionitis** mit vorzeitigen Wehen und Blasensprung und somit zur Frühgeburt kommen. Postpartales Fieber kann außerdem Hinweis auf das Vorliegen einer durch Gonokokken verursachten **Endometritis** sein.

Zusammenfassung

Die Gonorrhö gehört zu den sexuell übertragbaren Erkrankungen (Sexually transmitted diseases; STDs) und verläuft häufig **asymptomatisch,** sodass die Durchseuchungsrate nur geschätzt werden kann. Die **Diagnostik** stützt sich auf die Anamnese (Symptome des Partners erfragen) und einen endozervikalen und urethralen Abstrich, der auf Blutagar kultiviert wird. Die gramnegativen Diplokokken verursachen je nach Lokalisation unterschiedliche Symptome. Die unkomplizierte untere Gonorrhö wird durch eine einmalige Penicillingabe i.m. **behandelt.** Handelt es sich um schwerere Krankheitsverläufe, sollte über zehn Tage mit Ceftriaxon und einem Tetrazyklin behandelt werden, um eine eventuell vorliegende Koinfektion mit Chlamydien mitzutherapieren und um resistente Stämme zu eliminieren. Es sollte auf jeden Fall auch eine Partnerbehandlung erfolgen, um eine Reinfektion zu verhindern. Eine **Infektionsprophylaxe** kann nur durch die Verwendung von Kondomen gewährleistet werden, da die Krankheit keine Immunität hinterlässt. Besonders bei **Schwangeren** sollte auf Infektionszeichen geachtet werden, da es zu Geburtskomplikationen und einer Neugeboreneninfektion kommen kann.

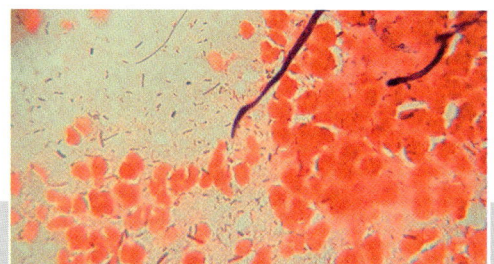

17

Brennen und Jucken

Anamnese

Sie haben heute Ihren ersten Wochenenddienst in der gynäkologischen Ambulanz. Frau Rosetzki erzählt Ihnen, sie würde es bis zu dem Termin bei ihrem Gynäkologen am Montag nicht mehr aushalten. Der Vaginalbereich würde so stark brennen und jucken, dass sie sich auf nichts anderes mehr konzentrieren könne, geschweige denn schlafen. Und das, wo sie doch momentan auch am Wochenende so viel Arbeit habe. Relevante Vorerkrankungen bestehen keine. Frau Rosetzki hat keine Kinder.

Untersuchungsbefunde

Körperliche Untersuchung: unauffällig.

Spiegeleinstellung: die Wände der Vagina sind gerötet und der weißliche, krümelige Fluor ist augenfällig. Sie entnehmen eine Probe des Fluors für die mikroskopische Untersuchung (➤ Bild).

1. **Erläutern Sie die Differenzialdiagnosen? Wie lautet ihre Verdachtsdiagnose?**

2. **Wie sichern Sie die Verdachtsdiagnose?**

3. **Welches sind die Ursachen der Erkrankung?**

4. **Welche Therapie würden Sie wählen?**

5. **Nennen Sie einfache prophylaktische Maßnahmen, die Sie Frau Rosetzki empfehlen würden.**

1. Differenzialdiagnose/Verdachtsdiagnose

Die Rötung bzw. Entzündung des Vaginalepithels, meist in Zusammenhang mit Brennen und Jucken im Vaginalbereich, sprechen für eine Kolpitis. Es schließt sich nun sofort die Frage nach dem Erreger an:

- **Trichomonaden:** meist gelblich klebriger oder schaumiger Fluor, Vagina diffus oder fleckförmig gerötet und oft erhebliches Brennen. Die Diagnose kann meist unter dem Mikroskop gestellt werden, wobei sich reichlich Leukozyten und massenhaft bewegliche (Geißelbewegung) rundliche Trichomonaden der gleichen Größe finden. Die Therapie erfolgt mit 2 g Metronidazol oder Tinidazol oral.
- **Gardnerella vaginalis:** eher wässriger, gräulicher Fluor mit typischem Fischgeruch (Amingeruch). Als Symptom kann ein Missempfinden hinzukommen, das sich möglicherweise nach ungeschütztem Geschlechtsverkehr verstärkt (das alkalische Prostatasekret senkt den pH-Wert des Vaginalsekrets). Im Nativpräparat erkennt man unbewegliche Stäbchenbakterien, die sich an die Epithelzellen der Vagina anlagern und dort wie schwarze Granula aussehen (Schlüsselzellen oder Clue cells). Auch eine Gardnerella-vaginalis-Infektion wird mit Metronidazol behandelt.
- **Herpes-simplex-Virus:** verursacht eine nicht entzündliche Scheideninfektion. Hier kann es zu Schmerzen im Bereich des Introitus, vermehrtem Ausfluss und kleinen Bläschen kommen. Letztere sind richtungweisend.
- **Atrophische Kolpitis:** durch Östrogenmangel besonders bei älteren Patientinnen und Frauen im Wochenbett. Das Epithel der Scheide ist dabei sehr dünn und mechanisch wenig belastbar. Außerdem ist die Scheide sehr trocken, was zu Brennen und Schmerzen beim Geschlechtsverkehr führt. Das klinische Bild und Parabasalzellen (unausgereifte Epithelzellen) im Nativpräparat führen zur Diagnose.

Da Sie im mikroskopischen Präparat Sprosszellen erkannt haben, diagnostizieren Sie eine Soor-Kolpitis. Dazu passen auch der krümelige, weißliche Soor (➤ Abb. 17.1) und der ausgeprägte Juckreiz. Auslöser ist der Pilz Candida albicans.

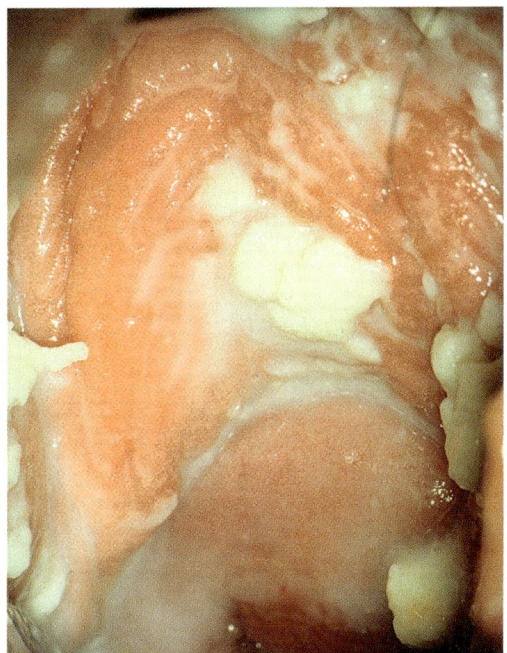

Abb. 17.1 Soor-Kolpitis mit krümeligem Fluor.

2. Diagnosesicherung

Im Vordergrund der Diagnose steht bei der Candida-Kolpitis mit Sicherheit das **klinische Bild.** Wie in der Anamnese und der körperlichen Untersuchung von Frau Rosetzki beschrieben kommt es zu unerträglichem **Juckreiz** und typischem **krümeligem weißen Fluor.**

Gute Hinweise kann außerdem der so genannte **Streifentest** liefern. Der pH-Wert ist ein Indikator dafür, ob noch physiologische Laktobazillenflora vorhanden sein kann oder nicht. Je alkalischer der pH-Wert (≥ 5,5), desto wahrscheinlicher ist eine Störung der normalen Besiedelung.

Die weitere Basisdiagnostik besteht in der Mikroskopie des Scheidensekrets. Meist kann schon mit einem einfachen Lichtmikroskop (bei 40facher Vergrößerung) zwischen einer Infektion mit Bakterien, Pilzen, Gardnerella vaginalis oder Trichomonaden unterschieden werden ➤ Frage 1). Der Normalbefund würde reichlich große Stäbchenbakterien (Laktobazillen), kaum Leukozyten und ausgereifte Epithelzellen zeigen. Bei therapieresistenten Fällen und Rezidiven kann der Erregernachweis auch mithilfe einer **Kultur** erbracht werden. Dies ist jedoch bei Frau Rosetzki nicht nötig, da Sie die für eine Candidose typische Leukozytose, Sprosszellen und Pseudomyzel gesehen haben.

3. Erkrankungsursachen

Die normale Scheidenflora unterliegt einem empfindlichen Gleichgewicht zwischen den physiologischen Bakterien, ihren Stoffwechselprodukten, Östrogen und dem pH-Wert. Sobald dieses gestört wird, kann es zu Irritationen oder Infektionen kommen. Erst auf dem Boden einer **lokalen Resistenzminderung** ist es den Erregern dann möglich, eine Infektion auszulösen. Denn viele Erreger, und besonders Pilze wie Candida albicans, kommen als Kommensale des Menschen, oder einfach überall in der Umwelt vor.

Es gibt einige Faktoren, die zu einer lokalen Resistenzminderung führen können. Zu den häufigsten zählen eine Schwangerschaft, Geschlechtsverkehr und eine Antibiotikatherapie. Unter **Antibiose** werden nicht nur die pathologischen Bakterien abgetötet, sondern auch die „guten" Bakterien der normalen Scheidenflora. Im Zuge dessen kann es zu einer Überwucherung mit Hefepilzen kommen. Beim **Geschlechtsverkehr** ist, wie oben schon genannt, eine Alkalisierung des pH-Werts Schuld an der erhöhten Infektanfälligkeit. Im Grunde ist diese Erhöhung des pH-Werts sogar biologisch sinnvoll, da die Spermien dieses Milieu zum Überleben brauchen.

4. Therapie

Die unkomplizierte Erstinfektion mit Candida albicans wird in der Regel lokal mit einer **antimykotischen Salbe** (z.B. mit Nystatin, Clotrimazol) behandelt. Bei Rezidiven, einer komplizierten Candidose oder Compliance-Problemen können für die Therapie auch **oral Triazole** (z.B. Fluconazol) gegeben werden.

Frau Rosetzki hat von Ihnen noch in der Ambulanz eine nystatinhaltige Creme bekommen, woraufhin inner-

halb einer halben Stunde eine Linderung des Juckreizes erfolgte. Bevor Sie die deutlich glücklichere Frau Rosetzki jedoch gleich wieder nach Hause zu ihrer Arbeit entlassen, wollen Sie ihr noch gerne eine Rezidivprophylaxe empfehlen.

5. Prophylaxe

Primär sollte Frau Rosetzki darauf achten, während der **Genitalhygiene** den physiologischen pH-Wert mit Seife oder Ähnlichem nicht zu sehr zu beeinträchtigen. Klares Wasser oder ein spezielles Mittel für die Intimpflege (mit niedrigem pH-Wert) beugen einer erneuten Infektion vor. Außerdem kann die **vaginale Applikation von Laktobazillen,** Ascorbin- oder Milchsäure die lokale Abwehr stärken. Sie empfehlen Frau Rosetzki zunächst auf teurere Produkte aus der Apotheke zu verzichten und es mit Naturjoghurt zu versuchen, da dieser genauso die schützenden Milchsäurebakterien enthält.

Zusammenfassung

Ungefähr drei von vier Frauen erkranken einmal in ihrem Leben an einer Soor-Kolpitis. Meist kann die **Diagnose** bereits anhand des klinischen Bilds mit Juckreiz und krümeligem weißen Fluor gestellt werden. In fast allen Fällen ist eine lokale Applikation einer antimykotischen Salbe **therapeutisch** ausreichend. Eine orale Therapie ist bei Rezidiven und therapieresistenten Fällen indiziert. Außerdem gibt es eine Reihe einfacher **prophylaktischer Maßnahmen,** die den Patientinnen nicht vorenthalten werden sollten.

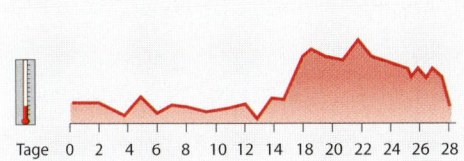

Kinderlosigkeit

Anamnese

Sie freuen sich, die 36-jährige Frau Weiler wieder zu sehen – seit dem Verlust ihres zweijährigen Sohnes vor drei Jahren war sie nicht mehr bei Ihnen gewesen. Frau Weiler erklärt, dass sie sich nun wieder ein Kind wünsche. Seit eineinhalb Jahren verhüte sie nicht mehr, doch trotz Verwendung von Temperaturmethode zur Eisprungbestimmung (➤ Bild) und regelmäßigem Geschlechtsverkehr werde sie nicht schwanger. In der weiteren Anamnese erfahren Sie, dass die Blutungen von Frau Weiler wie gehabt regelmäßig alle 28 Tage auftreten, und dass keine Allgemeinerkrankungen vorliegen.

Untersuchungsbefunde

Klinische Untersuchung: guter AZ und EZ, Bauchdecke weich, Nierenlager nicht klopfschmerzhaft, inspektorisch unauffälliges äußeres Genitale.
Spiegeleinstellung: Vaginalwände und Portio glatt, kein Ausfluss.
Bimanuelle Tastuntersuchung: Uterus antevertiert und -flektiert tastbar, Adnexe unauffällig.
Abdomineller Ultraschall: Unauffälliger Uterus und Ovarien, keine freie Flüssigkeit im Douglas-Raum.

1. Definieren Sie das Leitsymptom der Patientin!

2. An welche Differenzialdiagnosen denken Sie?

3. Welche Untersuchungen sollten Sie bei Frau Weiler durchführen?

4. Welche Untersuchungen sollten bei Herrn Weiler durchgeführt werden?

5. Zu welchen konservativen Maßnahmen können Sie der Patientin raten?

6. Welche therapeutischen Optionen bestehen?

1. Leitsymptom

Sterilität (Unfruchtbarkeit) ist gemäß WHO definiert als ungewollte Kinderlosigkeit eines Paares über zwölf Monate trotz regelmäßiger ungeschützter Kohabitation. Ob die Ursache für den unerfüllten Kinderwunsch auf Seiten des Mannes oder der Frau liegt, ist damit noch nicht geklärt. Sollte die Unfruchtbarkeit auf Seiten der Patientin liegen, handelt es sich hier außerdem um eine **sekundäre Sterilität,** da ja in der Vorgeschichte schon eine Schwangerschaft ausgetragen wurde.

2. Differenzialdiagnosen

Als Ursachen einer sekundären Sterilität kommen Allgemeinerkrankungen sowie Veränderungen der Hormonbalance oder von organischen Strukturen, wie Uterus, Zervix und Tuben, infrage. Genetische Syndrome und Fehlbildungen von Vagina und Uterus hingegen führen eher zur primären Sterilität.

- **Allgemeinerkrankungen:** Diabetes mellitus, Hypo- und Hyperthyreose, Addison- und Cushing-Syndrom sowie Anorexie und Adipositas.
- **Ovarielle Ursachen:** Klimakterium praecox (idiopathische, prämature Ovarialinsuffizienz vor dem 40. Lebensjahr), PCO-Syndrom, Hypophysenvorderlappeninsuffizienz und Hyperprolaktinämie. Eine Corpus-luteum-Insuffizienz würde sich mit abnormer Temperaturkurve (fehlender Temperaturanstieg in der zweiten Zyklushälfte) widerspiegeln. Da Frau Weiler aber eine normale Kurve vorweist und auch nicht unter Zwischenblutungen leidet, scheidet diese Differenzialdiagnose aus.
- **Pathologischer Zervixfaktor:** verschiedene Pathologien der Zervix, vor allem gegen Spermien gerichtete IgA-Antikörper im Zervixschleim, die eine Befruchtung unwahrscheinlich machen. Häufig ist dies kombiniert mit durch Östrogenmangel verursachter verminderter Mukosabildung, die eine Passage der Spermien in das Cavum uteri erschweren.
- **Tubenverwachsungen** entstehen vor allem auf dem Boden einer Salpingitis. Haupterreger sind Chlamydien, Gonokokken und Mykoplasmen. Auch eine Endometriose kann zum Tubenverschluss führen.

Eine Verdachtsdiagnose ist in diesem Stadium ohne weitere Untersuchungen sehr schwer zu stellen. Da Frau Weiler z.B. keine besondere Hautbräune als Hinweis auf ein Addison-Syndrom und auch keinen Habitus mit Vollmondgesicht und Stiernacken eines Cushingpatienten hat, sind diese Diagnosen unwahrscheinlich, jedoch ohne weitere Untersuchungen nicht sicher auszuschließen.

3. Untersuchungen bei der Frau

- Zum Ausschluss eines Diabetes mellitus sollten **Nüchternblutzucker** und **HBA$_{IC}$** bestimmt werden.
- Da Schilddrüsenentgleisung und Hyperprolaktinämie relativ häufige Ursachen einer Sterilität sind, sollte auch eine quantitative Messung von **TSH und Prolaktin** erfolgen.
- **LH, FSH, Androgene** sowie **Östrogene** müssen im Zykluszusammenhang bestimmt werden, da diese im Verlauf stark variieren und Einzelwerte kaum Aussagekraft besitzen.

Sollten diese Messungen keinen Hinweis auf die Sterilitätsursache zulassen, sollte als Nächstes der Sims-Huhner-Test (**Postkoitaltest**) durchgeführt werden. Dabei wird periovulatorisch und zwölf Stunden postkoital Zervixschleim entnommen und die vorhandenen Spermien quantitativ und qualitativ untersucht, um einen pathologischen Zervixfaktor nachzuweisen.

Vor weiteren invasiven Untersuchungen der Frau sollte die Spermienqualität des Mannes bestimmt werden (➤ Frage 4).

Als letzte Option können in einem kombinierten laparoskopischen und hysteroskopischen Verfahren die **Tuben** mithilfe von Methylenblau auf **Durchgängigkeit** geprüft werden. Tritt dabei etwas von dem Farbstoff in die freie Bauchhöhle (➤ Abb. 18.1), kann zumindest von einer einseitigen freien Tube ausgegangen werden. Da diese Untersuchung in Vollnarkose mit den üblichen Komplikationen durchgeführt werden muss, sollte diese wirklich erst nach Ausschluss aller anderen Differenzialdiagnosen angestrebt werden.

Bei Frau Weiler hat sich tatsächlich bei der Methylenblauspülung ein beidseitiger Verschluss der Tuben gezeigt, wahrscheinlich durch eine Adnexitis verursacht.

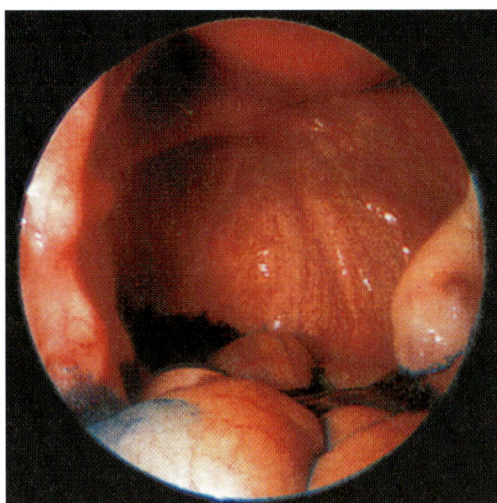

Abb. 18.1 Intraoperativer Situs bei Methylenblauspülung.

4. Untersuchungen beim Mann

Zur Erstellung eines **Spermiogramms** wird ein durch Masturbation gewonnenes Ejakulat benötigt. Neben der **Spermiendichte,** die physiologisch bei 20–80 Mio./ml liegt, wird auch die **Spermienqualität** untersucht. Dies umfasst die Unterscheidung zwischen abgestorbenen und lebenden Spermien in der Eosinfärbung, sowie die Fehlformrate und eine Motilitätsuntersuchung. Sollte dabei eine Asthenozoospermie, das heißt eine verminderte Beweglichkeit, festgestellt werden, können noch Zusatzuntersuchungen zu Fructose-, Zitrat-, Carnitin- und saure Phosphatasegehalt in der Spermienflüssigkeit durchgeführt werden. Bei pathologischen Befunden sollte das Spermiogramm noch einmal durchgeführt werden, da die Werte erheblichen physiologischen Schwankungen unterliegen.

Merke

Bevor sich die Frau belastenden und invasiven Untersuchungen unterzieht, sollte ein Spermiogramm erstellt werden.

5. Konservative Therapie

Frau Weiler führt schon einen Temperaturkalender, um das Konzeptionsoptimum zu erkennen, das sich zwei Tage vor und einen Tag nach der Ovulation befindet. Unterstützend kann ein Zyklusmonitoring mit Messung von Estradiol und FSH im Morgenurin der Patientin angewandt werden. Der Mann sollte drei bis fünf Tage vor diesem Zeitpunkt Enthaltsamkeit üben, um die Anzahl der Spermien zu erhöhen. Daneben sollten, wenn möglich alle Medikamente und Noxen, wie Rauchen und Alkoholkonsum, eingestellt werden.

Sollte sich bei den Untersuchungen eine **Hormonimbalance** herausgestellt haben, kann je nach Befund mit Medikamenten gegengesteuert werden. Bei Hyperprolaktinämie kann mit einem Dopaminagonisten, bei Hyperandrogenämie mit einem Antiöstrogen (Clomifen®) geholfen werden.

Bei Antikörpern im Zervixschleim kann eine **Dexamethasontherapie** zur erfolgreichen Konzeption führen. Auch die intravaginale Gabe von Östrogenen verbessert die Viskosität des Zervixschleims und somit auch die natürliche Funktion.

6. Interventionelle Therapie

Sind alle konservativen Maßnahmen ausgeschöpft und besteht weiterhin Kinderwunsch, sollte das Paar über **operative Optionen** aufgeklärt werden. Allerdings führen diese selbstverständlich nur bei interventionsbedürftigen Problemen, wie einem pathologischen Zervixfaktor, uterinen und vor allem tubaren Störungen zum Erfolg.

- **Uterine Ursachen:** hysteroskopische Entfernung von Septen und laparoskopische Enukleation von Myomen.
- **Tubenverwachsungen:** laparoskopische Lösung der Adhäsionen und Wiederherstellung der Fimbrientrichter. Allerdings sind die Ergebnisse nicht sonderlich zufriedenstellend, sodass häufig gleich zur Reproduktionsmedizin geraten wird.

Zur **Reproduktionsmedizin** gehören:

- **Künstliche Insemination:** aufbereitete Spermien werden bei pathologischem Zervixfaktor in das Cavum uteri eingebracht.
- **In-vitro-Fertilisation (IVF):** Hauptindikationen sind die beidseitige tubare und die andrologische Sterilität. Die Durchführung dieser Maßnahme erfordert vier Schritte. Nach ovarieller Überstimulation mit GnRH-Analoga erfolgt eine sonographisch gesteuerte transvaginale Punktion mit Absaugen der Oozyten. Diese werden in vitro mit aufbereiteten Spermien extrakorporal befruchtet. Der Embryonentransfer erfolgt dann im 8-Zell-Stadium mithilfe eines Katheters in das Cavum uteri. Meist werden zwei Embryos eingebracht, manchmal bei Sonderindikationen auch drei.

Die Erfolgsrate der IVF liegt bei circa 20 % und 20 % der so erzielten Schwangerschaften werden Mehrlinge. Nach vier Zyklen IVF ist das Maximum der Erfolgsrate erreicht. Dieses liegt bei etwa 60 %. In Deutschland wird nach vorheriger Abklärung die Hälfte der Kosten für drei Zyklen von der Krankenkasse übernommen, wenn das Paar verheiratet ist und beide Partner die jeweiligen Altersgrenzen nicht überschreiten. Die psychische Belastung einer solchen Behandlung ist enorm, und das Paar sollte auch über Adoptionsmöglichkeiten und Pflegschaft für ein Kind informiert werden.

Nachdem sich das Paar dringend ein Kind wünscht, besprechen Sie alle Optionen und das Ehepaar Weiler entschließt sich zur IVF. Nach dem zweiten Zyklus wird Frau Weiler mit Zwillingen schwanger. 33 Wochen nach der künstlichen Befruchtung entbinden Sie die Patientin von zwei gesunden Kindern.

Merke

Der Begriff Reproduktionsmedizin fasst die künstliche Insemination und die In-vitro-Fertilisation zusammen.

Zusammenfassung

Als **sekundäre Sterilität** bezeichnet man eine ungewollte Kinderlosigkeit über zwölf Monate trotz regelmäßiger ungeschützter Kohabitation, wenn in der Anamnese der Frau schon eine ausgetragene Schwangerschaft vorliegt. **Ursachen** dafür können Allgemeinerkrankungen, hormonelle Imbalancen und ein beidseitiger Tubenverschluss sein. Ebenso können aber auch Uterusmyome, ein pathologischer Zervixfaktor sowie Noxen, wie Rauchen und bestimmte Medikamente, für den unerfüllten Kinderwunsch verantwortlich sein. Mithilfe von Anamnese und laborchemischer Bestimmung von verschiedenen Hormonen im Blut kann ein Großteil der Differenzialdiagnosen ausgeschlossen werden. Bevor weitere invasive **Untersuchungen,** wie Postkoitaltest und Überprüfung der Tubendurchgängigkeit durchgeführt werden, sollte ein Spermiogramm angefertigt werden. Sind alle konservativen Maßnahmen ausgeschöpft, kann nach ausführlicher Aufklärung mithilfe der **Reproduktionsmedizin** eventuell doch noch eine Schwangerschaft herbeigeführt werden.

19

Postmenopausenblutung und erhöhter Östrogenspiegel

Anamnese/Untersuchungsbefunde

Frau Brenner war vor zwei Tagen bei Ihnen, da sie sich Sorgen über eine schon zwei Wochen andauernde Blutung machte. Die letzte reguläre Blutung der 55-jährigen Patientin war vor vier Jahren. Beim Ultraschall, den Sie deswegen durchgeführt hatten, konnten sie das rechte Ovar bis auf 5 cm vergrößert darstellen. Auch das Endometrium erschien deutlich verbreitert. Anschließend hatten Sie Frau Brenner Blut abgenommen. Sie kommt heute, um das Ergebnis (➤ Tabelle) und das weitere Vorgehen zu besprechen.

Laborbefunde

Parameter	Befund	Normwert
Hb	13 g/dl	12–16 g/dl
Leukozyten	10 Tsd/µl	4–11 Tsd/µl
Thrombozyten	300 Tsd/µl	150–450 Tsd/µl
Östrogen	160 pg/ml	< 20 pg/ml

1. Welche Differenzialdiagnosen erwägen Sie? Wie lautet Ihre Verdachtsdiagnose? Begründen Sie diese!

2. Wie sichern Sie die Verdachtsdiagnose?

3. Was wissen Sie über die Systematik der Erkrankung?

4. Wie erfolgt die Stadieneinteilung?

5. Was muss vor der eigentlichen Therapie erfolgen? Welche Therapie würden Sie wählen?

6. Wie ist die Prognose? Welche wichtigen Komplikationen kennen Sie?

1. Differenzialdiagnosen/Verdachtsdiagnose

Zu den Differenzialdiagnosen der **postmenopausalen Blutung** gehören (➤ Fall 13):

- Bösartige Veränderungen: An erste Stelle steht das Endometriumkarzinom, auch an das Zervixkarzinom, das Ovarialkarzinom und das Uterussarkom sollte gedacht werden.
- Gutartige Veränderungen wie Myome und entzündliche Veränderungen.

Die Differenzialdiagnosen einer unklaren **Raumforderung im Bereich des Ovars** sind ebenfalls vielfältig. Zu berücksichtigen sind auch:

- Maligne Veränderungen: z.B. Ovarialkarzinom, Krukenberg-Tumor.
- Benigne Veränderungen: Myome, Tuboovarialabszess.

Zu beachten ist insbesondere, dass die meisten echten Neubildungen des Ovars (egal ob benigne oder maligne) keine typischen Frühsymptome aufweisen und auch die Spätsymptome meist sehr unspezifisch sind. Eine Ausnahme sind hormonproduzierende Ovarialtumoren, deren Symptome oft durch den Hormonüberschuss geprägt sind (s.u.).

Bei Frau Brenner stehen zwei Leitsymptome im Vordergrund. Zum einen die Postmenopausenblutung und zum anderen der Ovarialtumor. Im Labor fällt daher als richtungweisender pathologischer Wert sofort der **Östrogenwert** auf. Dieser liegt bei postmenopausalen Frauen im Normalfall < 20 pg/ml. Bei Frau Brenner ist er um einiges erhöht. Aus der Symptomentrias Ovarialtumor, Postmenopausenblutung und erhöhtem Östrogenspiegel lässt sich der Verdacht auf einen hormonproduzierenden bzw. **östrogenproduzierenden Ovarialtumor** ableiten. Östrogene werden von **Granulosazelltumoren** oder **Thekazelltumoren** gebildet.

Die Symptome dieser Tumoren lassen sich in zwei Gruppen unterteilen:

- **Endokrinologische Symptome:** z.B. postmenopausale Blutung oder Meno- und Metrorrhagien.
- **Abdominellen Symptome:** rein mechanisch bedingt, wie die Zunahme des Bauchumfangs, Verdauungsstörungen, Miktionsbeschwerden und un-

spezifische abdominelle Beschwerden (z.B. Schmerzen und Druckgefühl).

2. Diagnostik

- **Vaginale Tastuntersuchung:** Oft ist der Ovarialtumor bereits bei dieser einfachen manuellen Untersuchung auffällig. Sie spielt deshalb eine große Rolle bei der Diagnosefindung.
- **Transvaginale Sonographie** ermöglicht die Darstellung schon kleiner Ovarialtumoren. Meist weist der Tumor sonographisch eine zystische oder semisolide Struktur auf.
- **Östrogenbestimmung im Serum:** großer diagnostischer Wert. Diese sehr unkomplizierte Untersuchung gibt schnell Aufschluss darüber, ob der Tumor Östrogen produziert oder nicht. Sollte die Patientin eine Hormonersatztherapie bekommen, können diese Medikamente unter Umständen die gemessenen Östrogenwerte verfälschen.
- **Histologische Untersuchung:** einzige Untersuchung, die absolute Gewissheit über die Art des Tumors liefert. Zu sehen sind bei **Granulosazelltumoren** lockere oder dichte Verbände von Tumorzellen, rosettenartige Follikel und charakteristische **Call-Exner-Körperchen.** Diese gleichen unreifen Follikeln müssen nicht unbedingt vorhanden sein. Die Zellen sind vorwiegend klein, unscharf begrenzt und haben uniforme runde vesikuläre Kerne mit gut erkennbarem Nukleolus. Charakteristisch sind auch **Kaffeebohnenkerne** mit Kernfurchen.

3. Systematik

Der Tumor von Frau Brenner gehört zu den **Keimstrang-Stroma-Tumoren,** die von den **Keimsträngen** (Granulosa- und Sertoli-Zellen) und dem **Mesenchym** (Theka-, Lutein- und Leydig-Zellen) der embryonalen Gonaden ausgehen. Die wichtigsten Keimstrang-Stroma-Tumoren sind:

- Granulosazelltumor.
- Thekazelltumor.
- Fibrom.
- Sertoli-Leydig-Zell-Tumor.

Die häufigsten Hormon produzierenden Keimstrang-Stroma-Tumoren sind **Granulosazelltumoren.** Sie bilden ebenso wie die meisten **Thekazelltumoren** Östrogene. Die Malignität beider ist gering. Ungefähr 5 % der Granulosazelltumoren werden vor der Pubertät diagnostiziert und zählen dann zum **juvenilen Typ** mit Unterschieden in der Histomorphologie (Leitsymptom: Pubertas praecox). Die meisten Granulosazelltumoren vom **erwachsenen Typ** treten erst in der Postmenopause auf. Fast immer sind sie auf ein Ovar beschränkt. Alle bisher bekannten Befunde von Frau Brenner deuten auf einen der beiden östrogenproduzierenden Tumoren hin.

Sertoli-Leydig-Zell-Tumoren hingegen gehen mit einer vermehrten **Androgenproduktion** einher. Allein mit diesem Wissen kann man sich die meisten Symptome des Tumors ableiten. Bei den Patientinnen kommt es zu Oligo- bis Amenorrhö, außerdem zu einer tieferen Stimme, Bartwuchs und Hirsutismus. Das Labor zeigt einen erhöhten Androgenspiegel.

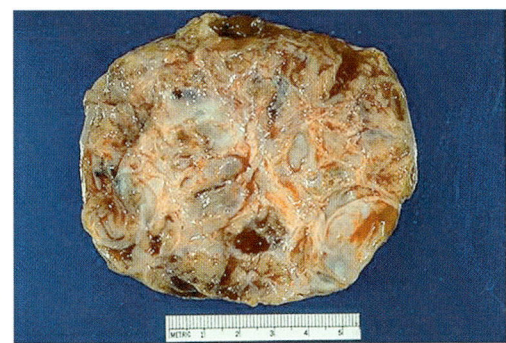

Abb. 19.1 Pathologisches Präparat.

4. Stadieneinteilung

Keimstrang-Stroma-Tumoren werden nach den FIGO-Kriterien des Ovarialkarzinoms eingeteilt (➤ Fall 6):

- FIGO I: Der Tumor ist auf die Ovarien begrenzt.
- FIGO II: Der Tumor befällt eines oder beide Ovarien und breitet sich im Becken aus.
- Ab Stadium FIGO III: zusätzlich Peritonealmetastasen außerhalb des Beckens und/oder regionäre Lymphknotenmetastasen.
- FIGO IV: Fernmetastasen.

5. Therapie

Da östrogenproduzierende Tumoren häufig mit einer Endometriumhyperplasie oder einem Endometriumkarzinom assoziiert sind, müssen beide vor einer etwaigen Therapie ausgeschlossen werden. Eine **fraktionierte Abrasio** ist dafür Mittel der Wahl.

Eingeteilt werden die Keimstrang-Stroma-Tumoren nach den **FIGO-Kriterien** des Ovarialkarzinoms. Danach richtet sich dann auch die meist **primär operative Therapie.** Allerdings sind Keimstrang-Stroma-Tu-

moren in vielen Fällen benigne, was eine deutlich weniger radikale Therapie als bei Ovarialkarzinomen erlaubt.

Im **Stadium FIGO I** ist meist eine Adnektomie ausreichend. Bei jungen Frauen im Stadium FIGO I und gutartigem Tumor kann sogar das Ovar der gegenüberliegenden Seite belassen werden. Grundsätzlich ist man bei der operativen Therapie bei Patientinnen in der Postmenopause, was den Umfang betrifft, großzügiger d.h. radikaler. Ist der Tumor allerdings potenziell maligne, wird eine Therapie wie die des Ovarialkarzinoms eingeleitet (➤ Fall 6). Folglich ist bei einem Tumor, der nicht vollständig entfernt werden konnte oder bei Vorliegen von Metastasen auch eine platinhaltige Chemotherapie indiziert.

Frau Brenner und Sie kamen nach ausführlicher Beratung darin überein, auch bei einem gutartigen Tumor neben einer Adnektomie noch eine Hysterektomie durchzuführen. Im operativen Schnittpräparat (➤ Abb. 19.1) sowie histologisch bestätigt sich der Verdacht auf einen Granulosazelltumor. Die Patientin erholt sich nach der Operation recht schnell und kann schon nach kurzer Zeit wieder aus dem Krankenhaus entlassen werden. Sie übernehmen die regelmäßige Nachsorge in ihrer Praxis.

6. Komplikationen und Prognose

Die Prognose richtet sich wie beim Ovarialkarzinom nach dem FIGO-Stadium (➤ Tab. 19.1).

Tab. 19.1 Fünf-Jahres-Überlebensrate in Abhängigkeit vom FIGO-Stadium

FIGO-Stadium	Fünf-Jahres-Überlebensrate
I	72–95 %
II	10–41 %
III	2–16 %
IV	≈10 %

Durch die langfristige Östrogenstimulation des Endometriums kann es zur **glandulär-zystischen Hyperplasie** des Endometriums kommen, was die Entstehung eines **Endometriumkarzinoms** begünstigt, das bei 10–15 % der Frauen mit Granulosazelltumoren festgestellt werden kann.

Z u s a m m e n f a s s u n g

Keimstrang-Stroma-Tumoren sind für etwa 7 % aller Neubildungen des Ovars verantwortlich. Dazu gehören Granulosazell- und Thekazelltumoren sowie Fibrome und Sertoli-Leydig-Zell-Tumoren. In der Regel handelt es sich um gutartige Veränderungen. Die **Symptomatik** weist darauf hin, ob es sich um einen hormonell aktiven Tumor (Östrogen- oder Androgenproduktion) handelt, oder z.B. um ein Fibrom, das keine Hormone bildet. Im Falle eines gutartigen Tumors ist **therapeutisch** eine Adnektomie ausreichend. Bei Malignitätsverdacht folgt die Therapie den Leitlinien des Ovarialkazinoms. Die **Prognose** ist gut.

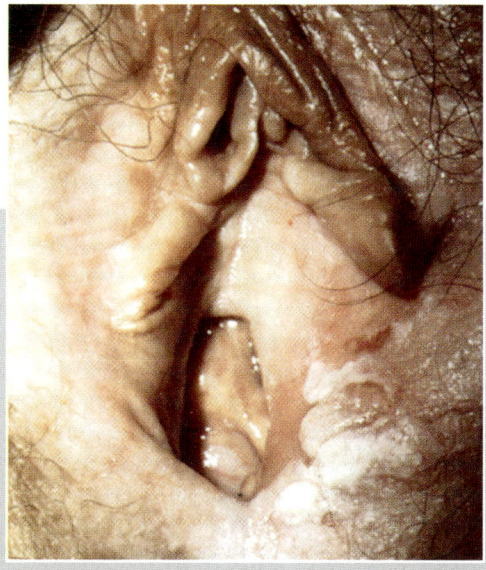

20

Therapieresistenter Juckreiz

Anamnese

Frau Coleman, eine 63-jährige Patientin, hatte vor etwa zehn Jahren ihre Menopause und kommt etwa alle zwei Jahre zur Vorsorgeuntersuchung. Heute ist jedoch ein außerordentlicher Termin und die Patientin berichtet über andauernden Juckreiz im Genitalbereich. Weder fett- noch wasserhaltige Cremes würden helfen. Die Östrogensalbe, die Sie ihr vor mehreren Jahren wegen trockener Scheide nach der Menopause verschrieben haben, hätte auch nur kurzfristig eine Erleichterung gebracht.

Untersuchungsbefunde

Klinische Untersuchung: guter AZ und EZ, Bauchdecke weich, palpatorisch zwei vergrößerte Lymphknoten in der linken Leiste, rechte Leiste unauffällig. Äußeres Genitale ➤ Bild.

Spiegeleinstellung und Bimanuelle Tastuntersuchung: altersentsprechender Befund.

Transvaginaler Ultraschall: Uterus und Ovarien unauffällig, keine freie Flüssigkeit im Douglas-Raum.

1. Welchen Befund erheben Sie? An welche Differenzialdiagnosen denken Sie?

2. Welche Untersuchungen führen Sie durch?

3. Welche Einteilung der Erkrankung kennen Sie?

4. Zu welcher Therapie raten Sie der Patientin?

5. Wie gestaltet sich der posttherapeutische Verlauf?

6. Welche Prognose hat Frau Coleman?

1. Befund und Differenzialdiagnosen

Bei allgemein atrophischen Vulvaepithel findet sich am linksseitigen Introitus vaginae eine ca. 2 cm messende, weißliche raue Hyperkeratose mit unruhiger Oberfläche. Differenzialdiagnostisch infrage kommen:

- **Benigne Vulvatumoren:** HPV-6 und -11-assoziierten Condylomata acuminata (➤ Fall 15), bindegewebige Fibrome und Hydradenome. Diese Art der Veränderung kann unbehandelt bizarre Formen annehmen, macht aber meist wenig Beschwerden.
- **Vulvadystrophie** (Craurosis vulvae): großer Komplex an Differenzialdiagnosen. Klinisch kommt es zur Vulvaschrumpfung, Fettgewebssklerosierung, Rhagadenbildung und weißlich-schimmender Haut durch den Östrogenmangel im Senium. Es wird zwischen **hyperplastischen Dystrophien** mit Leukoplakien und Hyperkeratose, und der atrophischen Dystrophie, auch **Lichen sclerosus et atrophicus** genannt, unterschieden. Da sich die Beschwerden bei Frau Coleman auch nach Anwendung der Östrogensalbe nicht besserten, ist diese Diagnose wohl eher unwahrscheinlich.
- **Vulvadysplasie:** Präkanzerose des Vulvakarzinoms. Einteilung in VIN (vulväre intraepitheliale Neoplasie) Grad I–III, wobei VIN Grad III einem Carcinoma in situ, oder auch **Bowen-Krankheit** entspricht.
- **Bösartige Hautveränderungen** (wenn auch selten an der Vulva), wie das maligne Melanom und Basaliome.

Hautveränderungen im Genitalbereich sind vor allem im postmenopausalen Alter häufig anzutreffen, da das Gewebe aufgrund des Östrogenmangels vulnerabel wird. Bei einer länger bestehender Pruritus vulvae sollte aber unbedingt an ein Plattenepithelkarzinom der Vulva gedacht werden. Auch das Alter der Patientin spricht für das **Vulvakarzinom,** da dies gehäuft in der Altersgruppe der über 60-Jährigen auftritt.

2. Diagnostik

Nach der schon in der allgemeinen gynäkologischen Untersuchung beinhaltenden nativen Inspektion der Vulva, sollte auch eine **Vulvoskopie** mit 3%iger Essigsäure und Toluidinblaulösung **(Collins-Test)** durchgeführt werden. Dabei werden die Kerne stark proliferierender Zellen angefärbt, und das Gebiet der Biopsie ist so besser markiert. Die Diagnose muss auf jeden Fall durch eine **histologische Untersuchung** gesichert werden. Die Probe kann durch eine **Knipsbiopsie** oder bei kleinen Befunden durch Schnittexzision gewonnen werden. Wichtig hierbei ist, dass die Probe auch tiefere Schichten mit vitalen Zellen enthält, damit eine Aussage über Differenzierungsgrad und Infiltrationstiefe der Neoplasie getroffen werden kann.

Ist die Malignität des Knotens gesichert, sollte die Patientin sonographisch auf **Infiltration** von Rektum und Blase untersucht werden. Ergibt sich hierbei ein Verdacht auf organübergreifendes Wachstum, kann dies mithilfe von Rektoskopie und Zystoskopie weiter überprüft werden.

3. Einteilung

Wie viele andere gynäkologische Tumoren wird auch das Vulvakarzinom nach **FIGO** (Fédération Internationale de Gynécologie et d'Obstétrique) in vier Stadien eingeteilt:

- **Stadium 0:** entspricht einem Carcinoma in situ (M. Bowen) (Tis) mit intakter Basalmembran und gleichzeitig einem VIN III.
- **Stadium I und II:** Der Tumor ist auf die Vulva begrenzt und entweder größer oder kleiner als 2 cm im Durchmesser.
- **Stadium III:** Tumor breitet sich über die Vulva hinaus aus oder es sind unilaterale Lymphknoten betroffen.
- **Stadium IV:** entweder kontralaterale positive Lymphknoten oder Fernmetastasen.

4. Therapie

Wie bei allen malignen Neoplasien wird eine stadienadaptierte Therapie durchgeführt. Entspricht der Befund noch einer **Präkanzerose** (VIN), ist die diagnostische Entfernung auch gleich die Therapie, wenn dabei ein ausreichender Sicherheitsabstand von 5 mm eingehalten wurde.

1mm

Liegt bereits ein **Vulvakarzinom** vor, ist die Therapie der Wahl die stadiengerechte Operation:

- **Stadium I:** Exzision mit 2 cm Sicherheitsabstand ausreichend. Bei Infiltrationstiefe > 1 mm müssen auch die ipsilateralen Lymphknoten entfernt werden. *→ wenn pos. → auch kontralateral*
- **Ab Stadium II: Triple-Incision-Operation** (➤ Abb. 20.1) mit vollständiger Resektion der großen und kleinen Schamlippen (Vulvektomie) und beidseitiger Lymphonodektomie inguinal, femoral sowie ggf. auch pelvin. Sollten noch andere Organe, wie Vagina und Rektum, betroffen sein, werden auch diese Befunde entfernt. Bei nicht vollständiger Entfernung oder bei inoperablen Rezidiven kann eine **externe Bestrahlung** angeschlossen werden. Eine Chemotherapie ist wegen der niedrigen Ansprechrate und geringer Remissionsdauer nur selten indiziert.

Wegen des hohen Erkrankungsalters und entsprechenden Begleiterkrankungen treten relativ häufig Wundheilungsstörungen mit sekundärem Wundverschluss auf. Seit der Einführung der Triple-Incision-Technik ist eine Deckung des Gewebsdefekts mit einem Musculus-gluteus-maximus-Lappen nur noch bei ausgedehnten Tumorresektionen nötig.

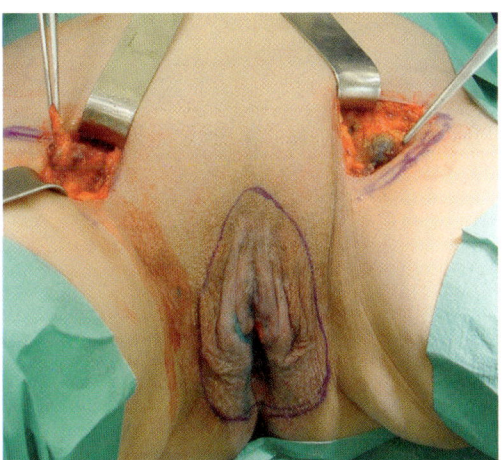

Abb. 20.1 Intraoperativer Situs bei Triple-Incision-Operation.

Sie haben bei Frau Coleman eine Knipsbiospie durchgeführt, deren histologische Aufarbeitung die Diagnose eines Plattenepithelkarzinoms ergab. Obwohl der ursprüngliche Befund gerade einmal knappe 2 cm groß war, müssen Sie das Vulvakarzinom von Frau Coleman in das FIGO-Stadium III einordnen, da die ipsilateralen Lymphknoten befallen sind. Nach Aufklärung der Patientin wird zwei Wochen nach der Erstvorstellung eine Triple-Incision-Operation durchgeführt. Der Bericht des Pathologen bestätigt noch einmal sowohl die Diagnose als auch das Stadium bei freien Schnitträndern und ausreichendem Sicherheitsabstand.

5. Nachsorge

Zum einen ist eine postoperative **Lymphödemprophylaxe** der Beine indiziert. Das beinhaltet neben einer Lymphdrainagentherapie die Aufklärung der Patientin über die Vermeidung von Verletzungen und Sonnenbrand der Beine.

Die **Tumornachsorge,** die vor allem aus der klinischen Untersuchung besteht, sollte in den ersten drei Jahren in vierteljährlichem, und dann in halbjährlichem Abstand durchgeführt werden, um frühzeitig Lokalrezidive zu erkennen.

Da bei Frau Coleman nach der Operation keine weitere Therapie erforderlich war, sehen Sie die Patientin nur alle drei Monate zur klinischen Kontrolle. Das Lymphödem auf der linken Seite macht der Patientin zu schaffen, aber sonst geht es der Patientin zwei Jahre nach Erstdiagnose sehr gut und bisher konnten Sie auch kein Rezidiv feststellen.

6. Prognose

Das Vulvakarzinom ist mit 4 % aller Genitaltumore eine relativ seltene Erkrankung. Dennoch ist die Prognose, vor allem im fortgeschrittenen Stadium schlecht. Die 5-Jahres-Überlebensrate staffelt sich nach den FIGO-Stadien (➤ Tab. 20.1). Allgemein lässt sich auch sagen, dass mehrere befallene Lymphknoten mit einer schlechteren Prognose assoziiert sind.

Tab. 20.1 5-Jahres-Überlebensraten ohne Einbeziehung des Lymphknotenbefalls

Stadium	5-Jahres-Überlebensrate (%)
I	82
II	60
III	50
IV	20

Zusammenfassung

Veränderungen am äußeren Genitale können entweder benignen Ursprungs sein, wie die HPV-assoziierten Condylomata acuminata und Vulvadystrophien, oder malignen Hautveränderungen entsprechen, wie dem Basaliom, Plattenepithelkarzinom und malignen Melanom. Mit etwa 4 % aller Genitalkarzinome sind die **Vulvakarzinome** relativ selten und vor allem in der **Altersgruppe** über 60 Jahre anzutreffen. Die Präkanzerosen, VIN I–III finden sich bereits im Alter von 20–40 Jahren, der Altersgipfel für das Carcinoma in situ (VIN III, T0) liegt bei 55 Jahren. Die **Diagnose** wird über eine Knipsbiopsie histologisch gesichert, die **Therapie** erfolgt in einer stadienabhängigen Operation. Ab FIGO-Stadium II ist die Triple-Incision-Operation indiziert. Eine postoperative Radiotherapie wird nur bei unvollständiger Tumorentfernung und inoperablen Rezidiven empfohlen. Die **Prognose** ist insgesamt schlecht, die Fünf-Jahres-Überlebensrate nimmt mit Zunahme des FIGO-Stadiums und auch der befallenen Lymphknoten ab. Die **Nachsorge** beschränkt sich im Wesentlichen auf die klinische Untersuchung, um Lokalrezidive frühzeitig zu erkennen.

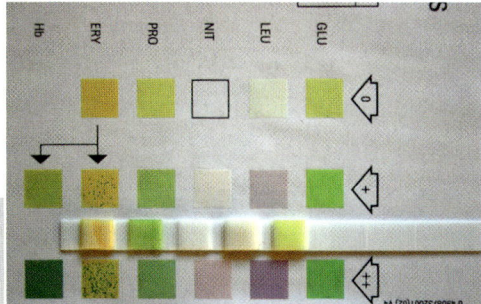

21

Schäumender Urin

Anamnese

Frau Wächter ist eine 31-jährige Schwangere in der 29. SSW. Sie hat heute einen Termin bei Ihnen für eine reguläre Vorsorgeuntersuchung. Dies ist ihr erstes Kind und Frau Wächter ist bei jedem Termin sehr nervös. Bisher gab es aber keinerlei Grund für Aufregung. Die Schwangerschaft verlief soweit komplikationslos und das Kind entwickelte sich zeitgemäß. Sie bitten ihre Arzthelferin Susanne, wie immer vor der Untersuchung schon einmal Blutdruck und Gewicht zu bestimmen.

Untersuchungsbefunde

Die Arzthelferin hat einen Blutdruck von 155/95 mmHg gemessen. Da sie befürchten, dass die Nervosität der Patientin einen Einfluss auf den Messwert gehabt haben könnte, bitten Sie Susanne, die Messung nach der Urinuntersuchung noch einmal zu wiederholen.

Es ändert sich jedoch nichts an Frau Wächters Blutdruck. Danach zeigt Ihnen die Arzthelferin den Teststreifen (➤ Bild). Als Sie konkret danach fragen, erinnert sich Frau Wächter, dass sie seit Kurzem einen etwas schäumenden Urin hat.

1. Wie lautet Ihre Verdachtsdiagnose?

_____

2. Wie sichern Sie die Verdachtsdiagnose?

_____

3. Wie wird die Erkrankung ausgelöst? Gibt es Risikofaktoren?

_____

4. Welche Therapie würden Sie wählen?

_____

5. Frau Wächter möchte wissen was sie tun kann, um Ähnliches bei der nächsten Schwangerschaft zu verhindern.

_____

6. Können Sie die Erkrankungen des Formenkreises noch einmal zusammenfassen?

_____

1. Verdachtsdiagnose

Die bei Frau Wächter mittels Urinteststreifen nachgewiesene Proteinurie ist in der 29. SSW neu aufgetreten. Zusammen mit dem leichten Schwangerschaftshypertonus ist sie ein deutlicher Hinweis auf eine Präeklampsie. Da die Patientin weder Beschwerden hat (z.B. Ödeme), noch ihr Allgemeinbefinden beeinträchtigt ist, spricht man von einer **leichten Präeklampsie.**

2. Diagnosesicherung

Im Grunde ist die Diagnose mit der **Blutdruckmessung** und einer einfachen **Urinuntersuchung** schon fast gesichert. Trotzdem sollte eine **24-Stunden-Blutdruckmessung** durchgeführt werden, um einen „Weißkittelhypertonus" auszuschließen. Die Messungen können nach Unterweisung meist ganz stressfrei von der Schwangeren selbst zu Hause durchgeführt werden. Daneben sollte nach einem auffälligen Urin-Stix die **Gesamtproteinausscheidung** im 24-Stunden-Urin bestimmt werden. Als unbedenklich gelten weniger als 300 mg/24 h.

Daneben ist in vielen Fällen der Widerstand in den Aa. uterinae erhöht. Dies kann in einer **Doppler-Sonographie** gezeigt werden. Oft findet sich bei der Schwangeren auch eine **Erhöhung des Hämatokrit.** Außerdem darf man nicht vergessen, das Blut der Patientin auf Hämolysezeichen, eine Thrombozytopenie, und pathologische Leberwerte zu untersuchen, um ein **HELLP-Syndrom** (s.u.) auszuschließen.

Sie führen bei Frau Wächter sowohl eine 24-Stunden-Blutdruckmessung als auch eine Messung der Gesamtproteinausscheidung über 24 Stunden durch. Beide Untersuchungen sind leicht pathologisch und geben keinen Anlass zu übertriebener Sorge.

Merke

Zu jeder vollständigen Schwangerenvorsorgeuntersuchung gehören die Messung des Blutdrucks und Urin-Stixs!

3. Erkrankungsursachen/Risikofaktoren

Die genaue Pathogenese der Präeklampsie ist noch weitgehend unbekannt. Möglich wäre, dass eine **gestörte Plazentaentwicklung** die Ursache ist. Dabei kommt es zur mangelhaften Ausbildung und Implantation von Spiralarterien in das Myometrium der Gebärmutter. Dies hat eine schlechtere Durchblutung des intervillösen Raums zur Folge und verursacht einen kompensatorischen Anstieg des mütterlichen Blutdrucks. Ferner wird vermutet, dass bei den betroffenen Frauen vasokonstriktiv wirkende Einflüsse und vasodilatierende Faktoren im Ungleichgewicht sind. Auch immunogene Substanzen scheinen bei der Entwicklung einer Präeklampsie eine Rolle zu spielen.

Im Normalfall ist während der Schwangerschaft ein Absinken des systolischen und diastolischen Blutdrucks bis zur 20.–24. Schwangerschaftswoche physiologisch. Danach steigt der Druck wieder bis auf die Ausgangswerte. Außerdem nimmt das Herzzeitvolumen um etwa 35 % zu, während der periphere Widerstand unterdessen abnimmt.

Verschiedenste **Risikofaktoren** können die Gefahr einer Präeklampsie erhöhen. Einige sind:

- Primigravida.
- Heterologe Insemination.
- Hohes mütterliches Alter.
- Positive Familienanamnese oder bereits eine Präeklampsie in der Anamnese.
- Adipositas.
- Diabetes mellitus.
- Chronische Hypertonie.
- Antiphospholipidantikörper.
- Homozysteinämie.
- Nichtraucherinnen.
- Psychosozialer Stress.
- Schwangerschaftsassoziierte Faktoren (Mehrlingsschwangerschaft, HWI, fetale Fehlbildung, Blasenmole etc).

4. Therapie

- **Leichte Präeklampsie:** Primär kann auf eine medikamentöse Therapie verzichtet werden. **Engmaschi-**

ge **Blutdruckkontrollen** sind obligat. Die Indikation für eine **antihypertensive Therapie** muss sorgfältig geprüft werden, da sie nicht nur Vorteile mit sich bringt: Therapiert man einen Schwangerschaftshypertonus zu früh, kann es z.B. zu einer für das Kind gefährlichen Minderperfusion des Uterus kommen. Manche Antihypertensiva können zudem den Gefäßwiderstand erhöhen und verschlechtern dadurch die Durchblutung von Plazenta und Fetus. Oft reichen bei leichten Formen eine Stressreduzierung und die Vermeidung von Belastung aus. Die Proteinurie bleibt ohnehin von der antihypertensiven Therapie unbeeinflusst.

- **Schwere Präeklampsie:** medikamentöse Therapie. Um die Versorgung des Kindes nicht zu gefährden, darf der Blutdruck aber nicht zu schnell gesenkt werden. Mittel der Wahl ist wegen seiner Nebenwirkungsarmut und der guten Wirksamkeit α-**Methyldopa. Selektive Betablocker** (z.B. Metoprolol) und der Kalziumantagonist **Nifedipin** sind ebenfalls für die Therapie während der Schwangerschaft zugelassen. Hilfreich ist bei erhöhtem Hämatokrit, außerdem die intravenöse Gabe von Flüssigkeit um die plazentare Perfusion nicht zu gefährden. Ist der Hypertonus nicht beherrschbar, muss die **Entbindung** angestrebt werden, um vor allem das Leben der Mutter nicht zu gefährden.
- **Eklamptischer Anfall:** Prodromi sind Augenflimmern, Kopfschmerzen, Übelkeit und Hyperreflexie (Verbreiterung der Reflexzonen). Um den Anfall zu durchbrechen, verabreicht man Diazepam und Magnesiumsulfat und strebt dann die sofortige Entbindung mittels **Sektio** an.

Da Sie bei Frau Wächter den Eindruck haben, dass sie sich sehr viele Sorgen macht und leicht nervös wird, schreiben Sie die berufstätige Frau krank, verordnen ihr vorerst Bettruhe und hoffen, dass sich der Blutdruck der jungen Frau allein dadurch normalisiert. Bevor Sie sich verabschieden, machen Sie Frau Wächter aber noch klar, wie wichtig die engmaschige Kontrolle des Verlaufs (Vitalfunktionen, Flüssigkeitsbilanz, Labor, CTG) ist.

5. Prävention

Sie erklären Frau Wächter, dass tatsächlich für ein paar Substanzen ein präventiver Effekt hinsichtlich Präeklampsie nachgewiesen wurde:

- **ASS 100:** Für eine optimale Prävention sollte einmal pro Tag 100 mg Acetylsalicylsäure gegeben werden. Am besten beginnt man mit der Einnahme zwischen der 12. und 16. SSW und setzt sie bis zur 34. SSW Woche fort. Der präventive Effekt wurde nur bei Risikopatientinnen nachgewiesen, senkt dann aber nachweislich das Risiko einer Präeklampsie, das Frühgeburtsrisiko und die perinatale Mortalität.
- **Vitamin C und E:** Die Kombination beider senkt laut einer neueren Studie ebenfalls das Präeklampsierisiko → 1000 mg/d Vitamin C und 400 IE/d Vitamin E p.o.
- **Rauchen:** Paradoxerweise senkt Rauchen die Präeklampsierate. Wegen der wohlbekannten Nachteile des Rauchens (> Fall 48) kommt es als ernstzunehmende präventive Methode jedoch nicht in Betracht.

6. Erkrankungen des Formenkreises

- **Gestationshypertonus:** isolierte Hypertonie nach der 20. SSW, die nicht länger als bis sechs Wochen nach Entbindung anhält. Eine Proteinurie ist hier nicht zu finden.
  - **Leichter** Gestationshypertonus: Blutdruck von 140–159/90–109 mmHg.
  - **Schwerer** Gestationshypertonus: Blutdruck > 160/110 mmHg.
- **Chronische Hypertonie:** Die Hypertonie bestand schon vor der 20. SSW und hält länger als bis sechs Wochen nach Entbindung an. Eine Proteinurie ist nicht vorhanden.
- **Präeklampsie:** Es kommt während der Schwangerschaft zu einem Hypertonus und einer signifikanten Proteinurie (> 300 mg/24 h) mit oder ohne Ödeme.
- **Eklampsie:** Eine schwere Verlaufsform der Präeklampsie, bei der es zusätzlich noch zu Kopfschmerzen und Augenflimmern kommen kann, gefolgt von einem eklamptischen Anfall in Form eines generali-

sierten tonisch-klonischen Krampfanfalls. Die Eklampsie kann lebensgefährlich sein und selbst im Wochenbett noch auftreten!

- **HELLP-Syndrom:** Eine Sonderform der Präeklampsie, bei der weder ein Hypertonus noch eine Proteinurie zwingend vorkommen müssen. Pathognomonisch sind Hämolyse, erhöhte Leberenzymwerte und erniedrigte Thrombozytenzahlen (➤ Fall 23).

Zusammenfassung

Hypertensive Schwangerschaftserkrankungen sind mit einem Vorkommen von ungefähr 7 % aller Schwangeren ein häufiges Problem. Sie erfordern eine engmaschige Kontrolle und Therapie der Schwangeren. Damit soll eine Minderversorgung des Kindes durch eine Plazentainsuffizienz rechtzeitig erkannt und eine vital gefährdende Eklampsie verhindert werden. Für die **Behandlung des Hypertonus** werden zum Beispiel α-Methyldopa, Metoprolol und Nifedipin eingesetzt. ASS 100 sowie die Vitamine D und E haben hinsichtlich Präeklampsie einen **präventiven Effekt.** Zur Prävention der tonisch-klonischen Anfälle bei schwerer Präeklampsie mit Hyperreflexie wird Magnesiumsulfat eingesetzt. Kann die hypertensive Erkrankung nicht beherrscht werden und ist dadurch das Leben von Mutter und/oder Kind gefährdet, ist eine Beendigung der Schwangerschaft indiziert.

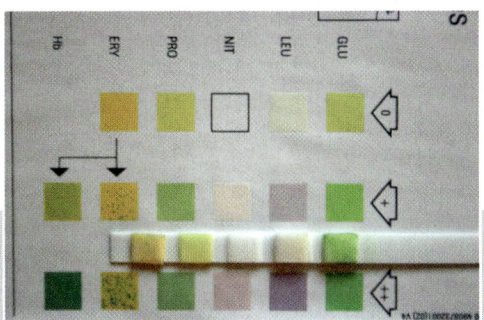

22

Schwangerschaft nach Abort

Anamnese

Frau Körner ist eine 28-jährige Patientin, die jetzt in der 22. SSW zur zweiten Vorsorgeuntersuchung zu Ihnen kommt. Die Schwangerschaft war bisher ohne Auffälligkeiten verlaufen, auch heute geht es Frau Körner sehr gut. Dies ist bereits die dritte Schwangerschaft der gesunden jungen Frau. Die erste war problemlos verlaufen, der inzwischen 5-jährige Jonas begleitet auch heute seine Mutter. Die zweite Schwangerschaft endete in der 25. Schwangerschaftswoche p.m. mit einem Abort unbekannter Ursache. Frau Körner ist deswegen sehr nervös und Sie bitten Ihre Sprechstundenhilfe schon einmal, den Blutdruck zu messen und einen Urin-Stix zu machen, bis Sie Zeit für Frau Körner haben.

Untersuchungsbefunde

Klinische Untersuchung: RR 125/80 mmHg, HF 75/Min., Urinstix ➤ Bild. Guter AZ, adipöser EZ (BMI von 28 kg/m^2). Abdomen nicht druckdolent, Fundus ein Querfinger unter Nabelhöhe.

Vaginale Tastuntersuchung: Muttermund geschlossen, Zervix in sakraler Stellung und in der Länge vollständig erhalten.

Abdominelle Sonographie: regelrechte Entwicklung des Kindes, gute Herztätigkeit, kein Hinweis auf Organfehlbildungen, Plazenta im Fundus lokalisiert.

1. Wie lautet Ihre Verdachtsdiagnose? Begründen Sie diese! Welche Differenzialdiagnosen kommen infrage?

2. Wie bestätigen Sie Ihre Verdachtsdiagnose?

3. Erklären Sie die Pathophysiologie dieser Erkrankung!

4. Welche Therapie verordnen Sie der Patientin?

5. Welche Komplikationen kennen Sie?

6. Wie ist die Prognose nach Beendigung der Schwangerschaft für Mutter und Kind?

1. Verdachtsdiagnose/Differenzialdiagnosen

Jede **Fehlgeburt** stellt eine große psychische Belastung dar. Die Ursachen sind vielfältig und häufig lassen sich keine spezifischen organischen Veränderungen feststellen, die dazu geführt haben könnten. Allerdings sollte bei einer weiteren Schwangerschaft nicht übersehen werden, dass ein unerkannter **Gestationsdiabetes** mit einem doppelten Abortrisiko und zehnmal mehr Totgeburten einhergeht. Zusammen mit der im Urinteststreifen gesicherten **Glukosurie** und dem **erhöhten BMI** der Patientin (beides Risikofaktoren für diese Erkrankung) steht diese Verdachtsdiagnose im Vordergrund.

Differenzialdiagnosen sind:
- Vorbestehende **Diabetes mellitus Typ 1 oder 2,** der unbehandelt die gleichen Folgen für das Kind hat wie ein Gestationsdiabetes.
- **Physiologische Schwangerschaftsglukosurie:** Glukoseausscheidung im Harn bei normalem Blutzuckerspiegel aufgrund der physiologisch erhöhten GFR bei verminderter Glukoserückresorption im Tubulus.

M e r k e

Ein Diabetes der Mutter führt zu einem erhöhten Risiko für Aborte und Totgeburten.

2. Untersuchungen

Da etwa 5 % aller Schwangeren einen Gestationsdiabetes entwickeln und die für einen unbehandelten Diabetes typischen Symptome wie Polyurie und -dypsie sowie Gewichtsabnahme und Leistungsminderung in der Schwangerschaft meist fehlen, sollte prophylaktisch bei jeder der drei Vorsorgeuntersuchungen ein **Urinstix** gemacht werden und ab der 24. Schwangerschaftswoche einmal ein **Nüchternblutzucker** bestimmt werden. Sensitiver als diese beiden Verfahren ist jedoch der **verkürzte orale Glukosetoleranztest (oGTT)** mit 50 g Glukose in 200 ml Wasser, der auch bei einer nicht nüchternen Patientin durchgeführt werden kann. Bei einem Einstundenwert > 140 mg/dl oder einer Nüch-

ternglukose über 100 mg/dl muss ein **normaler oGTT** (75 g Glukose in 300 ml Wasser) angeschlossen werden. Dabei sind die Normwerte im nüchternen Zustand < 95 mg/dl, nach einer Stunde < 180 mg/dl und nach zwei Stunden < 155 mg/dl.

Da Frau Körner nicht nüchtern ist, machen Sie vorerst einen verkürzten oGTT. Nach einer Stunde messen Sie 160 mg/dl und bestellen die Patientin deshalb eine Woche später zum normalen oGTT ein. Nach dieser Untersuchung müssen Sie Frau Körner mitteilen, dass sie wohl einen Schwangerschaftsdiabetes entwickelt hat.

M e r k e

Bei Glukosurie und pathologischem Nüchternblutzucker muss ein oGTT durchgeführt werden.

3. Pathophysiologie

In der Frühschwangerschaft herrscht eine anabole Stoffwechsellage mit vermehrter Fetteinlagerung und physiologisch erhöhter Insulinempfindlichkeit (Hypoglykämiegefahr für Diabetikerinnen!). In der zweiten Schwangerschaftshälfte kommt es durch erhöhte Spiegel von Glukagon und HPL (humanes plazentares Laktogen) zur zunehmenden Insulinresistenz mit erhöhtem Insulinbedarf. In dieser Stoffwechsellage kann sich aus einer bisher latenten pathologischen Glukosetoleranz ein **Gestationsdiabetes** entwickeln. Der Blutzuckerspiegel der Mutter kann sich oft weiterhin in normalen Bereichen bewegen, da Fetus und Plazenta einen hohen Glukoseverbrauch haben und der Fetus seinerseits mit erhöhter Insulinproduktion auf die hohen Glukosespiegel reagiert.

Bei **vorbestehendem Diabetes mellitus** ist die Kenntnis dieser pathophysiologischen Grundlagen wichtig, da die Insulindosis in der Frühschwangerschaft wegen Gefahr einer Hypoglykämie reduziert, in der Spätschwangerschaft aber aufgrund der zunehmenden Insulinresistenz häufig erhöht und nach der Geburt wieder drastisch gesenkt werden muss.

4. Therapie

An erster Stelle steht die **Änderung der Ernährungs- und Bewegungsgewohnheiten.** Bei bis zu sechs kleinen Mahlzeiten am Tag sollten langsam resorbierbare Kohlenhydrate, wie Obst und Vollkornbrot, auf dem Speiseplan stehen und insgesamt nicht mehr als 30 kcal/kg Körpergewicht pro Tag verzehrt werden. Mindestens einmal pro Woche muss der **Blutzucker** kontrolliert werden. **Zielwerte** hierbei sind präprandial < 90 mg/dl und eine Stunde postprandial < 140 mg/dl. Sollte dieses Ziel durch diätetische Maßnahmen nicht erreicht werden, muss eine **Insulintherapie** nach dem Basis-Bolus-Prinzip eingeleitet werden. Aufgrund der physiologischen Stoffwechseländerungen im Laufe einer Schwangerschaft müssen auch unter Insulintherapie regelmäßig Blutzucker und HBA$_{1c}$ kontrolliert und die Dosierung der Situation angepasst werden. Besonders bei Kortisontherapie zur Induktion der Lungenreife muss mit engmaschigen Blutzuckerkontrollen der antiinsulinen Kortisonwirkung Rechnung getragen werden.

Orale Antidiabetika, wie Glinide und Metformin, kommen in der Schwangerschaft nicht zum Einsatz. Sie sind wegen einer erhöhten perinatalen Sterblichkeit und Teratogenität grundsätzlich kontraindiziert. Aber auch ohne diese Kontraindikationen ist die Blutzuckereinstellung unter oralen Antidiabetika während der Schwangerschaft nicht zufriedenstellend und es kommt immer wieder zu fetalen und maternalen Hypoglykämien.

Merke

Orale Antidiabetika sind in der Schwangerschaft u.a. wegen Teratogenität kontraindiziert.

5. Komplikationen

Auf **mütterlicher Seite** sind die Komplikationen des Gestationsdiabetes ähnlich denen des Diabetes mellitus Typ 1 und 2:

→ Glykosurie

- Vermehrt **Infektionen,** vor allem im Bereich des Urogenitaltrakts und Mikrozirkulationsstörungen mit Wundheilungsstörung.
- Erhöhtes Risiko für **thromboembolische Ereignisse.** *↳ Verlust H$_2$O*
- Dekompensation der Stoffwechsellage im Sinne eines ketoazidotischen oder hyperosmolaren Komas theoretisch möglich, aber praktisch in der Klinik selten während der Schwangerschaft.

Die gravierenderen Schäden entstehen jedoch auf **kindlicher Seite.** Subsumiert werden die pränatalen Entwicklungsstörungen durch einen schlecht eingestellten oder nicht erkannten Diabetes mellitus der Mutter unter dem Überbegriff **Embryofetopathia diabetica.**

- **Diabetische Embryopathie** (etwa 10 %): vor allem bei unerkanntem vorbestehenden Diabetes mellitus vermehrt Herzfehler, Kardio-, Hepato- und Splenomegalien durch vermehrte Glykogeneinlagerung. Eine Sonderform ist die **kaudale Regression,** ein seltener Fehlbildungskomplex mit Hypoplasie der unteren Körperhälfte und urogenitalen oder kardialen Fehlbildungen.
- **Diabetische Fetopathie** (etwa 80 %): **Geburtsgewicht > 90. Perzentil,** das heißt, bei termingerechter Entbindung > 4000 g. Diese Kinder werden als **makrosom** oder **LGA** (Large for gestational age) bezeichnet. Häufig kommt es jedoch durch Plazentainsuffizienz bei Angiopathie und Polyhydramnion, bedingt durch die fetale Polyurie, zum vorzeitigen Blasensprung und zur **Frühgeburtlichkeit.** Bei der Geburt selber stehen **Schulterdystokien** und andere größenbedingte mechanische Probleme bei der vaginalen Entbindung im Vordergrund, sodass häufig eine Entbindung per primärer Sektio angestrebt wird. Obwohl die betroffenen Kinder makrosom sind, treten postpartal häufig **Hypoglykämien,** kindliche Unreife mit Atemnotsyndrom durch fehlende Lungenreife (Insulin hemmt die Surfactantsynthese) und Hyperbilirubinämie auf. **Pathophysiologisch** steht hinter diesen Veränderungen die (durch das hohe Glukoseangebot) kompensatorisch erhöhte Insulinproduktion des Kindes mit Pankreashypertrophie und konsekutiv vermehrter Glykogeneinlagerung und Lipogenese.

6. Prognose

Für das **Kind** bedeutet ein nicht erkannter Schwangerschaftsdiabetes neben der Embryopathia diabetica ein **langfristig erhöhtes Risiko für Stoffwechselerkrankungen,** Adipositas und kardiovaskuläre Erkrankungen. Bei korrekter Blutzuckereinstellung ist jedoch eine normale Schwangerschaft mit gleichem Risikoprofil für die spätere Entwicklung des Kindes wie bei einer gesunden Frau möglich.

Der reine Gestationsdiabetes ist auf die Dauer der Schwangerschaft limitiert. Allerdings entwickelt die **Hälfte der Mütter** bei gleich bleibenden Risikofaktoren und Lebensführung in zehn Jahren einen **manifesten Diabetes mellitus Typ 2.** Aus diesem Grund muss dieser Patientengruppe zu Gewichtsreduktion und gesunder Lebensführung geraten werden, um dieses Risiko zu minimieren.

Bei Frau Körner ist die Blutzuckereinstellung wegen der Compliance der Patientin sehr gut möglich und sie bringt in der 39. SSW ein gesundes, normalgroßes Mädchen zur Welt. Trotzdem raten Sie der Patientin zur Gewichtsabnahme und weisen sie auf ihr erhöhtes Diabetesrisiko hin.

Merke

- Kinder von an Diabetes erkrankten Müttern haben selbst ein erhöhtes Risiko für die Entwicklung von Stoffwechselerkrankungen.
- Die Hälfte der Patientinnen mit Gestationsdiabetes entwickelt nach zehn Jahren einen Diabetes mellitus Typ 2.

Zusammenfassung

Etwa 5 % aller Schwangeren in den Industrienationen entwickeln einen Gestationsdiabetes. Wegen fehlender **Symptome** sollte der Urin deshalb regelmäßig auf Glukosurie untersucht und einmalig ab der 24. SSW ein Nüchternblutzucker oder ein verkürzter oraler Glukosetoleranztest durchgeführt werden. Obwohl der Gestationsdiabetes auf die Schwangerschaftsdauer limitiert ist, muss er unbedingt **behandelt** werden. Erster Schritt der Behandlung sind Änderungen von Ernährungs- und Bewegungsgewohnheiten, bei Versagen eine intensivierte Insulintherapie. Orale Antidiabetika sind wegen Teratogenität und schlechten Resultaten kontraindiziert und kommen nicht zum Einsatz. Bei Nichtbehandlung kommt es neben einer erhöhten Abort- und Frühgeburtsrate auch vermehrt zu Fehlbildungen (Embryopathia diabetica) und langfristig zu einem erhöhten **Risiko** für Stoffwechselerkrankungen für das **Kind.** Ohne Minimierung der Risikofaktoren erkranken 50 % der Patientinnen nach etwa zehn Jahren an einem Diabetes mellitus Typ 2.

23

Oberbauchschmerzen in der Schwangerschaft

Anamnese

Am Montagmorgen stellt sich als erste Patientin Frau Wiesmüller mit Schmerzen im rechten Oberbauch bei Ihnen in der Schwangerenambulanz vor. Die 30-jährige Patientin erwartet ihr erstes Kind und ist in der 34 + 6. Schwangerschaftswoche. Dem Mutterpass entnehmen Sie, dass der bisherige Schwangerschaftsverlauf völlig komplikationslos war und auch keine ernsten Vorerkrankungen bestehen. Die besorgte Patientin hat nun schon seit Freitag kontinuierlich bestehende Oberbauchschmerzen von dumpfem Charakter, die vor allem auf der rechten Seite lokalisiert sind. Von vorzeitig einsetzenden Wehen gehen Sie daher vorerst nicht aus.

Untersuchungsbefunde

Körperliche Untersuchung: guter AZ und EZ, Fundus (1. Lepold-Handgriff) weich und nicht druckdolent zwischen Nabel und Rippenbogen. Druckdolenz im rechten Oberbauch.

Vaginale Untersuchung: Muttermund geschlossen, Portio 2 cm, derb und nach sakral gerichtet, keine Blutung.

Sonographie: regelrechte Entwicklung der Schwangerschaft, Plazenta unauffällig.

Kardiotokogramm (CTG) über 30 Min.: Basalfrequenz von 130 bpm, sporadische Akzelerationen und keine Dezelerationen (Fisher-Score: 10, vgl. ➤ Tab. 25.1). Keine Wehentätigkeit.

1. Wie lautet Ihre Verdachtsdiagnose? Begründen Sie diese! Welche Differenzialdiagnosen erwägen Sie?

2. Wie sichern Sie die Verdachtsdiagnose?

3. Wie wird die Erkrankung ausgelöst?

4. Welche Therapie würden Sie wählen?

5. Nennen Sie einige Komplikationen, die auftreten können.

6. Erklären Sie die Pathogenese der Oberbauchschmerzen.

1. Verdachtsdiagnose/Differenzialdiagnosen

Am ehesten spricht das klinische Bild der Patientin für ein **HELLP-Syndrom,** eine Sonderform der Präeklampsie (➤ Fall 21). Es tritt typischerweise im **dritten Trimenon auf**, ist aber schon ab der 17. Schwangerschaftswoche möglich. Als Hauptsymptom gelten die meist rechts gelegenen **Oberbauchschmerzen,** aber auch ein Brust- oder Schulterschmerz kann im Vordergrund stehen. Die Schmerzen können unterschiedlich stark ausgeprägt sein und kontinuierlich oder intermittierend auftreten. Daneben liegen in den meisten Fällen (aber keinesfalls notwendigerweise) eine **Hypertonie** und eine **Proteinurie** in variabler Ausprägung vor. Das HELLP-Syndrom kann mitunter zu einer Plazentainsuffizienz mit fetaler Retardierung führen. Mit drei bis vier Fällen auf 1000 Schwangerschaften ist das HELLP-Syndrom eine nicht zu unterschätzende lebensbedrohliche Erkrankung, die dringenden Handlungsbedarf fordert. Aufgrund der Symptomenkonstellation bei einem HELLP-Syndrom sollten **differenzialdiagnostisch** außerdem folgende Erkrankungen in Betracht gezogen werden:

- **Hämolytisch-urämisches Syndrom (HUS):** kann als atypische Form auch im Erwachsenenalter auftreten und auch hier weniger während der Schwangerschaft als im Wochenbett. Die Differenzialdiagnose ist jedoch erschwert, da ein HELLP-Syndrom in einem Drittel der Fälle ebenfalls erst im Wochenbett Symptome zeigt. Das HUS äußert sich mit Thrombozytopenie, Hämolyse, Fragmentozyten, einem negativen direkten Coombs-Test und akutem Nierenversagen mit nachfolgender Hypertonie. Oft werden auch E. coli (Serotyp 0157:H7) oder Shigellen nachgewiesen.
- **Thrombotisch-thrombozytopenische Purpura (TTP):** Typische neurologische Symptomatik steht im Vordergrund (Verwirrtheit, Kopfschmerzen, Somnolenz und Krämpfe). Daneben kommt es zu Hämolyse, Purpura, Ikterus, Fieber, Proteinurie und einer Thrombozytopenie.
- Es muss auch an schwangerschaftsunabhängige Krankheiten, wie eine **Gallenkolik** oder einen **Reflux** gedacht werden.

M e r k e

HELLP steht für **H**emolysis, **E**levated **L**iver Enzymes und **L**ow Platelets (Hämolyse, erhöhte Leberenzymwerte und niedrige Thrombozytenzahlen).

2. Diagnosesicherung

- **Laboruntersuchung:** Nachweis der Kombination folgender veränderter Parameter: erhöhte Transaminasen (GOT; GPT), Thrombozytopenie, Haptoglobinabfall und LDH-Anstieg als Zeichen für die Hämolyse; in vielen Fällen auch unklare CRP-Erhöhung.
- **Blutausstrich:** Fragmentozyten.
- **RR:** > 140/90 mmHg oder normal.
- **Urin:** Proteinurie mit > 300 mg/d oder unauffällig.

Sie haben bei Frau Wiesmüller selbstverständlich sofort alle notwendigen Untersuchungen angeordnet. Der Blutdruck befindet sich mit 145/90 mmHg schon im pathologischen Bereich, der Urinstix zeigt eine geringe Proteinurie. Die für das HELLP-Syndrom typischen Laborparameter (s.o.) sind hingegen schon deutlich im pathologischen Bereich. Im Endeffekt machen es ihnen die Ergebnisse der Laboruntersuchung leicht über eine Therapie zu entscheiden.

3. Erkrankungsursachen

Der noch weitgehend unklare Pathomechanismus des HELLP-Syndroms verläuft vermutlich ähnlich wie das der Präeklampsie durch eine inadäquate Umwandlung von myometranen Segmenten der Spiralarterien in uteroplazentare Arterien. Dadurch wäre die **plazentare Minderperfusion** für eine **immunologische Maladaptation** und damit für die bereits genannten peripheren Symptome verantwortlich.

4. Therapie

Im Falle des HELLP-Syndroms ist die einzige kausale Therapie die **Entbindung,** die in der Regel durch eine Sektio erfolgt. Begleitend sollten gegebenenfalls eine **antihypertensive** (Clonidin, α-Methyldopa) und eine antiepileptische (Magnesium) Therapie erfolgen. Insbesondere ist auf die **engmaschige Überwachung** und eventuell eine Fortsetzung der Therapie nach der Entbindung zu achten, da sich die Symptome noch bis zehn Tage post partum verschlechtern können. Auf Heparin sollte postoperativ bis zur Erholung der Gerinnungsparameter verzichtet werden. Im weiteren Verlauf kann es jedoch zu einer **überschießenden Thrombozytose** kommen, die eine **Thromboseprophylaxe** erforderlich macht. Sollten der fetale und maternale Zustand stabil sein, kann in Ausnahmefällen bei niedrigem Gestationsalter unter intensiver Überwachung eine konservative Therapie erfolgen. Dabei sollte allerdings Betamethason zur Förderung der fetalen Lungenreife verabreicht werden.

Nach einem ausführlichen Gespräch sieht Frau Wiesmüller ein, dass eine Sektio in ihrem Fall die einzig mögliche Therapie darstellt. Sie möchte weder das Kind noch sich selbst gefährden. Einen Tag später führen Sie den Kaiserschnitt durch. Er verläuft komplikationslos und Sie entbinden Frau Wiesmüller von einem gesunden, wenn auch noch etwas kleinen Mädchen. Mutter und Kind müssen danach noch eine Weile zur Überwachung in der Klinik bleiben, verlassen sie dann aber in gutem Zustand.

5. Komplikationen

Einige gefürchtete Komplikationen des HELLP-Syndroms sind: Niereninsuffizienz (intermittierend oder persistierend), Leberinsuffizienz bis hin zur Leberruptur, vorzeitige Plazentalösung und Gerinnungsstörungen, die zu Hirnblutungen und einer disseminierten intravasalen Gerinnung (DIC) führen können.

6. Pathogenese der Oberbauchschmerzen

Man geht davon aus, dass segmentale Vasospasmen in der Leber und periportale Fibrinablagerungen zur **Dehnung der Glisson-Kapsel** führen. Diese Dehnung wiederum verursacht die rechtsseitigen Oberbauchschmerzen der Patientin.

Zusammenfassung

Das HELLP-Syndrom als **Sonderform der Präeklampsie** zählt zu den hypertensiven Erkrankungen in der Schwangerschaft. Nicht zuletzt durch seinen unkalkulierbaren Verlauf ist das HELLP-Syndrom eine lebensgefährliche Erkrankung. Als **Leitsymptom** gilt der rechtsseitige Oberbauchschmerz. Dazu kommen typische laborchemische Veränderungen bestehend aus Hämolyse, Transaminasenanstieg und Thrombozytopenie. Die einzige kausale Therapie des HELLP-Syndroms ist letztendlich die Entbindung (Sektio). Zudem können für die Schwangerschaft zugelassene Antihypertensiva und eine antiepileptische Therapie mit Magnesium eingesetzt werden. Eine engmaschige klinische Überwachung ist unerlässlich. Meist stellt sich bis zum 10. Tag post partum eine deutliche Besserung der Symptomatik ein.

24

Vaginale Blutung in der Schwangerschaft

Anamnese

Im Kreissaaldienst wird Ihnen von der Einsatzzentrale eine 33-jährige schwangere Patientin mit vaginaler Blutung und stechenden abdominellen Schmerzen angemeldet. Als der Notarzt mit Frau Brecht, einer Sechstgravida und Fünftpara eintrifft, haben Sie schon OP-Schwestern, Anästhesie und den diensthabenden Neonatologen verständigt. Frau Brecht ist laut den Unterlagen in der 32. SSW und der bisherige Schwangerschaftsverlauf war unauffällig. Als Sie die Decke der Transporttrage zurückschlagen, sehen Sie blutige Flecken auf der Unterlage.

Untersuchungsbefunde

Klinische Untersuchung: AF 20/Min., HF 120/Min., RR 95/70 mmHg, SO_2 98 %, Temperatur 37 °C. Abdomen mit verblasster Sektionarbe stark druckdolent und gespannt. Fundus drei Querfinger unter dem Rippenbogen stark verhärtet tastbar.

Vaginale Untersuchung: nicht durchgeführt.

Abdominelle Sonographie: regelrechte Entwicklung des Kindes, Plazenta im Fundus lokalisiert, retroplazentare Hämatombildung kann nicht ausgeschlossen werden. Insgesamt eingeschränkte Beurteilbarkeit wegen starker Schmerzen der Patientin.

Kardiotokogramm (CTG): Basalfrequenz von 100 bpm mit variablen Dezelerationen und silenter Oszillation (Fischer-Score 5). Starke Wehentätigkeit.

1. Wie lautet Ihre Verdachtsdiagnose? Welche Differenzialdiagnosen erwägen Sie?

2. Warum wurde die vaginale Untersuchung unterlassen?

3. Welche Stadieneinteilung dieser Erkrankung kennen Sie?

4. Welche Therapiemaßnahmen ergreifen Sie?

5. Nennen Sie Komplikationen, die im Verlauf auftreten können.

6. Welche Ursachen liegen dieser Erkrankung zugrunde?

1. Differenzialdiagnosen

Jede vaginale Blutung in der Schwangerschaft ist pathologisch und muss abgeklärt werden. Je nach Zeitpunkt gibt es verschiedene Ursachen für eine Blutung.

In der **Frühschwangerschaft** gibt es zwei Differenzialdiagnosen der vaginalen Blutung:

- **Extrauteringravidität.**
- **Abort:** Beim **Abortus imminens** stehen leichte Blutungen mit geringer Wehentätigkeit im Vordergrund. Stärkerer Blutabgang und Wehentätigkeit ist bei einem **Abortus incipiens** und incompletus zu erwarten. Hat die Patientin zusätzlich noch Fieber, besteht der Verdacht auf einen **septischen Abort.**

In der **Spätschwangerschaft,** wie sie hier bei Frau Brecht vorliegt, gibt es drei Differenzialdiagnosen der vaginalen Blutung.

- **Insertio velamentosa:** Die Nabelschnur inseriert entfernt vom Plazentarand zwischen den Eihäuten. Beim Blasensprung kommt es zur akuten Blutung aus den kindlichen Gefäßen. Bei diesem Krankheitsbild kommt es zu schweren Veränderungen im CTG bei unbeeinträchtigtem Allgemeinzustand der Mutter, weshalb diese Diagnose im Falle von Frau Brecht eher unwahrscheinlich ist.
- **Placenta praevia:** tiefer Sitz der Plazenta über der Zervix (➤ Abb. 24.1). Aufgrund des sonographischen Befunds, der eine normale Plazentalokalisation hoch im Fundus ergab, kann auch diese Diagnose ausgeschlossen werden. Ohne Ultraschallkontrolle ist dieser Ausschluss schwieriger, doch auch die klinischen Symptome sprechen gegen eine Placenta praevia. Typisch dafür wäre eine hellrote Blutung bei weichem, druckindolenten Abdomen, was bei Frau Brecht eindeutig nicht vorliegt (➤ Tab. 24.1).
- **Vorzeitige Plazentaablösung (Ablatio placentae):** gekennzeichnet durch starke Schmerzen bei hartem, druckdolenten Uterus. Je nach Ablösungsort kann die Blutungsstärke nach außen variieren. Bei einem Drittel der Fälle liegt die Ablösung zentral und es bildet sich ein retroplazentares Hämatom, dass sich nur, wenn überhaupt, durch abdominelle Schmerzen bemerkbar macht. Liegt die Ablatio hingegen peripher, kann es zu einer vaginalen Blutung aus

dem venösen mütterlichen Kreislauf kommen. Ursache für die harte druckdolente Gebärmutter ist das Blut, das sich zwischen den Uteruswandschichten hindurchwühlt.

- Erfolgt eine Blutung erst **sub partu,** handelt es sich um eine **Randsinusblutung,** einem Zerreisen des Sinus circularis placentae.

Alles in allem sprechen die Symptome hier für eine **vorzeitige Plazentaablösung.**

Merke

- Jede vaginale Blutung im Verlauf einer Schwangerschaft ist pathologisch und gehört abgeklärt.
- Im Gegensatz zur Placenta praevia korreliert die Stärke der vaginalen Blutung bei vorzeitiger Plazentaablösung nicht mit dem tatsächlichen Blutverlust.

2. Vaginale Untersuchung

Bei Verdacht auf Placenta praevia oder Ablatio placentae sollte nie vaginal untersucht werden, da sich durch die manuelle Manipulation die Blutung unkontrolliert verstärken kann.

3. Stadieneinteilung

Nicht immer präsentiert sich eine Plazentaablösung so dramatisch wie in dem beschriebenen Fall. Schwieriger zu diagnostizieren sind die stummen Ablösungen, die eine Minderversorgung des Kinds bedingen, klinisch aber asymptomatisch sind. Insgesamt ist die Plazentaablösung selten, nur 1,2 % aller Geburten sind davon betroffen. Tabelle 24.2 gibt eine Übersicht über die verschiedenen klinischen Verlaufsformen.

4. Therapie

Insgesamt handelt es sich sowohl für Mutter und Kind um eine lebensbedrohliche Situation. Die Patientin befindet sich im Schock (Schockindex $HF/RR_{syst} > 1$), das CTG zeigt, dass das Kind hypoxisch und unterversorgt ist. Obwohl es sich um eine Schwangerschaft in der 32. Woche handelt, muss eine **Notfallsektio** durchgeführt

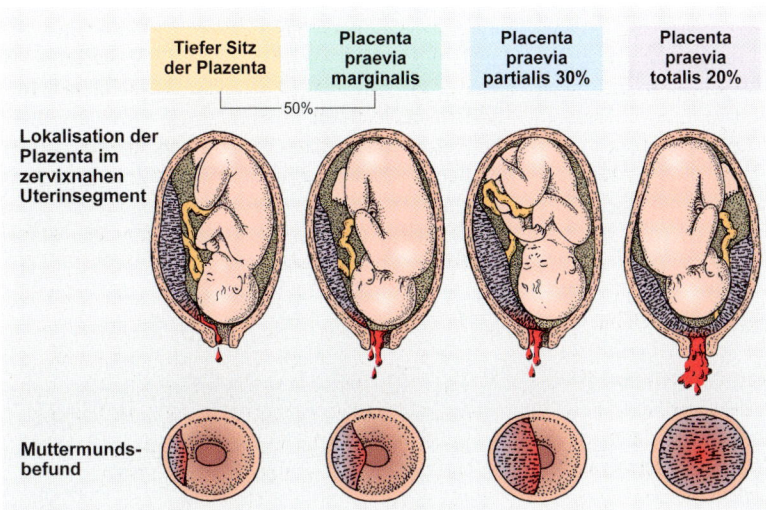

| | Tiefer Sitz der Plazenta | Placenta praevia marginalis | Placenta praevia partialis 30% | Placenta praevia totalis 20% |

Lokalisation der Plazenta im zervixnahen Uterinsegment

— 50% —

Muttermunds-befund

Abb. 24.1 Die verschiedenen Formen der Placenta praevia.

Tab. 24.1 Vergleich Plazenta praevia und Ablatio placentae

	Placenta praevia	Ablatio placentae
Definition	Planzenta über Zervix lokalisiert	Vorzeitiges Ablösen der Plazenta
Symptome	Arterielle mütterliche Blutung Weicher Uterus	Venöse mütterliche Blutung Starke Schmerzen Brettharter Uterus

Tab. 24.2 Stadieneinteilung der vorzeitigen Plazentaablösung

Stadium	Symptome	Prognose
0	Keine Klinik, Diagnose post partum (Plazentainspektion)	Kindliche Mortalität leicht erhöht
I	Mäßige vaginale Blutung	Kindliche Mortalität deutlich erhöht
II	Stärkere Blutung, schmerzhafter Tetanus uteri	IUFT (Intrauteriner Fruchttod) möglich
III	Stärkste Blutungen, Tetanus uteri, hämorrhagischer Schock, Koagulopathie	IUFT

werden, um die Überlebenschancen von Mutter und Kind zu verbessern. Selbst wenn im CTG noch keine Bradykardie festzustellen wäre, die Diagnose aber eindeutig für eine vorzeitige Plazentaablösung mit Gefährdung der Mutter sprechen würde, müsste ein Kaiserschnitt durchgeführt werden.

Anders liegt der Fall, wenn die **Schwangerschaft noch nicht so weit fortgeschritten** ist, keine akuten Symptome der Ablatio vorliegen und es sich nur um eine Teilablösung handelt. Meist stellt dies ein Zufallsbefund bei der im Rahmen der Vorsorge durchgeführten Ultraschalluntersuchung dar. Dann ist ein abwartendes Verhalten mit regelmäßiger Kontrolle des retroplazentaren Hämatoms und des CTGs unter Bettruhe anzuraten.

Sobald sich eine Plazentainsuffizienz oder eine Vergrößerung des Hämatoms zeigt, muss auch dann die operative Entbindung angestrebt werden.

Bei Frau Brecht bestätigt sich intraoperativ die Verdachtsdiagnose. Das Fruchtwasser ist blutig und es entleeren sich etwa zwei Liter Blut nach vollständiger Lösung der Plazenta. Das Neugeborene wird auf die Kinderintensivstation gebracht, und auch Frau Brecht muss mit einem Hb von 5 mg/dl streng überwacht werden. Nach guten zwei Wochen verlässt die Mutter mit ihrer neugeborenen Tochter, begleitet von ihren fünf weiteren Kindern, glücklich die Klinik.

M e r k e
Eine Ablatio placentae mit akuten Symptomen muss sofort operativ entbunden werden.

5. Komplikationen
- **Volumenmangelschock** sowie **disseminierte intravasale Gerinnung (DIC)** der Mutter durch den immensen Blutverlust. Eine Komplikation, die viele intensivmedizinische Maßnahmen erfordert und mit einer hohen Letalität vergesellschaftet ist.
- **Fruchtwasserembolie (Amnioninfusionssyndrom)** sowie **DIC:** Durch Eröffnung der mütterlichen Gefäße kann es zum Übertritt von Fruchtwasser in den Kreislauf kommen, das heißt, es kommt zur Verlegung der Lungenstrombahn mit Fruchtwasser. Sowohl die vorzeitige Plazentaablösung als auch ein Kaiserschnitt sind unabhängige Risikofaktoren für eine Fruchtwasserembolie.

6. Ätiologie
Die Ätiologie der vorzeitigen Plazentaablösung ist noch nicht vollständig geklärt. Auffällig ist jedoch, dass sie häufig zusammen mit anderen Erkrankungen auftritt, die auf eine gestörte Invasion der Spiralarterien zurückgehen. Beispiele dafür sind die **hypertensiven Schwangerschaftserkrankungen** und die **Plazentainsuffizienz.** Auch die Zuführung von vasokonstringierenden Substanzen, wie **Kokain** und **Nikotin,** führen zu Reifungsstörungen der Plazenta mit erhöhtem Risiko einer Ablatio. Statistisch signifikant sind außerdem **Multiparität,** wie sie in diesem Fall vorlag, **ältere Erstgebärende,** vorangegangene **Uterusverletzungen** durch Sektio oder Trauma und Myome, die ein richtiges Einwachsen der Plazenta verhindern.

Z u s a m m e n f a s s u n g
Die vorzeitige Pazentalösung tritt vor allem ab der 30. Schwangerschaftswoche auf und stellt einen gynäkologischen Notfall dar. Die **Hauptsymptome** sind Schmerzen, ein harter druckdolenter Uterus und vaginaler Blutabgang, der keinen Rückschluss auf den tatsächlichen Blutverlust zulässt. Wichtigste **Differenzialdiagnose** ist die Plazenta praevia. Bei akuten Symptomen muss sofort eine **operative Entbindung** angestrebt werden, um sowohl das Leben des Kindes als auch das der Mutter zu retten.

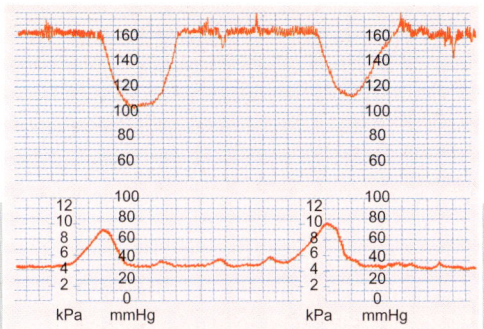

25

Beunruhigendes CT

Anamnese

Ihr Funk piept. Der Kreißsaal. Und Sie dachten, Sie hätten endlich Zeit zum Briefeschreiben! Etwas unwillig machen Sie sich auf den Weg. Dort angekommen, erwartet Sie die 30-jährige Erstgravida Frau Mitter mit ihrem Mann. Sie berichtet Ihnen, dass sie bereits seit knapp zehn Stunden mittlerweile regelmäßige Wehen habe. Heute ist der errechnete Geburtstermin und bisher war die Schwangerschaft komplikationslos. Frau Mitter würde gerne vorerst auf jegliche Schmerzmedikation verzichten, noch komme sie mit den Schmerzen gut zurecht. Und wenn das möglich wäre, hätte sie am liebsten eine Wassergeburt. Sie meinen, dass soweit nichts dagegen spricht, geben der Hebamme Bescheid und verabschieden sich für den Moment. Als Sie schon fast wieder auf dem Weg zurück zum Schreibtisch sind, hält Sie die Hebamme zurück und zeigt Ihnen das CTG (➤ Bild).

Untersuchungsbefunde

Körperliche Untersuchung: regelrechte Befunde. Lunge, Herz sowie Blutdruck sind unauffällig.
Abdominelle Sonographie: Kind im Becken in Schädellage eingestellt, vermutetes Gewicht etwa 3500 Gramm.
Vaginale Untersuchung: Der Muttermund ist 5 cm weit geöffnet, die Fruchtblase ist noch intakt.

1. Wie interpretiert man ein CTG? Was lässt sich daraus ablesen?

2. Welche pathologischen Veränderungen erkennen Sie auf dem CTG von Frau Mitter?

3. Kennen Sie die Ursachen der Veränderungen?

4. Welche Untersuchung ist jetzt indiziert?

5. Wie sieht das Procedere unter den gegebenen Umständen aus?

6. Zu welchen negativen Folgen bzw. Komplikationen kann es kommen?

1. Interpretation des CTGs

CTG ist die Abkürzung für **Kardiotokogramm.** Damit können intrauterin die **Herzfrequenz des Kindes** und die **Wehentätigkeit** gemessen werden. Ein Doppler-Ultraschall nimmt die Herztöne des Kindes in beats per minute (bpm) auf und ein gesonderter Transducer erfasst die Uteruskontraktionen. Manche modernen Geräte können dazu noch die Kindsbewegungen erfassen (**Kineto-CTG**). Die Herztöne des Kindes werden in ein akustisches Signal umgewandelt und dann zusammen mit der Wehentätigkeit auf einem Papierstreifen aufgezeichnet. Meist erfolgt die Ableitung von außen über die Bauchdecke der Mutter. Die Überwachung der fetalen Herzfrequenz spielt eine zentrale Rolle während der Geburt, da nur so die **fetale Oxygenierung** kontrolliert und eine Hypoxie so früh wie möglich erkannt werden kann.

Für die **Interpretation der kindlichen Herztöne** werden verschiedene Parameter beurteilt: Basalfrequenz, Bandbreite, Nulldurchgänge und Akzelerationen sowie Dezelerationen.

- **Basalfrequenz** (mittlere Frequenz über einen längeren Zeitraum): liegt normalerweise vor der Geburt zwischen 110 und 150 bpm. Sie wird aus dem Abstand zweier Herzschläge hochgerechnet.
  - **Tachykardie:** Frequenzen über 150 bpm für mehr als 10 Min. Auslöser sind z.B. das Amnioninfektionssyndrom, Herzerkrankungen des Kindes oder allgemein Stresssituationen.
  - **Bradykardie:** z.B. bei Herzfehler oder **Vena-cava-Kompressionssyndrom,** eine Verlegung der Vena cava inferior der Mutter durch den Uterus mit nachfolgender Hypotonie aufgrund der ver-

minderten Vorlast, die wiederum eine Minderversorgung des Kinds nach sich ziehen kann. Einfachste Therapie ist eine leichte Linksseitenlagerung der Mutter, um die Vena cava wieder zu entlasten.
  - **Mittelfristige Frequenzschwankungen** werden, je nachdem, ob sie nach oben oder unten über die Normalfrequenz hinausgehen, **Akzelerationen** oder **Dezelerationen** genannt. Mehr als fünf Akzelerationen pro Minute sind physiologisch und als Zeichen der fetalen Reaktionsfähigkeit zu werten.
- Die **Bandbreite,** oder Oszillationsamplitude, wird mit vier verschiedenen Begriffen umschrieben:
  - **Undulatorische Amplitude:** mit 10–25 bpm. Normal.
  - **Saltatorischer Oszillationstyp:** > 25 bpm.
  - **Eingeengte Amplitude:** 5–10 bpm.
  - **Silente Amplitude:** < 5 bpm.
- **Oszillationsfrequenz:** Häufigkeit der Änderungen der Herzfrequenz.

Zusammengefasst werden diese Parameter im **Fischer-Score** (➤ Tab. 25.1) der, je geringer die Punktzahl, eine zunehmende Gefährdung des Kindes anzeigt.

2. CTG-Veränderungen

Das CTG von Frau Mitter zeigt wiederholt Abfälle der fetalen Herzfrequenz. Da die Frequenz um ≥ 15 bpm über eine Dauer von > 10 s abfällt, handelt es sich um **Dezelerationen.** Man unterscheidet im Zusammenhang mit der Wehentätigkeit (➤ Abb. 25.2):

- **Frühe Dezeleration (Dip I):** Der Tiefpunkt des Abfalls der fetalen Herzfrequenz fällt auf denselben

Tab. 25.1 Fischer-Score

Parameter	0 Punkte	1 Punkt	2 Punkte
Basalfrequenz (bpm)	< 100 oder > 180	100–110 oder 150–180	110–150
Bandbreite (bpm)	< 5	5–10 oder > 25	10–25
Nulldurchgänge	< 2	2–6	> 6
Akzelerationen	keine	regelmäßige	sporadische
Dezelerationen	„ungünstige"	„günstigere"	keine

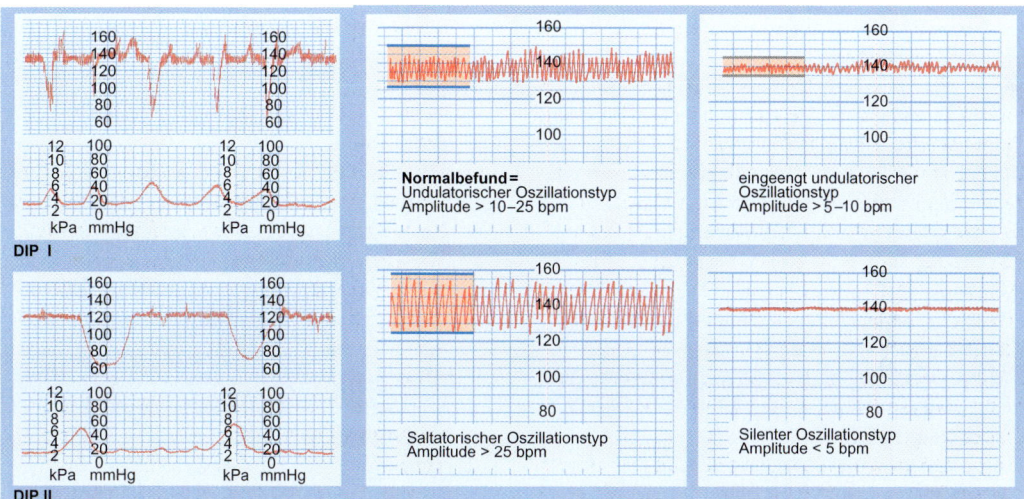

Abb. 25.1 Die verschiedenen Dezelerationen und Oszillationstypen im CTG.

Zeitpunkt wie das Maximum der Wehe. Die Form ähnelt der auf dem Kopf stehenden Wehe.

- **Späte Dezeleration (Dip II):** Der Tiefpunkt des Abfalls trifft genau auf das Ende der Wehe.
- **Variable Dezelerationen:** Die Dezelerationen sind nicht gleichförmig und die zeitliche Beziehung zu den Wehen ist variabel.
- **Prolongierte Dezeleration:** Entsteht durch eine Dauerkontraktion des Uterus.
- **Sporadische Dezelerationen (Dip 0):** Dezelerationen ohne Wehentätigkeit, die bei einer Dauer von weniger als 30 s physiologisch sind.

Wie unschwer zu erkennen ist, handelt es sich auch bei Frau Mitter um späte Dezelerationen. Etwa eine Minute nach dem Höhepunkt der Wehe folgt der Tiefpunkt der Dezeleration. Außerdem liegt die Basalfrequenz bei etwa 160 bpm und die Bandbreite ist eingeengt. Es handelt sich somit eindeutig um ein **pathologisches CTG** und ist ein deutlicher Hinweis auf eine **Gefährdung des Kindes.**

3. Ursachen der Veränderungen

- **Frühe Dezeleration:** Durch starke Kompression des kindlichen Kopfs kommt es vermutlich zur **Vagus-**stimulation. Frühe Dezelerationen sind während der Austreibungsphase unbedenklich.
- **Späte Dezelerationen:** immer pathologisch. Sie sind auf eine **unzureichende uteroplazentare Sauerstoffversorgung** zurückzuführen und verlangen das sofortige Eingreifen des Geburtshelfers.
- **Variable Dezelerationen** kommen häufig vor und dann vor allem bei Nabelschnurkomplikationen. Eine gestörte Perfusion der Nabelschnur, wie sie zum Beispiel bei einer Nabelschnurumschlingung um den Hals vorkommen kann, ist eine mögliche Ursache.

4. Untersuchung

Wie Sie gerade festgestellt haben, ist das CTG von Frau Mitter pathologisch. Späte Dezelerationen können eine **Mangelversorgung des Kindes** anzeigen. Sie ordnen als Erstes an, das CTG bei Frau Mitter dauerhaft zu belassen. Frau Mitter ist etwas enttäuscht, da Sie ihrem Wunsch nach einer Wassergeburt nun wohl doch nicht entsprechen können. Aber auch sie bemerkt die plötzlich angespannte Atmosphäre und beklagt sich nicht länger.

Um festzustellen, wie schlecht es dem Kind wirklich geht und ob schon ein Sauerstoffmangel vorliegt, würden Sie gerne eine **Mikroblutuntersuchung** durchführen. Dafür entnehmen Sie vom kindlichen Kopf eine Blutprobe mittels Amnioskop. Das Blut dient für eine Blutgasanalyse, bei der der **fetale pH-Wert** gemessen werden kann. Der pH-Wert ist ein gutes Maß dafür, wie gut oder schlecht die Sauerstoffversorgung des Kindes ist:

- Ein Wert > 7,30 gilt als unbedenklich.
- Werte zwischen 7,30 und 7,25 sind kontrollbedürftig (nach 10 min).
- Werte zwischen 7,24 und 7,20 sind **präazidotisch** und müssen nach kurzer Zeit (etwa 5 min) erneut kontrolliert werden.
- Ab einem pH ≤ 7,19 handelt es sich um eine **Azidose.**

Bevor Sie die Mikroblutanalyse durchführen können, müssen Sie noch bei Frau Mitter die intakte Fruchtblase öffnen (Amniotomie). Das gelingt jedoch problemlos und das Ergebnis der Untersuchung liegt Ihnen schnell vor. Es beruhigt Sie jedoch in keiner Weise: pH 7,24. Hier handelt es sich um eine **drohende kindliche Asphyxie.**

5. Procedere

Als Erstes versuchen Sie, die **Wehen zu hemmen.** Die Dezelerationen treten wehenabhängig auf und Sie hoffen dadurch die Sauerstoffversorgung des Kindes zu verbessern. Das Problem ist auf diesem Wege zwar nicht gelöst, da die Geburt ja nicht voranschreitet, aber es ist jedenfalls Zeit gewonnen und das Kind kann sich erholen. Das Mittel der Wahl ist Fenoterol (Partusisten®).

Das CTG bessert sich unter der Tokolyse mit nur noch leichten Wehen. Als jedoch die zweite Mikroblutanalyse keinen besseren pH-Wert ergibt, bereiten Sie die besorgte Frau Mitter auf eine **operative Beendigung der Geburt** vor und rufen im OP an. Zur Sicherheit verständigen Sie ebenfalls den Kinderarzt. Der Muttermund ist noch nicht so weit geöffnet, als dass die Saugglocke eine Alternative zum Kaiserschnitt darstellen würde.

Die Sektio verläuft soweit komplikationslos. Trotzdem sind Sie froh, dass der Pädiater sich des etwas bläulichen Kindes annimmt und es dem kleinen Jungen nach kurzzeitiger Sauerstoffgabe insgesamt gut geht. Inspektorisch erscheint Ihnen die Plazenta etwas klein. Als Auslöser der Dezelerationen vermuten Sie eine Plazentainsuffizienz mit einer Ihnen unbekannten Ursache.

Zusammenfassung

Selbst wenn die Schwangerschaft völlig risikolos verläuft und die Geburt normal beginnt, kann es noch zu unerwarteten Komplikationen im Geburtsverlauf kommen. Das **CTG** ist eine gute Möglichkeit, um nicht invasiv den Zustand des Kindes zu überwachen. Es zeichnet simultan die kindliche Herzfrequenz und die Wehentätigkeit auf. Für die **Auswertung** werden verschiedene Parameter, wie die Basalfrequenz und die Bandbreite, herangezogen. Dezelerationen sind die wichtigsten pathologischen Veränderungen und weisen u.a. auf eine drohende Asphyxie des Kindes hin. Als Ergänzung sollte bei verdächtigem CTG eine **Mikroblutanalyse** durchgeführt werden, um eine kindliche Azidose auszuschließen. Wenn eine Gefährdung des Kindes besteht, muss nach Tokolyse die **operative Beendigung der Geburt** erfolgen.

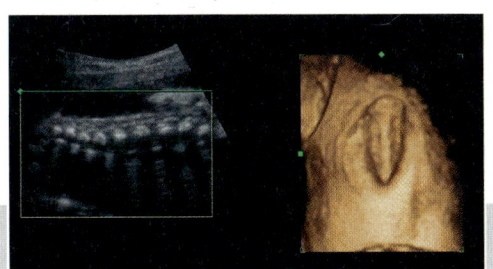

26

Risikoschwangerschaft

Anamnese

Die 42-jährige Frau Schulen kommt wegen seit etwa fünf Monaten ausbleibender Regelblutung zu Ihnen. Das Ausbleiben der Blutungen habe sie nicht beunruhigt und sie sei deshalb bislang auch nicht bei einem Arzt gewesen. Die Möglichkeit einer Schwangerschaft bestünde, da sie regelmäßig ungeschützten Geschlechtsverkehr hat. Allerdings ist Frau Schulen für sich zu dem Schluss gekommen, dass sie wohl unfruchtbar sei, da sie mit ihrem ehemaligen Lebensgefährten längere Zeit erfolglos versucht hatte schwanger zu werden. Nach Angabe der letzten Blutung rechnen Sie aus, dass sich die Patientin in der 21. SSW befinden würde.

Untersuchungsbefunde

Klinische Untersuchung: Schwangerschaftstest positiv, Uterusfundus ist ca. 2 Querfinger unter dem Nabel zu tasten.

Vaginale Untersuchung: Scheidenwände glatt, keine Portioanomalien, Muttermund geschlossen, Zervix derb, > 2 cm lang und nach sakral gerichtet.

Abdominelle/vaginale Sonographie ➤ Bild

1. Erläutern Sie der Patientin die Ziele der drei Ultraschalluntersuchungen!

2. Welche zusätzlichen Untersuchungen können Sie anbieten?

3. Welche Verdachtsdiagnose stellen Sie anhand der Sonographie?

4. Wie entsteht die Fehlbildung und wie wird sie eingeteilt?

5. Welche Symptome wird das Kind entwickeln?

6. Erklären Sie der Mutter die Handlungsoptionen. Welche Prophylaxe hätte es gegeben?

1.   Vorsorgeuntersuchungen

Nachdem sich tatsächlich eine Schwangerschaft bei Frau Schulen herausgestellt hat, sollten Sie sie über den kommenden Ablauf und die folgenden Untersuchungen aufklären. In Deutschland erhält jede werdende Mutter drei Schwangerschaftsvorsorgeuntersuchungen, die jeweils eine Ultraschalluntersuchung beinhalten, und in denen neben den unten aufgeführten speziellen Fragestellungen vor allem die zeitgerechte Entwicklung des Kindes überprüft wird.

Erste Untersuchung: 9.–12. (10.) SSW. Geklärt werden:
- Lage der Schwangerschaft (intra- oder extrauterin).
- Herzaktionen.
- Mehrlingsschwangerschaft.
- Übereinstimmung von Scheitel-Steiß-Länge (etwa 30 mm) und anamnestisch erhobenem Alter sowie evtl. Korrektur des Geburtstermins anhand der gemessenen Größe. (Zu diesem Zeitpunkt sind alle Embryos etwa gleich groß, danach beeinflussen viele äußere Faktoren das Wachstum.)

Zweite Untersuchung: 19.–22. (20.) SSW. Geklärt werden:
- Lage der Plazenta (praevia?).
- Fruchtwassermenge.
- Zeitgerechtes Wachstum: Small oder large for gestational age.
- Ausschluss von Fehlbildungen nach abgeschlossener Organentwicklung: Untersuchung auf Herzfehler, Hydro-/Mikrozephalus, Zwerchfellhernie, Ösophagusatresie (fehlende Magenfüllung), Nierenagenesie, Spina bifida und Gliedmaßendefekte.

Dritte Untersuchung: 29.–32. (30.) SSW. Kontrolliert werden:
- Größenentwicklung des Kindes.
- Fruchtwassermenge.
- Kindslage (besonders wichtig, da es langsam auf den Geburtstermin zugeht).

M e r k e

Die drei Ultraschalluntersuchungen finden um die 10., 20. und 30. SSW statt. Am leichtesten merkt man es sich mit der Zehnerregel 10–20–30. SSW.

2.   Zusätzliche Untersuchungen

Mithilfe der drei vorgeschriebenen Ultraschalluntersuchungen können nicht alle Komplikationen und kindliche Fehlbildungen erkannt werden. Ergeben sich bei den Routineuntersuchungen Hinweise auf Pathologien oder hat die Mutter ein besonderes Risikoprofil, können noch einige zusätzliche Untersuchungen durchgeführt werden (➤ Fall 4):
- **Ultraschallfeindiagnostik:** wird bei Verdacht auf Organfehlbildungen um die 20. SSW durchgeführt. Mittels **farbkodierter Duplexsonographie** misst man bei Plazentainsuffizienz, Gestosen und fetalen Erythroblastosen die Blutflussgeschwindigkeiten.
- **Invasivere Maßnahmen:** Amniozentese, Chorionzottenbiopsie und Chordozentese werden vor allem bei so genannten Risikoschwangerschaften (Primapara > 35. Lj.), früherer Uterus-OP und Vorerkrankungen in der Familie der werdenden Mutter angeboten:
  - **Fruchtwasserpunktion (Amniozentese):** wird ab der 15. SSW unter Ultraschallkontrolle durchgeführt. Die gewonnenen Zellen werden nach In-vitro-Kultivierung für zwei bis drei Wochen auf genetische Abberationen untersucht. Aufgrund der Komplikationen (Abortrate von etwa 1 %) wird sie nur angeboten, wenn die Mutter über 35 Jahre alt ist, oder genetische Erkrankungen in der Familie vorliegen.
  - **Chorionzottenbiopsie:** ist schon ab der 10. SSW möglich. Die Zellen werden sofort ohne weitere Kultivierung auf genetische Defekte untersucht. Somit kann bei Vorliegen von Chromosomenaberrationen eine Interruption schon bis zu sechs Wochen früher (im Vergleich zur Amniozentese) durchgeführt werden.

3.   Ultraschallbefund und Verdachtsdiagnose

Da Frau Schulen erst in der 22. SSW zu Ihnen kommt, entfällt die erste Untersuchung und Sie können jetzt keine valide Aussage mehr bezüglich des Geburtstermins treffen. Eine Mehrlingsschwangerschaft sehen Sie jedoch nicht und der Fetus liegt auf jeden Fall intrauterin. Daneben konnten Sie eine Fehlbildung im Bereich der Wirbelsäule darstellen. Wahrscheinlich handelt es sich um einen inkompletten Verschluss der Wirbelbögen über dem Rückenmark über mehrere Segmente hinweg, eine so genannte **Spina bifida.**

4. Ätiologie/Pathogenese

Physiologisch entwickelt sich das Rückenmark aus der Neuralleiste, die einsinkt und damit das Neuralrohr bildet. Darüber sollten sich die noch offenen Wirbelbögen schließen, um das Rückenmark zu schützen. Kommt es jedoch zwischen 22. und 28. Schwangerschaftstag p.c. zu einer Störung, führt dies zu den **Dysraphiesyndromen.** Unter dem Überbegriff **Rhachischisis** werden die Spina bifida occulta (➤ Abb. 26.1a) und Spina bifida aperta zusammengefasst, die sich wiederum in **Meningo-** (➤ Abb. 26.1b), **Meningomyelozele** (➤ Abb. 26.1c) und **Myeloschisis** (➤ Abb. 26.1d) unterteilen lässt.

Angeborene Entwicklungsstörungen können viele Gründe haben, die meisten sind genetisch bedingt oder auf Einfluss äußerer Noxen zurückzuführen. Die **Neuralrohrdefekte** hingegen beruhen auf einer **Störung im Folsäurehaushalt** der Mutter.

5. Symptomatik

Ebenso wie die Ausprägung der Fehlbildung kann auch die klinische Symptomatik im weiten Rahmen **variieren,** wobei das Ausmaß der Fehlbildung nicht direkt auf die Funktionseinbußen schließen lässt. Die Neuralrohrdefekte treten vor allem im Lendenwirbelbereich auf (➤ Abb. 26.2a) und beeinträchtigen dementsprechend die **Innervation der Muskulatur der unteren Extremität sowie der Schließmuskeln von Blase und Darm.** Die Ausprägungen reichen von leichter Muskelschwäche bis zur völligen Funktionslosigkeit. Darüber hinaus kann es durch die Fehlbildung zu einer verminderten Liquorresorption und damit zum **Hydrozephalus** kommen.

6. Therapie/Prophylaxe

Seit der Einführung der **Folsäuresubstitution** (vor oder bei Beginn der Schwangerschaft bis zur 14. SSW) konnte die Inzidenz auf derzeit 1,5/1000 Neugeborene gesenkt werden. Die dahinter stehenden pathophysiologischen Zusammenhänge sind noch weitgehend ungeklärt, aber man weiß, dass sich das Wiederholungsri-

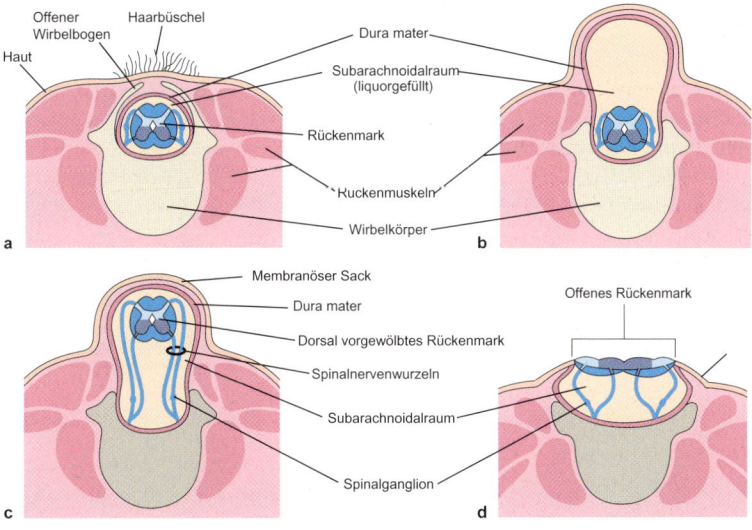

Abb. 26.1 Einteilung der Neuralrohrdefekte. **a.** Spina bifida occulta. **b.** Spina bifida mit Meningozele. **c.** Spina bifida mit Meningomyelozele. **d.** Spina bifida mit Myeloschisis.

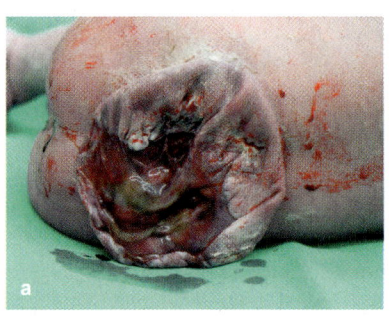
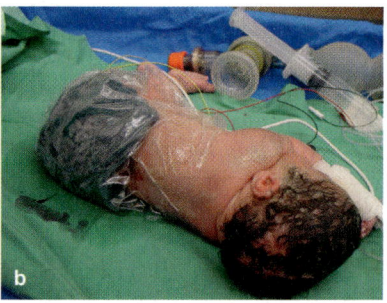

Abb. 26.2 Klinisches Bild einer Myelomeningozele.

siko durch eine prophylaktische Folsäuregabe fast auf Null senken lässt.

Ist ein Neuralrohrdefekt erst einmal aufgetreten, wird er sich im Verlauf der Schwangerschaft auch nicht mehr zurückbilden. An sich ist diese Diagnose eine **Indikation zur Abtreibung,** wenn die Fortführung der Schwangerschaft die psychische oder physische Gesundheit der Mutter gefährden würde. Diese schwierige Entscheidung sollte von beiden Elternteilen nach ausführlicher Beratung von mehreren Stellen getroffen werden. Sollten sich die Eltern für eine **Fortführung der Schwangerschaft** entscheiden, müssen besondere Vorkehrungen getroffen werden. Der Rücken des Kindes sollte **nach der Geburt** sofort steril abgedeckt (> Abb. 26.2b) und **plastisch gedeckt** werden. Meistens ist auch eine **Liquordrainage** erforderlich, um die Entstehung eines Hydrozephalus zu verhindern.

Frau Schulen war noch einmal bei einer Ultraschallfeindiagnostik, wo der von Ihnen erhobene Befund bestätigt wurde. Nach ausführlicher Beratung entscheidet sich das Ehepaar Schulen zwei Wochen nach dem ersten Besuch bei Ihnen für eine Abtreibung der Schwangerschaft.

Merke

- Vor jeder geplanten Schwangerschaft Folsäure substituieren.
- Für Neuralrohrdefekte gibt es keine kausale Therapie.

Zusammenfassung

Die drei vorgesehenen **Ultraschalluntersuchungen** werden um die 10., 20. und 30 SSW durchgeführt und dienen der Kontrolle der zeitgemäßen Entwicklung des Kindes. Ergibt sich bei diesen Untersuchungen ein pathologischer Befund, oder handelt es sich um eine Risikoschwangerschaft, können sich noch weitere feinere Ultraschalluntersuchungen beziehungsweise eine **genetische Diagnostik** anschließen.

Neuralrohrdefekte treten als Hemmungsfehlbildung des Wirbelbogenschluss bei vermindertem Folsäurespiegel der Mutter auf und können durch die **prophylaktische Folsäuresubstitution** weitgehend verhindert werden. Je nach Ausprägung des Defekts können die **Symptome** variieren. Eine kausale **Therapie** gibt es nicht, weswegen diese Diagnose auch Indikation für eine Abtreibung sein kann.

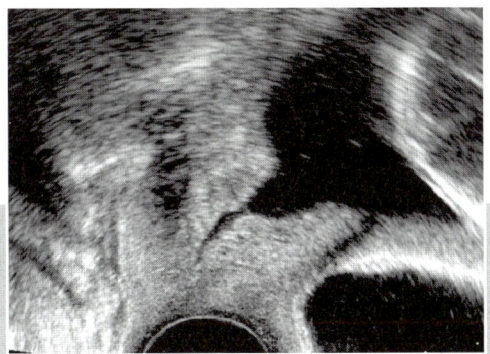

27

Ziehende Unterbauchschmerzen in der Schwangerschaft

Anamnese

Am frühen Samstagabend kommt Frau Lang in die gynäkologische Ambulanz der örtlichen Klinik, in der Sie heute Spätdienst haben. Ihnen fällt natürlich sofort auf, dass Frau Lang ein Brautkleid trägt und offensichtlich von ihrer eigenen Hochzeit direkt in die Klinik gekommen ist. Die Patientin ist in der 30. SSW und berichtet, sie habe seit heute morgen regelmäßig ziehende Schmerzen vom Rücken bis in die Leiste. Wegen der ganzen Aufregung vor der Hochzeit habe sie den Schmerzen aber keine große Bedeutung beigemessen. Als sie nun aber gegen Abend schlimmer wurden, war sie dann doch beunruhigt. Frau Lang erwartet ihr erstes Kind und bisher verlief die Schwangerschaft problemlos.

Untersuchungsbefunde

Körperliche Untersuchung: KG 70 kg, RR 125/70 mmHg, Herz, Lungen, Nieren unauffällig.

Spekulumeinstellung: Zervix 2 cm lang und etwa 1 cm weit geöffnet. Keine Hinweise auf Blutung oder Fruchtwasserabgang.

Vaginale Sonographie: ➤ Bild

Abdominale Sonographie: Zeitgerechtes kindliches Wachstum, normale Fruchtwassermenge. Mäßige Plazentaverkalkung, sonst normaler Sitz und durchschnittliche Größe.

1. Wie lautet Ihre Verdachtsdiagnose? Begründen Sie diese!

2. Wie sichern Sie die Verdachtsdiagnose?

3. Wie wird die Erkrankung ausgelöst?

4. Welche Therapie würden Sie wählen? Warum sollte rasch gehandelt werden?

5. Kennen Sie mögliche Nebenwirkungen der Therapie?

6. Was wissen Sie über die Epidemiologie?

1. Verdachtsdiagnose

Regelmäßig auftretende Schmerzen in der 30. SSW legen den Verdacht einer **vorzeitigen Wehentätigkeit** nahe. Im Allgemeinen besteht der Verdacht auf eine **drohende Frühgeburt** bei Wehentätigkeit, Zervixverkürzung, Blasensprung und vaginaler Blutung. Mit dem **Bishop-Score** kann die Wirkung der Wehen auf die Zervix und damit das Voranschreiten der Geburt objektiv durch die Palpation der Zervix erfasst werden (➤ Tab. 27.1).

Bei Frau Lang war die Zervix inklusive intramural liegendem Teil mit 3 cm verkürzt, außerdem sahen Sie eine fragliche Trichterbildung. Auf eine vaginale Tastuntersuchung haben Sie bewusst verzichtet (s.u.). Den Bishop-Score können Sie daher im Augenblick nicht erheben.

Merke

Vor der abgeschlossenen 37. SSW handelt es sich um eine Frühgeburt.

2. Diagnosesicherung

Die Methode der Wahl zur Diagnosesicherung ist an dieser Stelle sicherlich zunächst ein **CTG.** Bei Frau Lange erkennen Sie auf dem Papierstreifen des CTG Wehen, die regelmäßig alle zehn Minuten kommen. Dabei ist die Herzfrequenz des Kindes mit einer Baseline von 130 bpm im Normbereich. Damit können Sie die Diagnose einer **zervixwirksamen vorzeitigen Wehentätigkeit** stellen.

Weitere sinnvolle, ergänzende Untersuchungen sind:

- **Bakteriologischer Abstrich:** kann bei der Ursachenfindung behilflich sein. Allerdings finden Sie im Nativpräparat außer reichlich Leukozyten keine weiteren Auffälligkeiten.
- **pH-Wert des Vaginalsekrets:** ist bei Frau Lang in Richtung des neutralen Bereichs verschoben. Normal wäre ein leicht saurer pH-Wert von 4.
- **Sonographie** und **gynäkologische Untersuchung** zeigen, ob die Wehen zervixwirksam sind, oder nicht. Neben der Muttermundweite kann zudem festgestellt werden, ob ein Fruchtwasserabgang stattgefunden hat oder eine Blutung vorliegt. Beides konnten Sie jedoch ausschließen.
- **Infektparameter** (Leukozyten, CRP): zur frühzeitigen Diagnose eines Amnioninfektionssyndroms und anderer Infektionen der Mutter.

Merke

Auf die **vaginale Tastuntersuchung** sollte bei Verdacht auf eine **drohende Frühgeburt auf jeden Fall** verzichtet werden. Bei vorzeitigem Blasensprung ist die Tastuntersuchung sogar kontraindiziert, da das Risiko einer Infektprovokation zu hoch ist.

3. Ursachen/Auslöser

Als Ursachen bzw. Auslöser einer vorzeitigen Wehentätigkeit kommen viele Faktoren in Betracht, wobei die Geburtsbestrebungen sowohl von der Mutter als auch vom Kind (z.B. bei Chromosomenanomalien des Feten) ausgehen können. Risikofaktoren für die Frühgeburtlichkeit sind:

Tab. 27.1 Bishop-Score

Parameter/Punkte	0	1	2	3
Länge der Portio	2 cm	1 cm	0,5 cm	verstrichen
Konsistenz der Portio	derb	mittel	weich	
Stellung der Portio	Sakral	Mediosakral	zentriert	
Muttermundweite	0 cm	1 cm	2 cm	3 cm
Leitstelle	2 cm über Interspinalebene (IE)	1 cm über oder genau IE	1–2 cm unter IE	

- **Physischer oder psychischer Stress** (das kann auch mal eine Hochzeit sein).
- **Alter der Schwangeren** (< 18 und > 35 Jahre).
- **Zervixinsuffizienz** z.B. nach einer Konisation, Kürettage oder vielen Schwangerschaften.
- **Uterusanomalien.**
- **Mehrlingsschwangerschaften** belasten zum einen den Uterus durch ihr Volumen, außerdem üben mehrere Kinder einen erhöhten Druck auf den Muttermund aus.
- Häufig sind auch Infektionen, wie die **Zervizitis** oder die **Chorioamnionitis** zusammen mit einem **vorzeitigen Blasensprung** Auslöser einer Frühgeburt.
- Mitunter ist eine **Plazentainsuffizienz bei Nikotinabusus** oder mütterlichen Erkrankungen ursächlich für vorzeitige Wehen mit anschließender Frühgeburt.

4. Therapie

Es muss rasch gehandelt werden, da hier die Gefahr einer Frühgeburt droht. Das Kind ist in der 30. SSW mit einem durchschnittlichen Gewicht von 1500 g noch nicht sehr groß. Die Gefahr von kindlichen Schädigungen, wie Hirnblutungen, ist zu diesem Zeitpunkt nicht unerheblich. Frau Lang wird von Ihnen stationär aufgenommen, und Sie verordnen ihr zunächst Bettruhe und körperliche Schonung.

- **Tokolyse:** Dafür geeignet ist das Betamimetikum **Fenoterol,** das intravenös über eine Infusionspumpe verabreicht wird. Supportiv ist auch **Magnesium** wirksam. Die teureren **Oxytocinrezeptorantagonisten** (Atosiban) sind gleich wirksam und für die Mutter wesentlich nebenwirkungsärmer. Sinnvoll ist eine Tokolyse jedoch lediglich von der 24 + 0. SSW bis 33 + 6. SSW.
Im Allgemeinen wird versucht, durch eine Wehenhemmung über 48 Stunden Zeit zu gewinnen, um die Schwangere gegebenenfalls in ein perinatologisches Zentrum zu bringen und um die Lungenreife zu induzieren. Eine Tokolyse über den Zeitraum von 48 Stunden hinaus kann in Ausnahmefällen

überlegt werden. Generell wird versucht, zumindest die 34. SSW zu erreichen.

- **Lungenreife:** Bei drohender Frühgeburt wird von der 24 + 0 SSW bis 33 + 6 SSW eine Induktion der Lungenreife empfohlen. Dadurch werden das Risiko von intrazerebralen Blutungen und die Inzidenz des Atemnotsyndroms bei Frühgeborenen gesenkt. Hierzu gibt man zweimal 12 mg **Betamethason** im Abstand von 24 Stunden. Ein einzelner Zyklus ist in den meisten Fällen ausreichend. Selten ist bei prolongierter Gefahr einer Frühgeburt ein zweiter Zyklus indiziert.
- **Antibiotikatherapie:** Besonders bei Zeichen einer Infektion ist eine antibiotische Therapie mit Cephalosporinen oder Ampicillin sinnvoll.
- **Thromboseprophylaxe:** darf auch bei stationär aufgenommenen Schwangeren nicht vergessen werden.
- **Entbindung:** In ein paar Situationen ist das einzig mögliche Vorgehen die Entbindung:
  - Amnioninfektionssyndrom.
  - Schwerwiegende Erkrankungen oder Fehlbildungen des Kindes.
  - Blutungen bei Plazenta praevia oder vorzeitiger Plazentalösung.
  - Fortschreitende (Prä-) Eklampsie.

Sie beginnen nun bei Frau Lang eine Tokolyse mit Fenoterol und verabreichen ihr die ersten 12 mg Betamethason für die Lungenreife. Mittels CTG überwachen Sie die Wehentätigkeit und den Zustand des Kindes. Darüber hinaus erhält Frau Lang ein Cephalosporin zur Antibiose und Ascorbinsäure-Zäpfchen, die das Vaginalmilieu ansäuern sollen. Nachdem nun auch ihr frischgebackener Ehemann in der Klinik eingetroffen ist, beruhigt sich Frau Lang etwas, auch wenn die Enttäuschung über die verpatzte Hochzeitsnacht groß ist.
Als Sie eine halbe Stunde später das CTG erneut kontrollieren, sind die Wehen schon ein wenig zurückgegangen und auch Frau Lang verspürt weniger Schmerzen. Sie haben guten Grund zu glauben, dass die Wehen durch den Stress der Hochzeit ausgelöst wurden und Sie durch Ihre Therapie eine Frühgeburt verhindern können.

5. Nebenwirkungen von Fenoterol

Unter der Therapie mit **Fenoterol** kommt es häufig zu einer subjektiv sehr unangenehmen **Tachykardie.** Sollten relevante kardiale Vorerkrankungen bestehen oder das obligate (!) EKG Rhythmusstörungen zeigen, muss auf die Tokolyse mit Fenoterol verzichtet werden und das Alternativpräparat Atosiban verwendet werden. Außerdem verursacht Fenoterol eine **Hypokaliämie,** die entsprechend ausgeglichen werden muss. In Kombination mit Glukokortikoiden führt Fenoterol zu Wassereinlagerungen bis hin zum **Lungenödem.** Daher ist eine Flüssigkeitsrestriktion und Bilanzierung erforderlich.

M e r k e

Vor Beginn einer Tokolyse muss ein EKG geschrieben werden!

6. Epidemiologie

Die Inzidenz der Frühgeburtlichkeit hat in Deutschland trotz medizinischer Fortschritte nicht abgenommen. Sie liegt derzeit bei etwa 7 %. Grund dafür sind einerseits Bemühungen der Perinatologie zur Verlängerung von Schwangerschaften bei drohenden Spätaborten, die zu extrem frühen Frühgeburten führen. Andererseits werden wegen der mittlerweile intensiven Überwachungsmöglichkeiten gefährdete Schwangerschaften schneller durch Sektio beendet. Auch die Zunahme iatrogen entstandener Mehrlingsschwangerschaften im Rahmen reproduktionsmedizinischer Maßnahmen trägt zu dieser Entwicklung bei.

Z u s a m m e n f a s s u n g

Zur **Diagnose** bei vorzeitigen Wehen dienen vor allem die Anamnese, das CTG, abdominale und vaginale Sonographie und die Spekulumeinstellung. **Auslöser** können unter anderem eine Zervix- oder Plazentainsuffizienz, Infektionen sowie psychischer und physischer Stress sein. Eine umgehende **Tokolyse** ist entscheidend, wobei die Nebenwirkungen auf den mütterlichen Organismus beachtet werden müssen. Außerdem sollte die **Lungenreife** mit Betamethason induziert werden und ggf. eine **Antibiotikatherapie** erfolgen.

28

Entbindung bei Missverhältnis

Anamnese

Im Kreißsaaldienst wird Ihnen Frau Ellis, eine gesunde Primipara in der 38. SSW mit bisher unauffälligem Schwangerschaftsverlauf vorgestellt. Die 32-Jährige hat seit 4 Stunden ständig stärker werdende Wehen. Das CTG zeigte bisher keine Pathologien und auch die Tastuntersuchung vor einer Stunde war mit einem 4 cm eröffneten Muttermund und dem Kind in der II. Schädellage unauffällig. Bisher wurde Frau Ellis noch keine Schmerzmedikation verabreicht und sie ist auf eine vaginale Geburt vorbereitet.

Untersuchungsbefunde

Klinische Untersuchung: reduzierter AZ, Bauchdecke gespannt, Patientin hat starke Schmerzen.
Vaginale Tastuntersuchung: Muttermund 8 cm, Zervix 0,5 cm, spontan rupturierte Fruchtblase, kleine Fontanelle links hinten mit schräg nach vorne verlaufender Pfeilnaht, Kopf auf Beckeneingangsebene.
CTG: Basalfrequenz etwa 140 bpm, gute Oszillation, keine spontanen Dezelerationen; kräftige Wehen alle 5 Minuten.

1. **Erklären Sie die Begriffe Lage, Stellung, Poleinstellung, Haltung und Einstellung!**

2. **Wie ist der physiologische Geburtsverlauf? Wie wird er dokumentiert?**

3. **Wie schätzen Sie die aktuelle Situation ein?**

4. **Welche Maßnahmen veranlassen Sie sofort?**

5. **Welche Sektioindikationen kennen Sie?**

1. Begriffsdefinitionen

Die **Lage** gibt die Stellung des Kindes in Bezug zur mütterlichen Längsachse an. 90 % der Kinder liegen kurz vor der Geburt in der physiologischen **Längslage,** die durch die längsovale Form des Uterus vorgegeben ist. Nur wenige sind hingegen in der geburtsunmöglichen **Querlage.** Bei der **Poleinstellung** handelt es sich um eine Angabe des vorausgehenden Körperteils, die mit dem 3. Leopold-Handgriff und mit dem Ultraschall bestimmt wird. Physiologisch ist hierbei die **Hinterhauptslage,** die sich wiederum in die häufigere **vordere** (Gesicht zum mütterlichen Steißbein) und seltenere **hintere** Hinterhauptslage untergliedern lässt. Pathologische Befunde sind die **Beckenendlage** (Steiß- oder Fußlage) sowie die **Quer-** und **Schräglage.**

Die **Stellung** beschreibt, in welcher Richtung der kindliche Rücken zu liegen kommt. In der I. Stellung zeigt der Rücken nach links, in der II. nach rechts. Beide Stellungen sind physiologisch und lassen sich durch den 2. Leopold-Handgriff bestimmen.

Die **Kopfhaltung** des Kindes wird anhand der Lage der **Fontanellen** bestimmt. Im Verlauf der Geburt kommt es von der gebeugten Haltung im Beckeneingang zur Überstreckung (Deflexion) im Beckenausgang.

M e r k e

Die physiologische kindliche Position vor der Geburt ist eine vordere Hinterhauptslage in der I. oder II. Schädellage mit Beugehaltung des Kopfes.

2. Physiologischer Geburtsablauf

Zu Beginn der Geburt ist das Kind in Längslage. Dadurch passt der querovale Kopf in den längsovalen **Beckeneingang.** Tritt das Kind durch die Wehen tiefer, kommt der Kopf in die rund geformte **Beckenmitte** und der Körper dreht sich mit dem Rücken nach vorne. Gleichzeitig wird der Kopf gebeugt, sodass der Hinterkopf mit der kleinen Fontanelle führend ist. Auf Höhe des **Beckenbodens** ist die Pfeilnaht gerade im rechten Winkel zur Unterlage, der Rücken zeigt zur mütterlichen Bauchdecke. Der Kopf wird durch eine Überstre-

ckung über den Damm geboren. Dadurch, dass der **Beckenausgang** wie der Beckeneingang längsoval ist, muss sich das Kind nach Geburt des Kopfes wieder auf eine Seite drehen, damit die Schultern entwickelt werden können (➤ Abb. 28.1).

Im Kreißsaal wird häufig die Drehung des Kopfes (und damit die der Pfeilnaht) über die Zeit hinweg in einem **Partograph** dokumentiert. Damit lässt sich schnell nachvollziehen, ob die Geburt regelrecht abläuft, oder ob Verzögerungen eingetreten sind (➤ Abb. 28.2).

3. Einschätzen der Situation

Das CTG zeigt uns hier, dass es dem **Kind** gut geht. Sowohl die Herzfrequenz als auch die fehlenden Dezelerationen sind Zeichen einer ausreichenden Versorgung.

Die **rupturierte Fruchtblase** zusammen mit den zunehmenden Wehen und dem weit geöffneten Muttermund lassen auf einen fortgeschrittenen Geburtsvorgang schließen. Eigentlich würde man in dieser Situation den Kopf bereits in der Beckenmitte oder gar auf dem Beckenboden mit gedrehter Pfeilnaht erwarten. Der aktuelle Tastbefund hingegen zeigt uns, dass das Kind immer noch im Beckeneingang steht und sich sogar in die falsche Richtung (d.h. Gesicht in Richtung Schambein) gedreht hat.

Im Moment besteht noch keine lebensbedrohliche Situation für Mutter oder Kind. Allerdings ist eine genaue **Überwachung** erforderlich, damit bei einer möglichen Verschlechterung der Lage eine **Sektio** eingeleitet werden kann.

4. Therapie

Als Erstes müssen Sie den werdenden Eltern die Situation und die möglichen nächsten Schritte erklären. Die Wahrscheinlichkeit, dass das Kind durch einen Kaiserschnitt geholt werden muss, ist sehr hoch, da sich die Rotation des Kindes von außen nur sehr schwer beeinflussen lässt. Möglichkeiten bestehen in einer **Seitlagerung der Mutter** (zur Seite des kindlichen Rückens) oder in einer **sitzenden Position** mit Bewegung des Beckens (z.B. auf einem großen Ball). Außerdem ist es wichtig, dass die Mutter eine adäquate **Schmerzthera-**

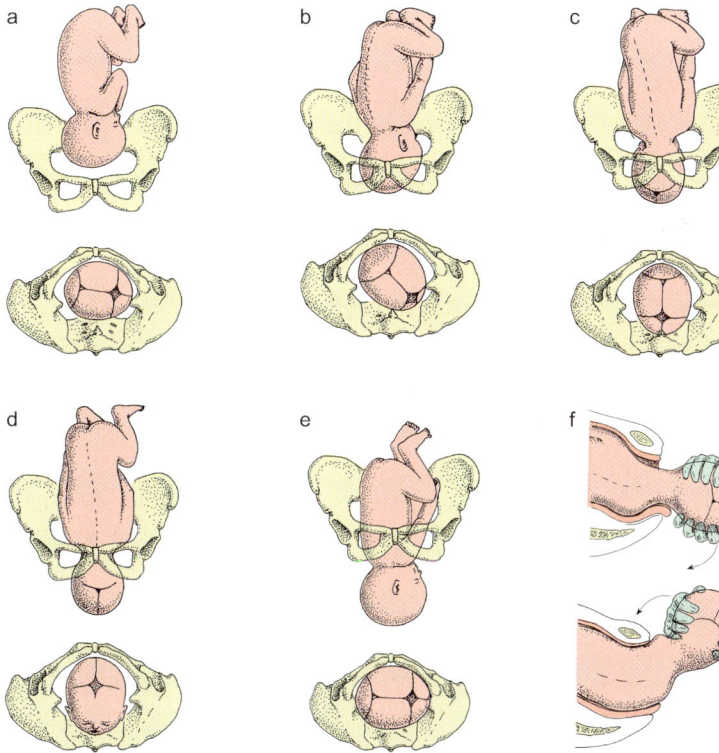

Abb. 28.1 Physiologische Geburt
a Eintritt des Kopfes bei II. Schädellage (Rücken rechts)
b Rotation in Beckenmitte, Pfeilnaht im II. schrägen Durchmesser
c Kopf auf Beckenboden, Pfeilnaht gerade
d Geburt des Kopfes über den Damm, Pfeilnaht gerade
e Äußere Drehung des Kopfes, Schultern stehen jetzt gerade
f Geburt der Schultern

pie erhält, da durch die Schmerzen Verkrampfungen entstehen können, die den Geburtsverlauf weiter verzögern. Die Schmerzreduktion kann entweder durch systemische Opiatgabe, oder besser durch eine Periduralanästhesie erreicht werden.

5. Sektioindikationen

Bei den Kaiserschnittindikationen muss man zwischen relativem und absolutem Missverhältnis unterscheiden.

- **Relatives Missverhältnis:** Größenverhältnisse von Kind und Becken der Mutter passen zwar, allerdings befindet sich das Kind in einer geburtsunmöglichen Lage. Diese sind neben dem hier vorliegenden hohen Geradstand (Pfeilnaht zeigt von oben nach unten) die Beckenendlage und die Querlage beziehungsweise Schräglage.
- **Absolutes Missverhältnis:** Das Kind ist für das Becken der Mutter zu groß und es besteht die Gefahr der Schulterdystokie (nach Geburt des Kopfes bleibt die vordere Schulter an der Symphyse hängen) beziehungsweise des Geburtsstillstands, beides **Notfallindikationen für eine Sektio.** Dieses Missverhältnis kann entweder durch ein zu kleines Becken oder durch Makrosomie des Kindes, zum Bei-

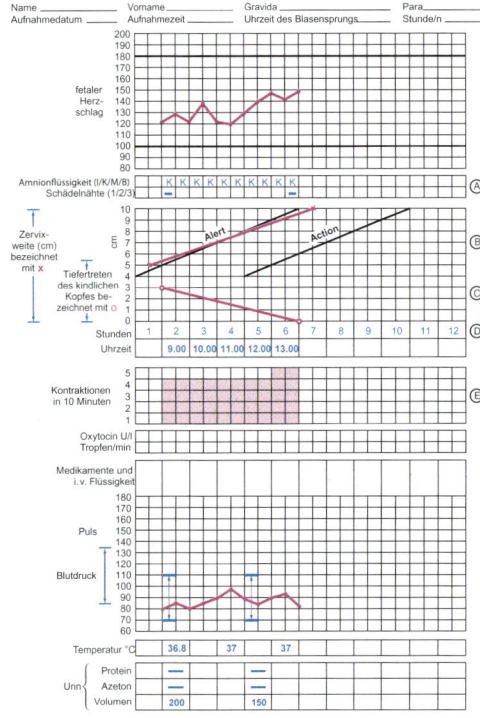

Abb. 28.2 Partograph einer regelrechten Geburt.

gang steht. Insgesamt ergibt sich das Bild eines **dorso-posterioren hohen Geradstandes** (der Rücken des Kindes zeigt nach hinten im Gegensatz zum dorsoanterioren Geradstand) mit **Geburtsstillstand.** Da in dieser Position der Kopf im rechten Winkel zur physiologischen Ausgangsposition steht, ist eine Geburt unmöglich und das Kind muss per Kaiserschnitt zur Welt gebracht werden.

Sie entbinden Frau Ellis per Sectio von einem gesunden Mädchen. Nach einer guten Woche können Mutter und Kind die Klinik verlassen.

Z u s a m m e n f a s s u n g

In der Geburtshilfe werden die Begriffe Lage, Stellung, Poleinstellung, Haltung und Einstellung zur Beschreibung der **Position des Kindes während des Geburtsverlaufs** verwendet. Bei der **normalen Geburt** wird das Kind passiv mehrmals gedreht, um erst den Kopf und dann die Schultern durch die verschiedenen Beckenebenen zu gebären. Kommt es im Verlauf dieses Prozesses zu einer Störung, besteht die Möglichkeit, dass das Kind in eine **geburtsunmögliche Lage** gedreht wird. In diesem Fall kann die Geburt nicht auf natürliche Weise beendet werden und es muss ein sekundärer **Kaiserschnitt** (vaginale Geburt wird durch eine Sektio beendet) durchgeführt werden. Dabei handelt es sich dann um ein relatives Missverhältnis, das vom absoluten Missverhältnis abgegrenzt werden muss.

spiel bei unbehandeltem Diabetes mellitus oder Übertragung bedingt sein.

Bei der nächsten Untersuchung von Frau Ellis zeigt sich, dass die kleine Fontanelle weiter nach hinten gewandert ist und der Kopf immer noch im Beckenein-

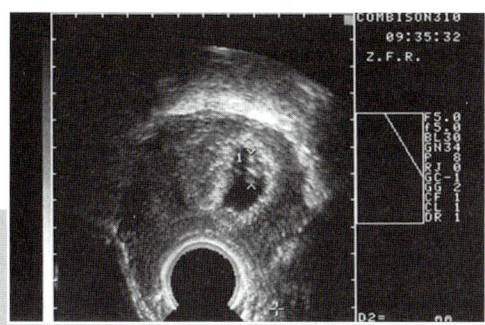

29

Akute Blutung und Schmerzen in der Frühgravidität

Anamnese

Die in Tränen aufgelöste 35-jährige Frau Löw sitzt in ihrem Sprechzimmer und versucht Ihnen mit erstickter Stimme zu erzählen, was sie in die Praxis geführt hat. Frau Löw ist erst vor Kurzem zu ihrem Mann in diese Stadt gezogen und glaubt, gerade ihre dritte Fehlgeburt zu haben. Die ersten beiden Fehlgeburten ereigneten sich wohl schon vor mehr als fünf Jahren. Jedes Mal kam es gegen Ende der 8. SSW zu einer starken Blutung mit Unterbauchschmerzen. Ihr damaliger Frauenarzt konnte dann in beiden Fällen nur noch den Abort bestätigen. Seit drei Wochen wusste Frau Löw, dass sie erneut schwanger ist. Rein rechnerisch handelt es sich um die 7. SSW. Heute Morgen sei es jedoch wieder zu starken Blutungen und Schmerzen gekommen. Jetzt ist die Patientin völlig verzweifelt und hat Angst, nie ein Kind bekommen zu können.

Untersuchungsbefunde

Körperliche Untersuchung: schlanke und sportliche junge Frau in gutem AZ und EZ. Bauchdecken weich, ohne Resistenzen oder Druckschmerz; Nierenlager frei.

Spekulumeinstellung: Sie erkennen intravaginal reichlich Blut, der Muttermund ist etwas geöffnet.

Transvaginale Sonographie ➤ Bild.

1. Wie lautet Ihre Diagnose? Was wissen Sie über die Häufigkeit?

2. Welche Ursachen kommen infrage?

3. Welche Diagnostik sollte zur Abklärung folgen?

4. Was ist der Unterschied zwischen Abort und Totgeburt? Welche klinischen Verlaufsformen des Aborts kennen Sie?

5. Welches Vorgehen wählen Sie für den Moment?

6. Was raten Sie der Patientin und wie sollte die Betreuung in Zukunft verlaufen?

1. Diagnose

Blutungen und Unterbauchschmerzen in der Frühschwangerschaft können Zeichen eines **beginnenden Aborts** sein. Im Ultraschall haben Sie auch eine Schwangerschaft festgestellt, konnten aber weder Kindsbewegungen noch Herzaktionen beobachten. Da der Fetus somit keine Vitalitätszeichen zeigt, muss von einem **Abortus incipiens (beginnender Abort)** ausgegangen werden. Da Frau Löw nun zum dritten Mal in Folge einen Abort in der Frühschwangerschaft erlebt hat, handelt es sich definitionsgemäß um einen **habituellen Abort.**

Im Gegensatz zu spontanen Aborten sind habituelle Aborte selten. Insgesamt enden etwa 10–15 % aller Schwangerschaften als Abort. Meist gehen die Embryonen so früh verloren, dass die Regelblutung normal oder nur minimal verspätet einsetzt und die Frauen noch gar nichts von der Schwangerschaft wussten.

Merke

Ab drei aufeinander folgenden Aborten spricht man von einem habituellen Abort.

2. Ursachen

Frau Löw möchte natürlich nun unbedingt von Ihnen wissen, welche Ursachen es für einen **habituellen Abort** gibt, und ob sie jemals ein Kind bekommen können wird. Sie hatte nach den letzten zwei Aborten schon so große Angst vor einem erneuten Versuch.

Man muss Frau Löw ganz ehrlich sagen, dass die Ursachen in mehr als der Hälfte der habituellen Aborte nie gefunden werden können **(idiopathisch).** Dennoch gibt es auch nachweisbare Ursachen, die zum Teil therapiert werden können.

- **Genetische Ursachen:** In einigen Fällen liegen numerische oder strukturelle **Chromosomenaberrationen vor, oft balancierte Translokationen.** Dabei kommt es häufig zu Entwicklungsstörungen des Embryos und zur Störung der Plazentabildung. Leider kann in solchen Fällen nur das Wiederholungsrisiko angegeben werden, ohne dass weitere Therapieoptionen bestehen.

- **Angeborene Störungen der Gerinnungsphysiologie der Frau:** unter anderem Faktor-V-Leiden-Mutation (APC-Resistenz), Protein-C- und -S-Mangel, Defekte im Antithrombinsystem, Prothrombinmutationen sowie eine Homozysteinämie spielen ebenfalls eine wichtige Rolle bei habituellen Aborten.

- **Uterine Anomalien:** wie Uterusfehlbildungen (Uterus bicornis, Uterus septus), submuköse Myome oder Synechien können eine Implantation oder Nidation verhindern. Hier kann bisweilen eine operative Korrektur das Problem beheben und die Chancen auf eine Schwangerschaft verbessern.

- **Asherman-Syndrom:** Verschluss der Gebärmutterhöhle durch Verwachsungen. Das Asherman-Syndrom ist relativ selten, daher wird es sehr häufig nicht erkannt und meistens falsch behandelt. Es entsteht insbesondere nach Ausschabungen im Wochenbett, da zu diesem Zeitpunkt die Gebärmutterwand sehr empfindlich ist, selten auch nach Myomenukleationen oder der Entfernung einer Spirale.

- **Störung der immunologischen Wechselwirkung zwischen Mutter und Kind:** Das mütterliche Immunsystem verhindert die Blastozystenimplantation, sodass es unter Umständen wiederholt zu Aborten kommt.

- **Antiphospholipidantikörpersyndrom:** Diese Autoimmunerkrankung kann ebenfalls zu wiederholten Aborten führen, verursacht aber vor allem in der Spätschwangerschaft Komplikationen, wie das HELLP-Syndrom oder Präeklampsie. Hier lassen sich im Labor z.B. Antikardiolipinantikörper oder Lupuskoagulans nachweisen. Prophylaktisch können Acetylsalicylsäure oder Heparin verabreicht werden.

- **Endokrinologische Faktoren:** z.B. PCO-Syndrom, Störungen der Schilddrüse, chronische Corpus-luteum-Insuffizienz oder Diabetes mellitus.

- **Psychische Faktoren** sind mit Sicherheit als Ursache habitueller Aborte nicht unerheblich. Sie sind jedoch nur schwer statistisch zu erfassen.

3. Diagnostik

Wenn man oben genannte Ursachen kennt, ist es eigentlich einfach, auch eine Liste der notwendigen Diagnostik zu erstellen:

- **Ultraschalluntersuchung:** Sind ein PCO-Syndrom, Myome oder Fehlbildungen des Uterus verantwortlich, können diese gleich mit dieser einfachen Untersuchung erkannt werden. Bei Fehlbildungen des Uterus müssen auch die Nieren untersucht werden, da diese dann ebenfalls mit höherer Wahrscheinlichkeit von Fehlbildungen betroffen sind.
- **Zyklusmonitoring.**
- **Karyotypisierung** des Paares.
- **Hysteroskopie:** Mittel der Wahl, um Verwachsungen, wie beim Asherman-Syndrom, oder Fehlbildungen des Uterus zu diagnostizieren und eventuell gleich zu behandeln. Gehört zu den möglichen bzw. notwendigen Untersuchungen bei habituellen Aborten.
- **Infektionsserologie** und **Zervixabstrich** zum Ausschluss einer infektiösen Genese.
- **Antikörpernachweis.**
- Evtl. **Gerinnungsdiagnostik.**

4. Klinische Verlaufsformen des Aborts/Totgeburt

Diese Definition wird nicht überall einheitlich verwendet, aber im Allgemeinen spricht man nach der 24. SSW bzw. ab einem Geburtsgewicht von 500 g, wenn das Kind tot geboren wird, von einer **Totgeburt**. Davor handelt es sich um einen Abort (**Frühabort** bis zur 13. SSW, **Spätabort** nach der 13. SSW).

In Tabelle 29.1 sind die verschiedenen Verlaufsformen des Aborts zusammengefasst.

5. Vorgehen

Zuerst beruhigen Sie die Patientin und verdeutlichen ihr die denkbaren Ursachen und diagnostischen Möglichkeiten. Außerdem erklären Sie der Patientin, dass sie nun noch eine **Ausschabung** vornehmen lassen muss, um das abgestorbene Gewebe aus der Gebärmutter zu entfernen und damit Komplikationen zu verhin-

Tab. 29.1 Klinische Verlaufsformen des Aborts

Bezeichnung	Definition
Abortus imminens (drohender Abort)	Die Schwangerschaft ist intakt, es bestehen jedoch erste Zeichen eines Aborts. Der Muttermund ist geschlossen.
Abortus incipiens (beginnender Abort)	Intrauterine Schwangerschaft ohne Lebenszeichen. Stärkere Blutungen und Uteruskontraktionen. Muttermund geöffnet.
Abortus incompletus	Krampfartige Unterbauchschmerzen, starke Blutung. Reste der Schwangerschaft noch im Uterus. Muttermund geöffnet.
Abortus completus	Fetus, Eihäute und Plazenta sind vollständig ausgestoßen.
Missed abortion (verhaltener Abort)	Unbemerktes Absterben des Feten im 1. Trimenon und Retention in der Gebärmutter. Wird meist während Routineultraschall bemerkt. Sistieren des Uteruswachstums; Muttermund geschlossen.
Abortus febrilis (septischer Abort)	Aszendierende Infektion bei Abort mit Fieber und schmerzhaftem Uterus. Lebensgefahr!

dern. Wenn sie das möchten, können Frau Löw und ihr Mann dann gleich im Anschluss mit den Untersuchungen beginnen.

Ein paar Wochen später liegen Ihnen die Ergebnisse der Tests von dem Paar vor. Sie vereinbaren einen Termin mit beiden zusammen, um sie zu besprechen.

Allerdings konnte trotz ausführlicher Untersuchungen und Tests bei Frau Löw und ihrem Mann, wie bei vielen anderen Paaren mit Kinderwunsch, keine physische Ursache der Aborte gefunden werden.

6. Weitere Betreuung

Selbst nach drei Fehlgeburten beträgt das Risiko für einen vierten Abort < 50 %. Jedoch wird eine erneute Schwangerschaft für Frau Löw eine extreme psychische Belastung bedeuten. Sollte es soweit sein, ist eine **engmaschige Betreuung** unabdingbar. Sie müssen der Patientin intensive Zuwendung geben und in kurzen Abständen **klinische und sonographische Kontrollen** durchführen. Es konnte in mehreren Studien gezeigt werden, dass ein solches, als **„tender loving care"** bezeichnetes Vorgehen die Rate ausgetragener Schwangerschaften steigert.

Fünf Monate später sitzt eine etwas ängstlich nervöse, aber verhalten lächelnde Frau Löw in ihrem Sprechzimmer. Sie ist nun zum vierten Mal schwanger. Neben der Anweisung, sich viel Ruhe zu gönnen, bitten Sie die Patientin zweimal die Woche zur Kontrolle in die Praxis zu kommen. Je weiter die Schwangerschaft voranschreitet, desto mehr entspannt sich Frau Löw. Im Verlauf entwickelt sich das Kind regelrecht und Frau Löw bringt zwei Wochen vor dem Termin ein gesundes Mädchen zur Welt.

Zusammenfassung

Habituelle Aborte (mehr als zwei aufeinanderfolgende Aborte) sind vergleichsweise selten, bedeuten aber für die betroffenen Frauen eine hohe psychische Belastung. Die möglichen **Auslöser** sind mannigfaltig und reichen von genetischen bis zu psychischen Ursachen. Je nach Diagnose richtet sich dann auch die **Therapie**. Häufig kann keine Ursache gefunden werden und gerade bei diesen Frauen ist bei der nächsten Schwangerschaft eine intensive Betreuung („tender loving care") notwendig.

30

Akute Unterbauchschmerzen

Anamnese

Am späten Nachmittag kommt Frau Ortner in Ihre Sprechstunde. Die 28-jährige Patientin berichtet über seit einigen Tagen bestehende ziehende Schmerzen im rechten Unterbauch. Da Sie als ihr niedergelassener Gynäkologe die Patientin recht gut kennen, wissen Sie, dass die gynäkologische Vorgeschichte unauffällig ist. Aufgrund von Nebenwirkungen ihres Pillenpräparats hatte die Patientin allerdings vor vier Monaten selbstständig die Pille abgesetzt und verhütet seither mit der Temperaturmethode. Ihre letzte Blutung vor sechs Wochen habe normal stattgefunden und nun bestehe aktuell seit zwei Wochen eine Schmierblutung.

Untersuchungsbefunde

Klinische Untersuchung und **Spiegeleinstellung** bis auf eine leichte Druckdolenz im rechten Unterbauch unauffällig.

Bimanuelle Tastuntersuchung: Muttermund geschlossen, Uterus antevertiert und anteflektiert tastbar, einseitig nach rechts ausstrahlender Portioschiebeschmerz sowie ipsilateraler druckdolenter und angeschwollener Adnex; linke Seite unauffällig.

Transvaginaler Ultraschall: Sowohl der Uterus mit einem 4 mm dicken Endometrium als auch die Ovarien stellen sich unauffällig dar, rechts bestätigt ein aufgetriebener Eileiter den Tastbefund, etwas freie Flüssigkeit im Douglas-Raum.

1. Welche Differenzialdiagnosen erwägen Sie? Wie lautet Ihre Verdachtsdiagnose? Begründen Sie diese!

2. Wie sichern Sie die Verdachtsdiagnose?

3. Welches sind die Ursachen der Erkrankung?

4. Welche Therapie würden Sie wählen? Was muss nach der Therapie beachtet werden?

5. Nennen Sie einige mögliche Komplikationen.

6. Was wissen Sie über Epidemiologie und Wiederholungsrisiko Ihrer Diagnose?

1. Differenzialdiagnose/Verdachtsdiagnose

Ganz allgemein muss bei **akuten Unterbauchschmerzen** an folgende Differenzialdiagnosen gedacht werden:

- **Intakte Gravidität:** bei weniger ausgeprägter Symptomatik wichtige Differenzialdiagnose, da die Frühschwangerschaft häufig erst im späteren Verlauf intrauterin nachgewiesen werden kann. Allerdings wäre Frau Ortner anamnestisch schon in der 6. SSW, sodass die Chorionhöhle in der Sonographie darstellbar sein sollte.

- Eine **Appendizitis** würde die Unterbauchschmerzen erklären, jedoch nicht die Schmierblutungen und die Amenorrhö.

- **Adnexitis akuta:** geht mit ähnlichen Symptomen einher, wie Unterbauchschmerzen, Druckdolenz, Portioschiebeschmerz und Resistenzen im Adnexbereich. Ebenso zeigt sich häufig in der Ultraschalluntersuchung freie Flüssigkeit im Douglas-Raum. Richtungsweisend sind positive Entzündungsparameter.

- **Tuboovarialabszess:** eher chronische Beschwerden und hohe Leukozytenwerte sowie eine stark erhöhte BSG bei nur mäßig erhöhtem CRP. Ein Adnextumor im Ultraschall mit positivem Erregernachweis (Chlamydien, Gonokokken, Staphylococcus aureus, Aktinomyzeten) führt zur Diagnose.

- **Endometriose:** Typisch ist ein regelmäßiger Zyklus mit vor der Blutung einsetzenden Schmerzen. Bei der bimanuellen Untersuchung sind oft Knötchen im Septum rectovaginale zu tasten. Die endgültige Diagnose erfolgt durch histologische Sicherung.

- Bei annähernd gleicher Befundkonstellation muss auch an eine stiehlgedrehte, eingeblutete oder rupturierte **Ovarialzyste** gedacht werden. Allerdings würde man in der Transvaginalsonographie eine zystische Struktur erwarten.

- **Abort:** Äußert sich durch vaginale Blutung und Unterbauchschmerzen. Möglicherweise weist das Cavum uteri sonographisch eine Erweiterung und eine irreguläre inhomogene Struktur auf.

Aufgrund der gleichzeitig bestehenden **Amenorrhö** liegt der Verdacht auf eine Schwangerschaft nahe. Obwohl sich eine **Extrauteringravidität (EUG)** unterschiedlich manifestieren kann und auch oft schwierig zu diagnostizieren ist, lassen die Symptome wie ausbleibende Regelblutung mit nachfolgender Schmierblutung und Unterbauchschmerz den dringenden Verdacht einer EUG zu. Bei Schmerzen in der Frühgravidität muss immer an eine EUG gedacht werden. In diesem Fall sprechen auch die sonographischen Befunde, wie das flache Endometrium mit leerem Cavum uteri, die freie Flüssigkeit im Douglas-Raum und der aufgetriebene Eileiter für Ihre Verdachtsdiagnose.

Ganz besonders muss bei der klinischen Untersuchung auf die Intensität der Schmerzen und auf Schocksymptome (hoher Blutverlust bei intraabdomineller Blutung) geachtet werden, um die Dringlichkeit therapeutischer Maßnahmen einschätzen zu können.

M e r k e

Bei Schmerzen in der Frühschwangerschaft, vaginalen Blutungen, nachgewiesenem hohem β-HCG-Wert und sonographisch leerem Cavum uteri mit freier Flüssigkeit im Douglas-Raum immer an eine Extrauteringravidität denken!

2. Diagnosesicherung

Der laborchemische Nachweis einer intra- oder extrauterinen Schwangerschaft erfolgt über die Bestimmung von β-**HCG,** die bei Verdacht auf eine EUG **quantitativ im Serum** erfolgen sollte. Dies ist von Bedeutung, da bei einer EUG der Anstieg des β-HCGs im Vergleich zu einer regulären Schwangerschaft geringer ausfällt, oder nach einer Plateauzeit sogar abfallen kann.

Zur Sicherung der Diagnose einer EUG oder nicht intakten intrauterinen Gravidität kann auch der **Progesteronspiegel** herangezogen werden. Liegt dieser unter 25 ng/ml, spricht das gegen eine intakte Schwangerschaft. Endgültig beweisend für eine EUG ist allerdings nur der **laparoskopische Befund.**

3. Ätiologie/Pathogenese

Für eine EUG sind Störungen des physiologischen Ablaufs von Eiauffangmechanismen, Tubenpassage und Implantation verantwortlich. Dabei unterscheidet man:

- **Mechanische Faktoren:** Adhäsionen in oder um die Tuben.
- **Funktionelle Störungen:** Beeinträchtigung der Motilität von Tube und Zilien.
- **Pathologische Endometriumveränderungen:** verhindern die regelrechte Einnistung der Blastozyste und begünstigen eine extrauterine Implantation.

Meist liegt jedoch eine Kombination dieser Störungen vor. **Auslöser** sind:

- Aszendierende Infektionen (Adnexitis bei Chlamydieninfektion).
- Infektionen im Abdomen.
- Endometriose.
- Vorausgegangene EUG etc.

In fast allen Fällen nistet sich das befruchtete Ei in der **Tube** ein, seltener ist eine ektope Schwangerschaft im Ovar, in der freien Bauchhöhle oder in der Zervix (➤ Abb. 30.1).

4. Therapie

Therapeutisch kommen in diesem Fall sowohl eine operative als auch eine medikamentöse Behandlung infrage.

- **Medikamentöse Behandlung:** im Allgemeinen nur in der Frühphase einer EUG, wobei eine lokale oder systemische Applikation von Methotrexat oder Prostaglandinen zum Absterben der Frucht führt.
- **Chirurgische Therapie:** baldiger Eingriff wichtig, da dann die Möglichkeit einer tubenhaltenden Operation besteht.

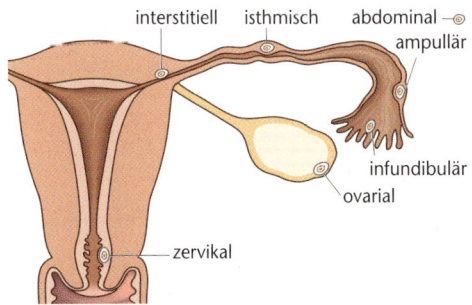

Abb. 30.1 Mögliche Lokalisationen einer Extrauteringravidität.

Die Beschriftung: interstitiell, isthmisch, abdominal, ampullär, infundibulär, ovarial, zervikal

- **Zuwarten:** Ist die Patientin beschwerdefrei und der β-HCG-Spiegel unter 1000 mE, kann auch unter engmaschiger Beobachtung eine **spontane Regression** abgewartet werden.

Nach einem therapeutischen Eingriff sollte der β-HCG-Wert kontrolliert werden, der dann abfallen und im Verlauf negativ werden sollte. Ein persistierender positiver Wert würde für verbliebene Reste sprechen, die gegebenenfalls einen erneuten Eingriff notwendig machen. Des Weiteren muss daran gedacht werden, den **Rhesus-Faktor** der Patientin zu bestimmen, um bei einer Rh-negativen Patientin eine Rh-Prophylaxe durchzuführen.

Merke

Bei jungen Frauen, deren Familienplanung noch nicht abgeschlossen ist, ist unbedingt ein tubenerhaltendes Therapieverfahren zu bevorzugen.

5. Komplikationen

Dank der besseren Diagnostik wird die Diagnose heute meist relativ früh gestellt, womit Komplikationen wie eine **Tubenruptur** mit nachfolgendem hämorrhagischem Schock und Notfalllaparotomie verhindert werden können. Oft kann mittlerweile auch die Fertilität erhalten werden.

6. Epidemiologie/Wiederholungsrisiko

Auf 100 Schwangerschaften kommt etwa eine Extrauteringravidität. Früher war die Mortalität der EUG abhängig von der Lokalisation sehr hoch. Das Ergebnis konnte aber in den letzten Jahrzehnten durch fortschrittliche therapeutische und diagnostische Verfahren drastisch verbessert werden. Für die Patientin besteht bei einer tubenerhaltenden Therapie ein Wiederholungsrisiko von 20 % für die nächste Schwangerschaft. Sollte intraoperativ eine schwer beeinträchtigte Tube festgestellt werden, ist es demnach besser (bei erhaltener Funktionalität der zweiten Tube), diesen Eileiter zu entfernen, um ein Rezidiv zu verhindern.

Zusammenfassung

Eine sechs- bis achtwöchige Amenorrhö ist ebenso wie eine abgeschwächte Periodenblutung mit persistierender vaginaler Blutung und Unterbauchschmerzen verdächtig für eine Extrauteringravidität. Wichtige **diagnostische Verfahren** sind die transvaginale Ultraschalluntersuchung und insbesondere der Verlauf des β-HCG-Werts. Je nach klinischem Bild bestehen **therapeutisch drei Möglichkeiten:** operativ (Laparoskopie), medikamentös (Methotrexat, Prostaglandine) und exspektativ. Die häufigste Ursache sind vorausgegangene Infektionen (meist Chlamydien).

31

Erzwungener Geschlechtsverkehr

Anamnese

Sie haben Nachtdienst in einem Kreiskrankenhaus auf dem Land. Da es Ihr erster Dienst ohne Unterstützung durch einen erfahrenen Kollegen ist, blicken Sie der Nacht mit gemischten Gefühlen entgegen. Kurz nach Mitternacht werden Sie von der Schwester von den Schreibarbeiten weggeholt, eine Patientin wartet auf Sie.
Frau Rau sitzt verweint und aufgelöst in dem Behandlungszimmer. Stockend berichtet Sie, dass sie vor etwa drei Stunden vergewaltigt worden sei. Sie habe in einer Bar eine Bekanntschaft gemacht und wollte mit dieser weiter in eine Disko ziehen. Im Auto kam es dann auf einem Rastplatz zum erzwungenen Geschlechtsverkehr. Sie versuchen Frau Rau zu beruhigen und stellen ihr ein paar allgemeine Fragen. Sie erfahren, dass Frau Rau 19 Jahre alt ist und keine Vorerkrankungen hat. Ihre Periode sei bisher immer regelmäßig alle 29 Tage gewesen, die letzte Blutung war vor 15 Tagen. Bei der Polizei war Frau Rau bisher noch nicht.

1. Wie ist Ihre rechtliche Lage?

2. Welche Fragen sollten Sie der Patientin noch stellen?

3. Welche Untersuchungen forensischer Art führen Sie durch?

4. Welche weiteren Untersuchungen sollten Sie anschließen?

5. Welche Komplikationen können im Verlauf auftreten? Wie therapieren Sie diese?

1. Rechtliche Lage des Arztes

Sie sind in einem solchen Fall hauptsächlich der Patientin gegenüber verpflichtet. Es ist weder an Ihnen, die Geschichte anzuzweifeln, noch ist es Ihre Aufgabe, selbstständig die Polizei zu verständigen. Ob dieses Vergehen zur Anzeige gebracht wird, ist allein die Entscheidung der Patientin, die zu Ihnen kommt, weil sie Ihre Hilfe als Arzt benötigt. Sollte sie sich später noch dafür entscheiden, Anzeige zu erstatten, müssen Ihre Untersuchungsergebnisse allerdings vor Gericht verwendbar sein. Je sorgfältiger Sie die Tatsachen dokumentieren, umso schwerer wird es später für den Anwalt des Angeklagten, Ihr Gutachten zu widerlegen und anzufechten. Ihre Aufgaben sind dementsprechend die **ärztliche Versorgung** der Patientin und die **gutachterliche Dokumentation** der vorliegenden Verletzungen.

> **M e r k e**
>
> Die Entscheidung zur Anzeige liegt beim Opfer, nicht beim Arzt.

2. Erweiterte Anamnese

Obwohl die genaue Tatrekonstruktion Sache der Polizei ist, sollten Sie der Patientin doch einige Fragen hinsichtlich des **Tathergangs** stellen. Hat sich die Patientin gegen den Geschlechtsverkehr gewehrt? Ist es zu Verletzungen bei der Patientin oder beim Täter gekommen? Bestehen Schmerzen? Wurde ein Kondom verwendet? Ist eine Schwangerschaft möglich? Außerdem sollten Sie erfragen, ob die Patientin nach der Tat geduscht oder die Unterwäsche gewechselt hat, damit Sie die erfassten Spuren besser einordnen können.

Frau Rau berichtet, dass Sie sich anfangs gewehrt habe und glaubt, dass der Täter Schürfwunden und Prellungen davongetragen haben könne. Als sie jedoch gemerkt habe, dass sie wegen des großen Kraftunterschieds keine Chance hatte, habe Sie den Rest über sich ergehen lassen. Ihr gesamter Körper schmerze, aber akute Schmerzen an einer bestimmten Stelle hat sie nicht.

Eine Schwangerschaft könnte grundsätzlich bestehen, da Frau Rau keine Kontrazeptiva einnimmt und der Täter ihres Wissens nach kein Kondom verwendet hat. Zusätzlich fand die Vergewaltigung in der Zeit um die Ovulation statt, was eine Schwangerschaft noch wahrscheinlicher macht. Im Hinterkopf machen Sie sich eine Notiz, dass Sie später mit der Patientin über die „Pille danach" sprechen sollten.

3. Forensische Untersuchungen

Sollte es zu einer Gerichtsverhandlung kommen, sind die von Ihnen sichergestellten Beweise für viele Fragen ausschlaggebend. Dementsprechend müssen sie alles genau dokumentieren und sich der Tatsache bewusst sein, dass viele der Spuren nur direkt nach der Vergewaltigung sichtbar sind und zum Zeitpunkt der eventuellen Verhandlung längst verschwunden sein werden.

- Bei der **körperlichen Untersuchung** müssen Sie das gesamte Integument auf Verletzungen untersuchen und **Prellmarken** sowie **Schürfwunden** fotografisch festhalten. Vor allem die Haut am Hals und am Dekolleté ist besonders vulnerabel und wird bei Gewalttaten leicht verletzt.
- Bei der **gynäkologischen Untersuchung** achten Sie auf Verletzungen des Genitales und archivieren folgendes Material für die Polizei: die **Unterwäsche** des Opfers, **Vaginalsekret** und **Sperma** sowie ausgekämmte **Schamhaare.** Sollte die Patientin nach der Vergewaltigung geduscht haben (was viele der Opfer machen), können oft keine Schamhaare mehr gefunden werden.

Wie auch bei der Anzeige selbst dürfen Sie Ihre Untersuchungsergebnisse und die asservierten Materialien nur der Polizei aushändigen, wenn das ausdrückliche Einverständnis der Patientin vorliegt.

Frau Rau ist mit all den Maßnahmen einverstanden und will auch Anzeige gegen den unbekannten Täter erstatten. Außer äußerlichen Schürfungen an den Außenseiten der Unterarme und einer Rötung im Genitalbereich liegen bei der jungen Frau glücklicherweise keine weiteren körperlichen Verletzungen vor.

4. Sonstige Untersuchungen

Für die Patientin ist es außerdem wichtig, den **aktuellen Infektions-** und **Schwangerschaftsstatus** zu erheben. Sollte sich die Patientin durch die Vergewaltigung eine Infektion zugezogen haben, kann sich das verschärfend auf das Strafmaß des Täters auswirken.

- **Infektionsstatus:** aktueller Antikörperstatus für HIV, Hepatitis B und C, Syphilis, Gonokokken und Chlamydien. Wiederholung nach sechs bis acht Wochen, um eine Neuinfektion durch die Vergewaltigung auszuschließen oder zu bestätigen. Bei bekanntem Infektionsstatus oder Verdacht auf eine HIV-Infektion des Täters sollte mit der Patientin auch die Möglichkeit einer HIV-Prophylaxe besprochen werden, die innerhalb der ersten 72 Stunden nach Verkehr möglich ist.
- **Schwangerschaftstest:** Dieser wird so kurz nach dem Geschlechtsverkehr noch nicht positiv sein, dokumentiert aber den Schwangerschaftsstatus vor der Tat und muss außerdem auf jeden Fall durchgeführt werden, bevor Sie der Patientin die „Pille danach" anbieten.

Auch diese Untersuchungen geschehen auf freiwilliger Basis und sollten mit der Patientin besprochen werden. Nachdem bei Frau Rau der Schwangerschaftstest erwartungsgemäß negativ ist, entscheidet sich die Patientin für die „Pille danach", da ihr Risiko, vom Täter schwanger zu werden, relativ hoch ist. Wäre eine Schwangerschaft erst zu einem späteren Zeitpunkt aufgefallen, würde dies als gerechtfertigte Indikation für eine Abtreibung gelten. Auch die serologischen Tests für den Infektionsstatus nimmt Frau Rau gerne in Anspruch – ein paar Tage später sollte sich herausstellen, dass Frau Rau für keine diese Erkrankungen bereits Antikörper hatte.

5. Komplikationen

Oft unterscheidet sich das Verletzungsmuster von Vergewaltigungsopfern von „normalen" Kohabitationsverletzungen:

- Bei der Vergewaltigung sind die **Risse** eher an der seitlichen Scheidenwand (hinten bei freiwilliger Kohabitation) zu finden und häufig kombiniert mit einer Verletzung von Rektum oder Urethra. Die eingerissenen Sphinktere sollten am besten sofort mit resorbierbaren synthetischen Fäden genäht werden, um das **Inkontinenzrisiko** zu verringern. Wurden Fremdkörper eingeführt, sollte eine antibiotische Prophylaxe gegen Wundinfektionen erfolgen und der Tetanusschutz kontrolliert und gegebenenfalls aufgefrischt werden.
- Genauso (wenn nicht ungleich mehr) quälend für die Patientin sind die **psychischen Folgen** einer Vergewaltigung. Langfristig entwickeln viele der Opfer psychosomatische Symptome, wie chronische Unterbauchschmerzen ohne organische Ursache oder auch Beziehungsstörungen. Sie sollten deshalb jedem Opfer auch die Möglichkeiten der psychotherapeutischen Betreuung nahelegen und die Adressen von Selbsthilfegruppen weitergeben.
- Auch häufig übersehen werden die STDs, da die Serokonversion meist erst sechs bis acht Wochen nach der Tat auftreten. Die Bestimmung der Antikörpertiter sollte aber auf keinen Fall übersehen werden, damit sofort eine adäquate Therapie eingeleitet werden kann.

Bei Frau Rau lassen sich zum Glück auch sieben Wochen nach der Vergewaltigung keine STD-Antikörper finden. Bei der Blutabnahme unterhalten Sie sich mit der Patientin, die berichtet, dass sie sich an eine Selbsthilfegruppe gewendet habe und sich dort sehr gut aufgehoben fühlt. Die Suche der Polizei war bis zu diesem Zeitpunkt leider noch erfolglos geblieben. Obwohl das

Sperma sich für eine DNA-Untersuchung eignete, konnte in der polizeilichen Datenbank keine Übereinstimmung gefunden werden.

Zusammenfassung

Bei Vergewaltigungen haben Sie als behandelnder Arzt zwei Funktionen: Sie müssen die Verletzungen der Patientin versorgen und alle Beweise und Indizien für eine eventuell folgende Gerichtsverhandlung sichern. In der Stadt wird diese Untersuchung meist von Rechtsmedizinern durchgeführt, auf dem Land ist sie Aufgabe der Gynäkologen im Kreiskrankenhaus. Wichtig sind neben der Wundversorgung die Abklärung einer möglichen Schwangerschaft, der aktuelle Infektionsstatus und die weitergehende psychotherapeutische Betreuung der Patientin.

32

Schweißausbrüche, Zyklusstörungen und Stimmungsschwankungen

Anamnese

Zu Ihnen kommt heute Frau Vierstein in die Praxis. Die 51-jährige sympathische Lehrerin ist eine langjährige Patientin von Ihnen. Heute erscheint sie übermüdet mit tiefen Ringen unter den Augen. Frau Vierstein klagt darüber, dass sie nachts seit Kurzem bis zu zweimal das Nachthemd wechseln müsse, weil es völlig nass geschwitzt sei. Aber viel schlimmer seien die Kopfschmerzen. Sie habe zwar schon immer Migräneanfälle gehabt, jedoch noch nie so schlimm. Ihr Mann würde sich außerdem ständig über ihre Stimmungsschwankungen beklagen. Nun wisse sie sich einfach nicht mehr zu helfen! Von der letzten Krebsvorsorgeuntersuchung, die noch nicht lange zurückliegt, wissen Sie, dass Frau Vierstein nur noch sehr sporadisch eine Periodenblutung hat. Gravierende Vorerkrankungen bestehen bei Frau Vierstein nicht.

Untersuchungsbefunde

Körperliche Untersuchung: Patientin mittleren Alters in gutem AZ und leicht adipösem EZ. Das Abdomen ist weich, keine Resistenzen oder Druckdolenzen, Nierenlager und Leisten sind frei.
Inspektion des äußeren Genitale: etwas zu trockene Schleimhaut, sonst unauffällig.
Spiegeleinstellung: Portio und Scheide glatt, kleine Ektopie.
Sonographie und **Tastbefund** sind unauffällig.

1. Welche Differenzialdiagnosen erwägen Sie? Wie lautet Ihre Verdachtsdiagnose? Begründen Sie diese!

2. Wie sichern Sie die Diagnose? Sind weitere Untersuchungen nötig?

3. Erklären Sie, wie die Symptome entstehen. Zu welchen Problemen kann es außerdem kommen?

4. Welche Therapie würden Sie wählen?

5. Was können mögliche Risiken oder Nebenwirkungen der Therapie sein?

6. Mit welchen allgemeinen Maßnahmen kann Frau Vierstein die Therapie unterstützen?

1. Differenzialdiagnosen/Verdachtsdiagnose

Die Patientin befindet sich allem Anschein nach in der Perimenopause. Daher sind die Beschwerden am ehesten auf die **Wechseljahre** zurückzuführen. Frau Vierstein leidet unter den typischen Symptomen, wie Schweißausbrüchen, Schlafstörungen, Stimmungsschwankungen, trockene Vaginalschleimhaut und Kopfschmerzen, die vor allem bei Frauen mit Migräneanfällen in der Vorgeschichte auftreten.

Differenzialdiagnostisch dürfen aber einige zum Teil schwerwiegende Erkrankungen, vor allem aus dem Bereich der Inneren Medizin, nicht übersehen werden:

- **Hyperthyreose:** führt ebenfalls zu Schweißausbrüchen, Herzrasen und Schlafstörungen. Häufig sind außerdem Gewichtsverlust und allgemeine Nervosität. Die Diagnostik beinhaltet die Bestimmung von TSH, fT_3, fT_4, Schilddrüsenantikörpern und eine Schilddrüsensonographie.
- **Primärer Hyperparathyreoidismus:** Ursache ist eine Sekretionsstörung der Epithelkörperchen. Diese produzieren auf dem Boden einer Hyperplasie oder eines Adenoms zu viel Parathormon. Das Parathormon setzt Kalzium aus dem Knochen frei, dieser demineralisiert und die Kalziumkonzentration im Blut steigt. Die daraus resultierenden Symptome wie Knochenschmerzen, Nieren- und Gallensteine werden anschaulich mit den Begriffen **Stein-, Bein- und Magenpein** umschrieben. Hinweise dafür sind ein erhöhtes Serumkalzium und Parathormon.
- **B-Symptomatik:** bei fast allen malignen Erkrankungen möglich. Insbesondere ist aber an endokrinen Neoplasien zu denken.
- **Infektionskrankheiten:** wie Tuberkulose.
- **Anämie.**

2. Diagnosesicherung/weitere Untersuchungen

Die **Funktion des Ovars** lässt sich anhand des Blutungsmusters beurteilen. Zwar können **Hormonbestimmungen** in der Perimenopause Hinweise geben, aber meist schwanken die Werte in dieser Zeit so stark, dass man oft keine aussagekräftigen Ergebnisse erhält. Meist kann man bei menopausalen Frauen eine der folgenden Konstellationen finden: FSH ↑, LH → oder ↑ und Estradiol ↓ oder →. Anders wäre es, wenn Frau Vierstein hysterektomiert worden wäre. Dann wäre die Bestimmung von 17β-Estradiol und FSH sinnvoll.

Eine gezielte und ausführliche **Anamnese** ist bei Wechseljahresbeschwerden die beste diagnostische Maßnahme und die Symptome der Patientin passen gut zu den unregelmäßigen Periodenblutungen mit großen Abständen. Dadurch sind die Beschwerden also hinreichend erklärt und Sie können für den Moment durchaus vertreten, bei Frau Vierstein keine weitere Diagnostik durchzuführen.

Bei hinreichendem Verdacht auf eine der **Differenzialdiagnosen** kann man mittels **kleinem Blutbild (Hb, Leukozyten)** und weiteren **laborchemischen Parametern** (Serumkalzium, TSH, Schilddrüsenantikörper etc.) mit nur einer Blutabnahme viele der oben genannten möglichen Diagnosen ausschließen.

3. Pathogenese der Symptome

Während der Perimenopause stellt das Ovar langsam seine Aktivität ein. Im Verlauf kann es sowohl durch den **Hormonmangel** (z.B. trockene Vaginalschleimhaut) als auch durch einen **relativen Hormonüberschuss** (z.B. Brustspannen) immer wieder zu Beschwerden kommen. Auch die Einlagerung von **Glykogen im Vaginalepithel** ist vom Östrogenspiegel abhängig. Ist dieser niedrig, verringert sich die Einlagerung des Glykogens und nachfolgend auch die Besiedlung mit Milchsäurebakterien, denen damit der Nährboden entzogen wurde. Ohne Milchsäurebakterien kommt es aber zu einer Neutralisierung des pH-Werts des Vaginalmilieus und zu vermehrter Trockenheit. Wenn sich die Frau dann zudem wenig sexuell betätigt, kann es zu einer **vaginalen Atrophie** kommen. Diese begünstigt dann Kolpitiden, Harnwegsinfekte und andere Infektionen.

Außer den relativ akuten Problemen bei Östrogenmangel kann es zu anderen, langsamer entstehenden Symptomen kommen. Mit dem Alter nimmt sowohl bei Männern als auch bei Frauen die Knochendichte physiologischerweise ab. Nach der Menopause kommt es jedoch bei den Frauen durch den Östrogenmangel zu einer beschleunigten Abnahme der Knochendichte; Osteoporose ist häufig die Folge.

4. Therapie

Bei Frau Vierstein sind die Wechseljahresbeschwerden sehr ausgeprägt und scheinen auch ihre Arbeitsfähigkeit zu gefährden. Daher erscheint Ihnen eine Hormontherapie sinnvoll. Da die Beschwerden durch einen Östrogenmangel verursacht sind, muss Östrogen substituiert werden. Bei Frauen, die ihre Gebärmutter noch haben, müssen zudem intermittierend Gestagene gegeben werden, da Östrogene allein zu einer starken Proliferation des Endometriums führen. Hysterektomierte Frauen profitieren dementsprechend davon nicht. Daneben verringern Östrogene den Abbau des Knochens und haben daher einen positiven Effekt auf die Entwicklung einer Osteoporose. Mögliche Darreichungsformen der Hormone sind Tabletten, Pflaster, Gel oder Vaginalsuppositorien. Eine Hormontherapie sollte aufgrund der nicht unerheblichen Risiken wirklich nur bei entsprechenden Beschwerden und nicht prophylaktisch eingesetzt werden. Während der Therapie sind regelmäßige Untersuchungen des Gesundheitszustands und Kontrolluntersuchungen zur Krebsfrüherkennung wichtig. Die Brust sollte dabei besonders im Fokus stehen. Nach ein bis zwei Jahren sollte die Indikation erneut überprüft werden und ggf. ein Auslassversuch unternommen werden.

Zudem muss beachtet werden, dass im Falle einer Vaginalatrophie bei einer Infektion in diesem Bereich die Antibiotika sehr schlecht wirken, wenn der Atrophie nicht auch mit einer lokalen Östrogengabe entgegengewirkt wird.

Frau Vierstein erhält von Ihnen ein Rezept für eine kombinierte Östrogen-Gestagen-Therapie in Tablettenform. Zudem klären Sie die Patientin über die möglichen Risiken und Nebenwirkungen auf und weisen auf die notwendigen Kontrolluntersuchungen hin. Sie ist erleichtert und verspricht alle erforderlichen Vorsorgeuntersuchungen durchführen zu lassen.

5. Risiken/Nebenwirkungen der Therapie

- Unter Hormontherapie ist das Thrombose- und Thrombembolierisiko etwa um das Doppelte erhöht. Eine Thrombose in den letzten fünf Jahren ist daher eine absolute Kontraindikation einer Hormonersatztherapie. Da unter Umständen auch das Risiko von zerebralen und kardialen Gefäßkomplikationen erhöht sein kann, sollte außerdem ein Hypertonus ausgeschlossen werden oder gegebenenfalls gut eingestellt sein.
- Bei kurzfristiger Therapie sowie bei längerfristiger Therapie vor dem 50. Lebensjahr ist das Brustkrebsrisiko nicht erhöht. Danach steigt das Risiko nach mehrjähriger Therapie leicht an.
- Eine reine Östrogensubstitution über einen langen Zeitraum ohne Kombination mit Gestagenen erhöht das Risiko eines Endometriumkarzinom.

Als positive Nebenwirkung sollte allerdings auch die Reduktion der Rate an Schenkelhalsfrakturen, die im Zuge einer Osteoporose auftreten, genannt werden.

6. Allgemeine Maßnahmen

Viele Patientinnen leiden vor allem darunter, dass sie die Beschwerden nicht einordnen können, und haben Angst vor schwerwiegenden Erkrankungen. Eine ausführliche Aufklärung über die Zusammenhänge bietet daher schon häufig große Erleichterung und ist ein wichtiger Aspekt der Therapie.

Daneben kann die Patientin die Symptomatik mit ihrer Lebensführung und Ernährung beeinflussen. Das Meiden von scharfen Gewürzen, Kaffee und Alkohol, regelmäßige sportliche Betätigung, Salbei-Extrakte, Vitamin E, Akupunktur und Entspannungsübungen können bei vegetativen Beschwerden helfen. Auch andere Medikamente, wie Fluoxetin (SSRI), Johanniskraut, Traubensilberkerzenpräparate und α-adrenerge Agonisten (Clonidin, Verapamil) werden in diesem Bereich eingesetzt.

Zusammenfassung

Etwa ein Drittel der Frauen haben während der Perimenopause überhaupt keine Beschwerden. Ein Drittel hat leichte bis mittlere **Beschwerden** und wiederum ein Drittel hat mittlere bis schwere Beschwerden. Meist handelt es sich bei den Beschwerden um Hitzewallungen, Schweißausbrüche, depressive Verstimmungen, Schlafstörungen und abnehmende Lust auf sexuelle Aktivitäten. Lediglich bei starken Beschwerden und Einschränkung der Lebensqualität ist eine **Hormontherapie** mit Östrogenen (und Gestagenen) indiziert. Ansonsten sollte nach Möglichkeit auf die nicht ganz risikoarme Hormonsubstitution verzichtet werden. Hier können die Beschwerden häufig schon durch ausführliche Aufklärung, eine spezifische Lebensführung und Präparate auf pflanzlicher Basis gelindert werden.

33

Ungeschützter Geschlechtsverkehr

Anamnese

Als Sie am Morgen in Ihre Praxis kommen, sehen Sie schon Mandy Haag, eine 16-jährige Patientin vor Ihrer Tür stehen. Da die Patientin verweint ist, bitten Sie sie gleich in Ihr Sprechzimmer. Dort schüttet Mandy Ihnen ihr Herz aus: Auf einer Party vor etwa drei Wochen war es zwischen ihr und einem 20-jährigen Jungen zu ungeschütztem Geschlechtsverkehr gekommen. Eigentlich wollte Sie ein Kondom benutzen, war aber zu aufgeregt und betrunken, um darauf zu bestehen. Seit vier Tagen ist ihre Regel nun ausgeblieben und sie habe daraufhin zu Hause mit einer Freundin einen Schwangerschaftstest gemacht, der positiv ausgefallen sei. Außerdem habe sie Angst, sich dabei mit HIV angesteckt zu haben, da der junge Mann ihr gestern gestanden hat, dass er positiv getestet worden sei.

Untersuchungsbefunde

Klinische Untersuchung, Spiegeleinstellung und **bimanuelle Tastuntersuchung:** unauffällig.
Abdomineller Ultraschall: Intrauteriner Nachweis einer Chorionhöhle, keine freie Flüssigkeit im Douglas-Raum.

1. Was wissen Sie über das HI-Virus und Epidemiologie und Pathogenese der HIV-Infektion?

2. Wie hoch ist die Ansteckungsgefahr? Welchen Test führen Sie durch?

3. Vor welcher Entscheidung steht die Patientin?

4. Welche Therapeutika kennen Sie?

5. Was müssen Sie bei der Therapie berücksichtigen? Können Sie eine Infektion des Kindes verhindern?

6. Ab wann können Sie mit Sicherheit eine Infektion des Kindes ausschließen?

1. HIV

Bei HIV (human immunodeficiency virus) handelt es sich um ein RNS-haltiges **Retrovirus,** das erstmalig 1976 in Zaire beschrieben wurde und von dem bisher 14 Subtypen bekannt sind. Weltweit ist der Subtyp HIV-1C am häufigsten, in Deutschland dominiert der Typ **HIV-1B.** Die Viren sind lympho- und neurotrop und werden über den **CD$_4$-Rezeptor** in die Zellen aufgenommen, weshalb bei Krankheitsausbruch neben den **T$_4$-Helferzellen** auch die Anzahl von Makrophagen und Fettzellen sinkt. Daneben scheint auch der CCR$_5$-Rezeptor eine Rolle zu spielen, da Menschen mit einer Mutation an diesem Rezeptor nach Infektion keine Symptome oder Laborveränderungen entwickeln. Pathophysiologisch wird durch die im Virus enthaltene reverse Transkriptase die Erreger-RNA in DNA umgeschrieben und dann in die zelleigene DNA eingebaut. In der Zelle kommt es daraufhin zur Produktion von Virusproteinen und letztendlich gehen die infizierten Zellen zugrunde, wenn die fertigen Viren ausgeschüttet werden.

Die Zahl der **Neuinfektionen** ist erschreckend hoch und noch immer nicht am stagnieren. Weltweit stecken sich **pro Jahr 5 Millionen** Menschen neu an, 2000 davon leben in Deutschland. Hier liegt das aktuelle Verhältnis infizierter Männer zu Frauen bei 3 : 1, bei den AIDS-Erkrankten sogar bei 7 : 1. Weltweit gesehen liegt aber inzwischen ein ausgeglichenes Verhältnis vor. Die HIV-Erkrankung **verläuft in Stadien:**

- Mononukleose-ähnliches Krankheitsbild.
- Asymptomatische Latenzzeit von mehreren Jahren.
- Abfall der T$_4$-Helferzellen, pathologische Lymphknotenschwellungen **AIDS-definierende Erkrankungen.**

Mehr als die Hälfte der Infizierten erreicht binnen zehn Jahren nach Ansteckung das AIDS-Stadium und hat dann mit optimaler Therapie noch eine durchschnittliche Überlebenszeit von vier Jahren. Neugeborene, die durch die Mutter infiziert wurden, haben eine Letalität von 80 %.

2. Ansteckungsrisiko und Untersuchungen

Bei ungeschütztem heterosexuellen Geschlechtsverkehr zwischen einem HIV-Positiven und einem gesunden Partner liegt das Infektionsrisiko bei etwa 1 %. Erhöht wird es durch Schleimhautverletzungen.

Je nach Indikations- und Fragestellung gibt es verschiedene Untersuchungen:

- **Screeningtest:** ELISA-Test zum Nachweis von Antikörpern gegen das HI-Virus im Blut. Die **Serokonversion** kann schon zwei Wochen nach Infektion, aber auch erst nach sechs Monaten erfolgen. Während dieser Zeit ist der Patient aufgrund besonders vieler Viruskopien im Blut hochinfektiös. Jeder positive ELISA muss mit einem zweiten Test bestätigt werden, damit Verwechslungen und falsch positive Ergebnisse ausgeschlossen sind.
- **PCR-Amplifikation:** Nachweis von HIV-Genfragmenten im Blut. Auch bei diesem Test sind falsch positive Befunde möglich, aber die Serokonversion muss nicht abgewartet werden um ein valides Ergebnis zu erhalten.
- **Viruslast:** wird häufig unter Therapie bestimmt. Damit misst man, wie hoch die Konzentration an HIV-RNA im Blut ist und damit, wie aktiv die Viren gerade sind.

Für Mandy ist der HIV-Gennachweis im Blut am besten geeignet. Ein negatives ELISA-Ergebnis wäre wegen der unsicheren Serokonversion nicht verwertbar. Und da Sie bei Mandy eine Schwangerschaft nachgewiesen haben, sollten Sie so schnell wie möglich Gewissheit über den HIV-Status der Patientin haben.

Nach einer Woche haben Sie alle Ergebnisse: Mandy ist HIV-positiv. Sie rufen die Patientin gleich an und machen einen Termin für ein Beratungsgespräch aus.

M e r k e

In der Zeit vor der Serokonversion, wenn der ELISA-AK-Suchtest noch negativ ist (!), herrscht eine besonders hohe Kontagiosität.

3. Interruptio

Die HIV-Infektion ist eine **Indikation zum Schwangerschaftsabbruch.** Medizinisch gesehen ist es gut möglich, mit der Infektion ein Kind auszutragen. Allerdings kann es durch die Schwangerschaft zur klinischen Erstmanifestation der Infektion oder zur Verschlechterung der Erkrankung kommen. Zusätzlich müssen sich viele der werdenden Mütter/Eltern über ihre eigene Prognose und Lebenserwartung klar werden.

Bei Mandy kommt erschwerend hinzu, dass Sie minderjährig ist, noch zur Schule geht und nicht in einer festen Beziehung lebt. Eine Woche nach einem ausführlichen Beratungsgespräch meldet Mandy sich wieder bei Ihnen. Sie teilt Ihnen mit, dass sie lange mit Ihren Eltern gesprochen habe und das Kind bekommen möchte.

4. Therapie

Anders als früher, wird heute erst therapiert, wenn der Patient symptomatisch wird, die CD_4-Helferzellen unter 350/µl fallen, oder die Viruslast 30.000 Kopien/ml Plasma übersteigt. Aufgrund der schnellen Resistenzentwicklung wird inzwischen vor Therapiebeginn eine Resistenztestung durchgeführt. Grundsätzlich stehen drei Medikamentenarten zur Verfügung:

- Die **Nukleosidanaloga** (AZT = Ziduvudin, d4T = Stavudin und 3TC = Lamivudin): sind „falsche" Basen und führen bei der DNA-Synthese zu Kettenabbruch. Unerwünschte Effekte sind vor allem die myelotoxische Wirkung und Kopfschmerzen.
- Die **Proteaseinhibitoren** (Indinavir und Ritonavir): führen durch eine Hemmung der Polyproteinspaltung dazu, dass entstehenden Virionen nicht infektionsfähig sind. Typische Nebenwirkungen sind Lipodystrophie und Insulinresistenz.
- Die **NNRTI** (nicht nukleosidale Reverse-Transkriptase-Inhibitoren; Efavirenz) können Arzneimittelexantheme verursachen.

Am häufigsten wird mit einer Dreifachkombinationstherapie, auch als **HAART** (High active antiretroviral therapy) bezeichnet, behandelt. Sie besteht meist aus zwei verschiedenen Nukleosidanaloga, die entweder mit einem Proteaseinhibitor oder einem NNRTI kombiniert werden. Diese Therapie erfordert eine hohe Compliance des Patienten – jede verzögerte Einnahme oder Pause fördert die Resistenzentwicklung.

5. HIV-Therapie in der Schwangerschaft

In Deutschland gibt es derzeit pro Jahr etwa 200 HIV-positive schwangere Patientinnen. Wegen dieser geringen Zahl und komplexer Therapieentscheidungen sollten diese Mütter von **speziellen Zentren** betreut werden. Durch eine korrekte Therapie und prophylaktische Maßnahmen kann das **Risiko für eine vertikale Infektion** von 15 % auf 1 % gesenkt werden. Die Grenzwerte zur Behandlung sind niedriger als bei nicht schwangeren Patientinnen, da eine Infektion des Kindes unbedingt vermieden werden muss.

War schon vor der Schwangerschaft eine **HAART** indiziert, muss diese weitergeführt werden:

- **Efavirenz** und **Stavudin** sollten wegen möglicher teratogener Nebenwirkungen gegen andere Präparate ausgetauscht werden.
- Bei einer hohen Viruslast > 10.000 Kopien/ml sollte ab der 32. SSW eine **Dreifachkombinationstherapie** eingeleitet werden. Bei geringerer Viruslast reicht die alleinige Gabe von **Zidovudin** ebenfalls ab der 32. SSW und ein zusätzlicher Bolus kurz vor der Geburt.

Die **Entbindung** sollte auf keinen Fall vaginal erfolgen. Am besten ist eine **Sectio caesarea** am kontraktionslosen Uterus, das heißt meist schon in der 36. SSW.

Nach der Geburt darf das Kind auf keinen Fall gestillt werden, da die **Muttermilch** infektiös ist und es zur Beschleunigung des Krankheitsprozesses bei der Mutter führen kann. Das Neugeborene erhält prophylaktisch Zidovudin oder Lamivudin über die ersten vier Lebenswochen.

Mandy wird sieben Monate nach ihrem ersten Besuch bei Ihnen per Kaiserschnitt von einem Jungen entbunden. Da Ihre Viruslast durchgehend unter dem Grenzwert war, musste Mandy auch nur die letzten vier Wochen vor der Entbindung Zidovudin einnehmen. Dass sie ihren Sohn allerdings nicht stillen kann, findet die junge Patientin etwas traurig.

Merke

Durch eine geeignete Therapie und Einhaltung aller Vorsichtsmaßnahmen kann das Risiko für eine vertikale Infektion von 15 % auf 1 % gesenkt werden.

6. Kindlicher Infektionsstatus

- **ELISA-Test:** Da die mütterlichen Antikörper gegen das HI-Virus vom Typ IgG und damit plazentagängig sind, ist der Antikörpernachweis aus dem kindlichen Blut für mehrere Monate nach der Geburt nicht aussagekräftig. Erst wenn diese **Leihantikörper** abgebaut sind und das Kind nach etwa zwei Monaten selbstständig anfängt Antikörper zu bilden, ist dieser Test sinnvoll.

- Eine frühere und genauere Aussage ist mit einer **PCR** möglich. Zwei und sechs Monate nach der Geburt sollte eine Blutentnahme mit der Fragestellung auf HIV-RNA stattfinden.

Sind bei beiden Tests keine Virusgene zu finden, ist eine kindliche Infektion ausgeschlossen. Somit kann nach **fünf bis sechs Monaten** eine endgültige Aussage über den Infektionsstatus des Kindes getroffen werden. Mandys Sohn Dennis übersteht seine prophylaktische antivirale Therapie gut. Ein halbes Jahr nach seiner Geburt steht definitiv fest, dass er HIV-negativ ist. Mandy ist überglücklich und besucht Sie zum Dank noch einmal, um Ihnen den gesunden Dennis zu zeigen.

Zusammenfassung

Grundsätzlich ist es durchaus möglich, als HIV-positive Mutter ein gesundes Kind zu bekommen, dennoch ist eine Betreuung in einer Spezialambulanz vonnöten. Werden alle prophylaktischen Maßnahmen getroffen, kann das Risiko einer vertikalen Infektion von 15 % auf 1 % gesenkt werden. Eine endgültige Aussage über den Infektionsstatus des Kindes ist aber erst ein halbes Jahr nach der Geburt möglich.

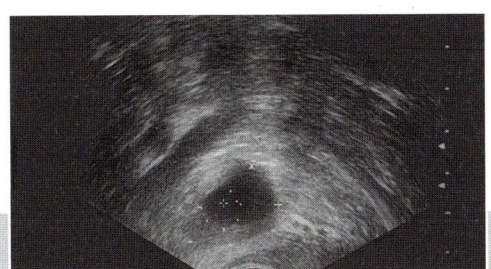

34

Akutes Abdomen

Anamnese

Sie werden von den Kollegen in die chirurgische Ambulanz gerufen, wo Sie Frau Wieland vorfinden, die schmerzgekrümmt und blass auf der Untersuchungsliege liegt. Ihr Begleiter, Herr Gütling, erzählt Ihnen, dass er und Frau Wieland sich heute zum lang ersehnten Tennismatch getroffen hatten. Mitten im Spiel habe Frau Wieland sich dann plötzlich vor Schmerzen gekrümmt und sei in sich zusammengesackt. Auf seine besorgten Fragen habe er kaum Antwort erhalten, daher habe er sie kurzerhand in die Klinik gebracht. Sie wenden sich an Frau Wieland, die vor Schmerzen zwar kaum ansprechbar ist, diese jedoch in den linken Unterbauch lokalisiert. Die chirurgischen Kollegen wollen von Ihnen wissen, ob eventuell eine gynäkologische Ursache besteht, da die Patientin bereits appendektomiert ist und der abdominelle Ultraschall bis auf eine Ovarialzyste links unauffällig war. Schwanger ist sie nicht, wie ein Schwangerschaftstest im Blut ergeben hat, auch die Entzündungsparameter sind unauffällig.

Untersuchungsbefunde

Körperliche Untersuchung: 27-jährige schlanke Patientin. Der linke Unterbauch ist sehr druckschmerzhaft mit lokaler Abwehrspannung, während das übrige Abdomen ebenfalls angespannt, aber weicher ist. Keine Resistenzen, Nierenlager und Leisten sind frei.

Transvaginale Sonographie ➤ Bild

1. **Befunden Sie die Sonographie. Wie lautet Ihre Verdachtsdiagnose? Welche Differenzialdiagnosen erwägen Sie?**

2. **Wie sichern Sie die Verdachtsdiagnose?**

3. **Wie wird die Erkrankung ausgelöst?**

4. **Was wissen Sie über die Risiken?**

5. **Welche Therapie würden Sie wählen?**

6. **Welche Prognose hat Frau Wieland? Wie geht es nach der Primärtherapie weiter?**

1. Differenzialdiagnosen/Verdachtsdiagnose

Das klinische Bild, das sich hier zeigt, entspricht dem eines **akuten Abdomens.** Folgende **Differenzialdiagnosen** kommen infrage:

- **Appendizitis:** beginnt häufig mit epigastrischen Schmerzen, die sich zwar meist in den rechten, selten aber auch in den linken Unterbauch verlagern. Dabei kommt es zum typischen **Loslassschmerz** mit ggf. lokalem Peritonismus, Übelkeit und Erbrechen. Die **Infektparameter** (CRP-Erhöhung, Leukozytose) im Labor sind erhöht. Allerdings ist die Patientin bereits appendektomiert, sodass diese Diagnose ausscheidet.

- **Abgang eines Harnleitersteins:** verursacht mitunter sehr starke, krampfartige Schmerzen, die vom Rücken oder der Flanke ausgehen. Die Patienten sind oft nervös und haben Schwierigkeiten, ruhig liegen zu bleiben. Auch hier kann es zu Übelkeit und Erbrechen kommen. Der Stein kann unter Umständen im **Ultraschall** nachgewiesen werden. Ansonsten ist bei dringendem Verdacht ein **Urogramm** mit Kontrastmittel indiziert. Da bei Frau Wieland die Nierenlager nicht klopfschmerzhaft sind, ist diese Diagnose jedoch eher unwahrscheinlich.

- **Extrauteringravidität:** verursacht akute Beschwerden, wenn es zu einem Tubarabort oder einer Tubarruptur kommt. Anamnestisch liegt meist eine **sekundäre Amenorrhö** vor. Ein **Schwangerschaftstest** ist richtungweisend. Bei Frau Wieland war dieser jedoch negativ.

- **Ruptur einer Ovarialzyste:** kann ein akutes Abdomen auslösen, oft mit akuten stechenden Schmerzen, die wieder abklingen. Bei der Ultraschalluntersuchung findet sich freie Flüssigkeit im Douglas-Raum.

- **Adnexitis:** meist postmenstruell heftige, einseitig betonte Unterbauchschmerzen. Möglich ist auch eine Begleitperitonitis mit Übelkeit und Erbrechen. Zur Diagnosefindung kommen eine Sonographie (freie Flüssigkeit im Douglas-Raum), eine Tastuntersuchung (Portioschiebe- und Wackelschmerz), eine Laboruntersuchung (Entzündungszeichen, negativer Schwangerschaftstest), ein Abstrich und im

Zweifelsfall eine diagnostische Laparoskopie zum Einsatz.

- So komisch es klingen mag, aber man sollte bei einem akuten Abdomen aus gynäkologischer Sicht auch immer an eine gerade ablaufende **Geburt** oder eine **Wehentätigkeit** denken. Es kommt immer wieder vor, dass Frauen bis zur Geburt ihres Kindes nicht wissen, dass sie schwanger sind. Also diese Möglichkeit immer in Betracht ziehen!

Bei Frau Wieland sind Uterus und rechtes Ovar in der Sonographie gut darstellbar und unauffällig. Im linken Adnexbereich zeigt sich ein etwa 4,5 cm großer Tumor mit zystisch-solider Binnenstruktur. Der Douglas-Raum ist frei. In Zusammenschau mit dem zeitlichen Verlauf der Symptomatik mit plötzlichem Beginn sprechen die sonographischen Befunde am ehesten für eine stielgedrehte Ovarialzyste.

2. Diagnosesicherung

Im Prinzip haben Sie schon viele wichtige Untersuchungen zur Diagnosesicherung durchgeführt. Es ist nicht möglich, die Stieldrehung selbst im Ultraschall nachzuweisen. Eventuell kann eine vermehrte Echogenität des Zysteninhalts, die durch eine Einblutung verursacht ist, darauf hinweisen. Letzten Endes kann jetzt nur eine **Laparoskopie** die endgültige Sicherheit bieten.

3. Erkrankungsursachen

Funktionelle Ovarialzysten sind häufig und entstehen im **Zyklusverlauf** unter dem Einfluss von Ovarialhormonen. Sie sind meist symptomlos und werden deswegen häufig nur zufällig bei einer Ultraschalluntersuchung entdeckt. Sie **bilden sich fast immer ohne Therapie zurück,** sollten aber nach ein bis zwei Monaten noch einmal kontrolliert werden.

Die größte Gefahr einer **Stieldrehung** besteht bei Zysten mittlerer Größe (4–5 cm), während kleine (oder das Ovar allein) und besonders große Zysten kaum zur Stieldrehung neigen. Wie im vorliegenden Fall geschehen, wird die Stieldrehung durch **sportliche Betätigung mit Drehbewegungen** begünstigt.

4. Komplikationen

Bei einer Stieldrehung kommt es zur Herabsetzung oder dem völligen Aufheben des venösen Abfluss. Gleichzeitig bleiben die Arterien durch ihren höheren Druck für das Blut durchgängig. Die **venöse Stauung** bedingt dann eine typische blauschwarze Verfärbung. Ist der Blutfluss zu lange unterbrochen, kann das Ovar nicht erhalten werden. Wenn sich das Ovar inkomplett dreht, oder sehr schnell eingegriffen wird, kann man es dagegen unter Umständen retten.

5. Therapie

Die Ergebnisse der Untersuchungen und die starken Schmerzen der Patientin machen eine sofortige **Laparoskopie** unumgänglich. Intraoperativ finden Sie eine hämorrhagisch infarzierte, stielgedrehte Ovarialzyste. Ihre Verdachtsdiagnose ist nun eindeutig bestätigt. Frau Wieland hatte Glück und das Gewebe erholt sich nach Detorquierung vollständig und eine Adnektomie bleibt ihr damit erspart.

Nach drei Tagen wird Frau Wieland in gutem Allgemeinzustand aus dem Krankenhaus entlassen. Auch der histologische Befund hatte keinen Anlass zur Sorge gegeben, es handelte sich lediglich um eine **einfache Follikelzyste mit hämorrhagischer Infarzierung.**

Zusammenfassung

Die **stielgedrehte Ovarialzyste** stellt eine wichtige Differenzialdiagnose des akuten Abdomens dar. **Typisch sind** plötzlich auftretende, einseitig betonte, vernichtende Schmerzen. In der Sonographie kann lediglich die Ovarialzyste dargestellt werden, die Verdachtsdiagnose Stieldrehung wird dann aufgrund der Schmerzsymptomatik gestellt. Letztendlich kann die **Diagnose** aber erst laparoskopisch gesichert werden. Wichtig ist ein schnelles Vorgehen, denn wenn die Blutzirkulation des Ovars zu lange unterbrochen ist, bleibt nur die Entfernung des Ovars oder die Adnektomie.

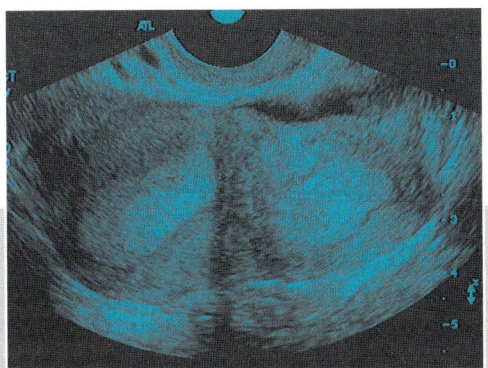

35

Dysmenorrhö

Anamnese

Die 15-jährige Amanda ist das erste Mal beim Frauenarzt. Sie ist noch Jungfrau, hat aber seit Kurzem einen Freund und will eventuell Geschlechtsverkehr haben. Außerdem hat sie gehört, dass Regelschmerzen mit einer Pilleneinnahme verringert werden könnten. Seit ihrer Menarche vor vier Jahren sind die Schmerzen während der Blutung ständig schlimmer geworden. Ansonsten sei der Zyklus regelmäßig und die Blutung dauere drei bis vier Tage bei normaler Stärke. Blutungen oder Schmerzen zwischen der Periode werden verneint. Das junge Mädchen ist sonst gesund, ihre letzte Regel hatte sie vor zehn Tagen.

Untersuchungsbefunde

Klinische Untersuchung: Schambehaarung und Brüste regelrecht und vollständig entwickelt.

Spekulumeinstellung: Hymen intakt (Untersuchung mit kleinen Spekula), Verdacht auf Vaginalseptum (endgültige Beurteilung wegen schlechter Einsicht nicht möglich).

Rektale Tastuntersuchung: Uterus und Adnexe gut tastbar, rechtsseitig unklare Struktur.

Abdomineller Ultraschall ➤ Bild

1. An welche Differenzialdiagnosen denken Sie? Was ist Ihre Verdachtsdiagnose unter Berücksichtigung der Sonographie?

2. Erklären Sie die pathophysiologische Grundlage der Beschwerden!

3. Welche Formen dieser Fehlbildung kennen Sie?

4. Welche weiteren Symptome können auftreten?

5. Erläutern Sie die Therapieoptionen.

1. Differenzialdiagnosen

Die Dysmenorrhö ist allgemein definiert als schmerzhafte Regelblutung.

- **Primäre Dysmenorrhö:** Die Schmerzen gehen häufig mit anderen Symptomen einher und bestehen seit der Menarche. Pathophysiologisch stehen lang anhaltende Uteruskontraktionen mit leichten konsekutiven Ischämien und Prostaglandinbildung im Vordergrund, weshalb sie auch gut mit NSAID behandelbar sind.
- **Sekundäre oder symptomatische Dysmenorrhö:** Die zyklusabhängigen Schmerzen beruhen auf organischen Veränderungen (Fehlbildungen, Endometriose, Ovarialzysten). Meist treten die Beschwerden erst im Laufe der Jahre auf und sind progredient im Verlauf. Die Therapie richtet sich dann nach der Ursache.

Obwohl Amandas Schmerzen schon seit der Menarche bestehen, kann man bei ihr keine primäre Dysmenorrhö diagnostizieren. Sowohl die Progredienz als auch der auffällige Untersuchungsbefund sprechen dagegen. Da Sie im Ultraschall einen kleinen, leicht verformten Uterus sowie rechts davon eine zystische Struktur mit uterusähnlichem Wandaufbau gesehen haben, gehen Sie zunächst von einer **Fehlbildung der inneren Geschlechtsorgane** aus. Die Ovarien waren klein und unauffällig, im Douglas-Raum fand sich keine freie Flüssigkeit.

2. Pathophysiologie

Entwicklungsgeschichtlich gehen die inneren Geschlechtsorgane aus den **Müller-** und **Wolffgängen (Urnierengang)** hervor. Grundsätzlich sind primär beide Gangsysteme im Embryo angelegt, aber ohne weitere hormonelle Einflüsse entwickeln sich daraus weibliche Geschlechtsorgane. Prof. Alfred Jost, Entdecker des AMH, hat diesen Sachverhalt treffend in folgendem Zitat zusammengefasst: „Becoming a male is a prolonged, uneasy, and risky venture, it is a kind of struggle against inherent trends towards femaleness." Das genetische Geschlecht bestimmt dann die weitere Entwicklung:

- Ist ein Y-Chromosom mit TDF (testis-determinierender Faktor) vorhanden, bilden sich Leydig- und Sertoli-Zellen. Diese produzieren ab der 8. Embryonalwoche wiederum Testosteron und AMH (Antimüllerhormone), die eine weitere Ausbildung zum weiblichen Geschlecht verhindern. Die Müllergänge hypotrophieren, werden abgebaut und aus den Wolffgängen entwickeln sich die männlichen Urogenitalorgane.
- Fehlt TDF (weibliches Geschlecht oder Swyer-Syndrom) oder sind die Androgenrezeptoren defekt (testikuläre Feminisierung), entwickeln sich trotz allem weibliche Geschlechtsorgane. Die paarig angelegten Müllergänge (Ductus paramesonephricus), die sich lateral der Wolffgänge befinden, bilden erst die Tuben und verschmelzen dann weiter distal in der Mitte und bilden dadurch Uterus, Zervix und Teile der Vagina. Kommt es bei diesem Verschmelzungsprozess zu einer Störung, können daraus, abhängig von der Höhe des Defekts, verschiedene Fehlbildungen entstehen (➤ Frage 3).

M e r k e

Grundsätzlich ist das gonadale Geschlecht weiblich.

3. Formen

Die große Palette der embryonalen Fehlbildungen der weiblichen Geschlechtsorgane reicht von der völligen **Aplasie von Vagina und Uterus (Mayer-Rokitansky-Küster-Syndrom)** bis zum leichten **Uterus arcuatus.** Abbildung 35.1 gibt eine Übersicht der verschiedenen Formen.

Amanda hat aufgrund der Befunde wahrscheinlich einen **Uterus unicollis** mit einem rudimentären Horn. Durch den fehlenden Anschluss des hypoplastischen Horns an die Zervix sammelt sich das anfallende Menstrualblut mit Größenzunahme und Dehnungsschmerz.

4. Symptome

Patientinnen mit Uterusfehlbildungen haben vermehrt Probleme bei der Schwangerschaft. Viele der Patientin-

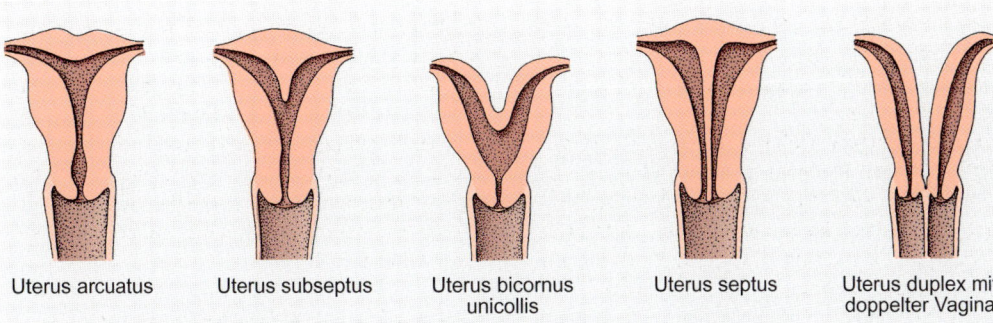

Abb. 35.1 Formen der Uterusfehlbildungen.

Uterus arcuatus Uterus subseptus Uterus bicornus unicollis Uterus septus Uterus duplex mit doppelter Vagina

nen sind **steril** und haben bei erfolgreicher Implantation ein erhöhtes Abortrisiko. Auch die Wahrscheinlichkeit für Frühgeburten und Lageanomalien des Kindes sowie für Geburtskomplikationen ist höher als bei normal entwickelten Frauen. Sollte ein **Scheidenseptum** vorliegen, kann es neben der hier erwähnten **Dysmenorrhö** auch bei der **Kohabitation** zu Schmerzen kommen.

Da die Uterusfehlbildungen häufig auch mit Entwicklungsstörungen der Wolffgänge einhergehen, sollte noch eine Untersuchung der Nieren und der ableitenden Harnwege erfolgen. Untersucht werden sollte auf Nierenagenesie und -verschmelzung sowie auf dystope Nieren, Mega- und Doppelureter.

Merke

Enwicklungsstörungen der Müllergänge sind häufig mit Fehlbildungen der Nieren und der ableitenden Harnwege kombiniert.

5. Therapie

Viele Frauen mit weniger beeinträchtigenden Fehlbildungen leben gut ohne Therapie und können durchaus Kinder gebären. Geben die Patientinnen jedoch Schmerzen bei Kohabitation oder Menstruation an oder liegt ein unerfüllter Kinderwunsch vor, gibt es verschiedene operative Möglichkeiten. Bei einer Hysteroskopie können vorhandene Vaginalsepten entfernt wer-

den. Als **Strassmann-Operation** wird eine Metroplastik bezeichnet. Dabei werden zwei getrennte Uterushöhlen zu einer vereint. Die Wahrscheinlichkeit auf eine Schwangerschaft kann damit von 5 % auf 80 % erhöht werden.

Bei Amanda wird wohl wahrscheinlich am ehesten eine Entfernung des rudimentären Horns erfolgen, um sie von den Schmerzen zu befreien. Einen Anschluss des Horns an das übrige Uteruscavum sollte jedoch je nach Lage und Größe ebenfalls erwogen werden.

Zusammenfassung

Uterale und vaginale Fehlbildungen gehen auf eine gestörte Verschmelzung der paarig angelegten Müllergänge in der Embryonalzeit zurück. Je nach Höhe des Defekts und den verschiedenen Aplasiemöglichkeiten kann eine **Vielzahl von Fehlbildungen** unterschieden werden. Je nach Defekt reichen die **Symptome** von völliger Beschwerdefreiheit über Dysmenorrhö, Kohabitationsschmerzen bis zur Sterilität. Die Entwicklung der Nieren und der ableitenden Harnwege aus den Wolffgängen ist eng an die Genitalentwicklung gekoppelt. Daher sollte bei Uterusfehlbildungen auch nach Nieren- oder Ureterdysplasien gesucht werden. **Therapeutisch** stehen verschiedene operative Verfahren zur Verfügung, die je nach vorliegendem Beschwerdebild eingesetzt werden können.

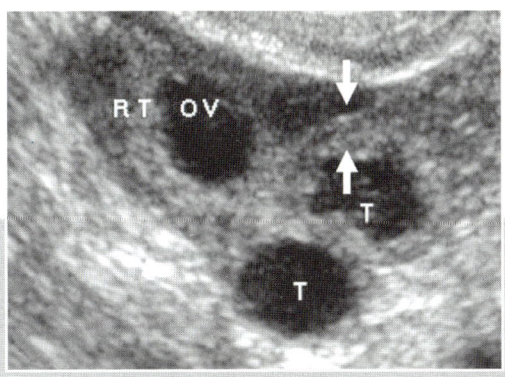

36

Ziehende Unterbauch- schmerzen und Fieber

Anamnese

Die 18-jährige Frau Brückner kommt zu Ihnen in die Sprechstunde. Sie berichtet über kontinuierlich ziehende Schmerzen im Unterbauch, die seit wenigen Tagen bestünden, aktuell aber zunehmen würden. Seit gestern fühle sie sich zudem leicht fiebrig, weshalb sie heute nicht in der Schule gewesen sei. Die Temperatur habe sie aber nicht gemessen. Frau Brückner nimmt einen Ovulationshemmer. Der Zyklus ist regelmäßig alle 28 Tage mit einer Blutungsdauer von vier bis fünf Tagen. Die letzte Blutung war vor ungefähr einer Woche.

Untersuchungsbefunde

Körperliche Untersuchung: Junge, schlanke Patientin in gutem AZ und EZ. Abdomen weich, Druckschmerz im Unterbauch, keine Resistenzen, Nierenlager nicht klopfschmerzhaft.

Spekulumeinstellung: Portio und Scheidenwände unauffällig, deutlich gelblicher Fluor; im Nativpräparat bakterielle Mischflora sowie reichlich Leukozyten.

Bimanuelle Tastuntersuchung: Die Befunderhebung ist wegen starker Schmerzen vor allem im rechten Adnexbereich eingeschränkt, deutlicher Portioschiebe- und Wackelschmerz.

Sonographie: ➤ Bild

Schwangerschaftstest: negativ.

1. Welche Differenzialdiagnosen erwägen Sie? Begründen Sie Ihre Verdachtsdiagnose! Wie sichern Sie diese?

2. Wie wird die Erkrankung ausgelöst und wie kann man vorbeugend entgegenwirken?

3. Welche Therapie würden Sie wählen?

4. Welche Spätfolgen oder Komplikationen können aus der Erkrankung resultieren?

5. Worum handelt es sich beim Fitz-Hugh-Curtis-Syndrom?

1. Differenzialdiagnosen/Verdachtsdiagnose

Das Leitsymptom **Unterbauchschmerz** lässt verschiedene Differenzialdiagnosen zu. Die möglicherweise febrile Temperatur deutet auf eine **entzündliche Genese** hin.

- **Extrauteringravidität:** ähnliches klinisches Bild mit Unterbauchschmerzen. In der Anamnese wird meist eine (sekundäre) Amenorrhö angegeben. Ein **Schwangerschaftstest** bzw. die quantitative Bestimmung von β-HCG im Serum ist bei einer EUG richtungweisend. Bei Frau Brückner war der Schwangerschaftstest jedoch negativ, was gegen diese Diagnose spricht.
- **Ovarialzysten** sind größtenteils symptomlos. Sind sie jedoch sehr groß können sie schon einmal Symptome wie ziehende Unterbauchschmerzen verursachen. Eine Sonographie bringt hier Klarheit, hat aber bei der jungen Patientin keinen Hinweis auf eine Zyste geliefert.
- **Sigmadivertikulitis:** sollte vor allem bei älteren Frauen erwogen werden. Bei einem 18-jährigen Mädchen ist eine Divertikulitis eher unwahrscheinlich.
- **Appendizitis:** anfangs meist Schmerzen im Oberbauch, die sich nach rechts unten verlagern; McBurney-Druckpunkt, Lanz-Druckpunkt, Rovsing-Zeichen und Blumberg-Zeichen sind (fast) nur bei Vorliegen einer Appendizitis positiv. Hinzu kommen häufig gastrointestinale Symptome mit Übelkeit und Erbrechen. Im Labor finden sich eine Leukozytose und ein CRP-Anstieg. Typisch ist außerdem die Temperaturdifferenz > 1 °C zwischen der axillären und der rektalen Messung, die wiederum über 38 °C beträgt. Der körperliche Untersuchungsbefund von Frau Brückner spricht jedoch gegen diese Diagnose. Dagegen deuten die ziehenden Unterbauchschmerzen, deren maximale Schmerzintensität typischerweise knapp oberhalb des Schambeinknochens angegeben wird, und die im Anschluss an eine Periodenblutung entstanden (Frau Brückners letzte Periodenblutung liegt etwa eine Woche zurück und die Beschwerden bestehen schon seit ein paar Tagen), der deutliche Portioschiebe- und Wackelschmerz, der gelbliche Fluor und

der negative Schwangerschaftstest als Verdachtsdiagnose am ehesten auf eine **akute Adnexitis** (Synonym: PID, Pelvic inflammatory disease) hin.

- Die **Sonographie** sichert Ihre Verdachtsdiagnose der akuten Adnexitis: Der Uterus mit flachem Endometrium ist unauffällig. Die Ovarien sind beidseits normal groß, lassen sich aber nicht scharf abgrenzen. Die Tuben sind auf beiden Seiten leicht verdickt. Im Douglas-Raum findet sich wenig freie Flüssigkeit. Im Falle einer Appendizitis könnte die verdickte Appendix möglicherweise dargestellt werden (Kokarden-Phänomen, Zielscheibenmuster).
- **Diagnostische Laparoskopie:** Sollte es gar nicht möglich sein, eine Diagnose zu stellen, kann im Zweifelsfall nur die diagnostische Laparoskopie helfen, eine Appendizitis auszuschließen.

Nachdem Sie das Abdomen von Frau Brückner aber noch einmal gründlich untersucht haben und auch sonst keine appendizitisspezifischen Befunde erheben können, bleiben Sie bei Ihrer Verdachtsdiagnose einer akuten Adnexitis.

2. Erkrankungsauslöser/Vorbeugung

Ursache der Adnexitis sind aus dem Vaginalbereich **aufsteigende Keime**. Meistens handelt es sich um Chlamydien, Mykoplasmen und Gonokokken, seltener sind Infektionen mit Gardnerella vaginalis, Haemophilus influenzae, E. coli, Enterokokken und Anaerobiern. Betroffen sind vor allem junge, sexuell aktive Frauen (Altersgipfel 15–19 Jahre) ohne festen Partner.

Kondome können hier neben der klassischen Verhütung auch Schutz vor Infektionen mit vielen der oben genannten Keime bieten. Ganz allgemein helfen natürlich ebenso alle Maßnahmen, die das Immunsystem stärken.

3. Therapie

Frau Brückner wird stationär aufgenommen, wo sie **Bettruhe** einhalten soll. Gegen die Schmerzen werden der Patientin in der akuten Phase der Entzündung **Antiphlogistika** (z.B. Diclofenac) verabreicht. Eine Kühlung des Unterleibs kann die Beschwerden zusätzlich lindern. Rasch wird eine **systemische antibiotische Behandlung** eingeleitet. Oft handelt es sich um Mischinfektionen unter Beteiligung von Darmkeimen. Deswegen muss das Wirkspektrum der Antibiotika die wichtigsten Erreger (Chlamydien, Gonokokken, Anaerobier, Streptokokken, gramnegative Stäbchen) abdecken. Eine solche Therapie umfasst z.B. ein Cephalosporin, Metronidazol (gegen Anaerobier) und ein Tetrazyklin (gegen Chlamydien). Die Behandlung sollte nach Entfieberung noch weitere zehn bis vierzehn Tage oral fortgesetzt werden. Außerdem ist bei positivem Chlamydiennachweis eine Mitbehandlung des Partners obligat.

---

4. Spätfolgen/Komplikationen

- **Hydro- oder Pyosalpinx:** Entsteht unmittelbar im Verlauf der akuten Adnexitis durch die Verklebung des Fimbrientrichters mit Stau von Flüssigkeit oder Eiter.
- **Tuboovarialabszess:** entsteht innerhalb kurzer Zeit bei nicht oder zu spät behandelter akuter Adnexitis.
- Der Übergang in eine **chronische Adnexitis** mit chronischen Schmerzen ist möglich.
- Weitet sich die Entzündung auf angrenzende Strukturen aus, resultiert dies unter Umständen dort ebenfalls in **Abszessen** (z.B. Douglas-Abszess). Abszesse sind unter der Standardtherapie meist therapieresistent und machen dann einen operativen Eingriff notwendig.
- Daneben darf die erhöhte Gefahr der Entwicklung einer lebensbedrohlichen **Peritonitis** nicht vergessen werden.
- **Verwachsungen:** können sich selbst nach Abheilung einer Adnexitis bilden und bisweilen zu erheblichen Problemen führen.
- Schmerzen während der Periodenblutung und beim Geschlechtsverkehr.
- **Sterilität.**
- Das Risiko einer **Extrauteringravidität (EUG)** ist nach einer Adnexitis erheblich erhöht und damit

ebenfalls eine gravierende Spätkomplikation. Gerade bei jungen Frauen muss eine Adnexitis daher schnell und korrekt behandelt werden!

M e r k e

Eine akute Adnexitis kann gravierende Spätfolgen wie Sterilität und ein erhöhtes Risiko für eine EUG bedingen. Eine schnelle und umfassende antibiotische Therapie ist daher besonders bei jungen Frauen bedeutend!

---

5. Fitz-Hugh-Curtis-Syndrom

Nach einer Chlamydien- oder Gonokokkeninfektion des kleinen Beckens kann es zu der eher seltenen Komplikation des **Fitz-Hugh-Curtis-Syndroms** kommen. Die Symptome dieser Begleithepatitis bzw. Perihepatitis sind Schmerzen im rechten oberen Quadranten des Abdomens vor allem durch strangförmige Verwachsungen zwischen Leber und Zwerchfell sowie manchmal Übelkeit und Erbrechen. Meist sind die Leberwerte leicht erhöht. Die Therapie besteht in einer adäquaten Behandlung der Grundkrankheit.

Z u s a m m e n f a s s u n g

Bei ziehenden Schmerzen im Unterbauch muss vor allem bei jungen Frauen an eine Adnexitis gedacht werden. Ganz besonders wenn die Schmerzen rechtsseitig betont sind, kommt als **Differenzialdiagnose** auch eine Appendizitis infrage. Eine Reihe von Untersuchungen hilft bei der Diagnosefindung. Eine akute Adnexitis wird **konservativ** mit Antibiotika **behandelt,** deren Wirkspektrum die wichtigsten **Erreger** der Adnexitis (Chlamydien, Gonokokken, Anaerobier, Streptokokken, gramnegative Stäbchen) abdecken muss. Außerdem helfen Antiphlogistika, körperliche Schonung und Kühlung die Symptome zu lindern. Eine rasche Therapie ist unabdingbar, da es zu gravierenden **Spätfolgen** bzw. Komplikationen wie Sterilität oder einem Tuboovarialabszess kommen kann.

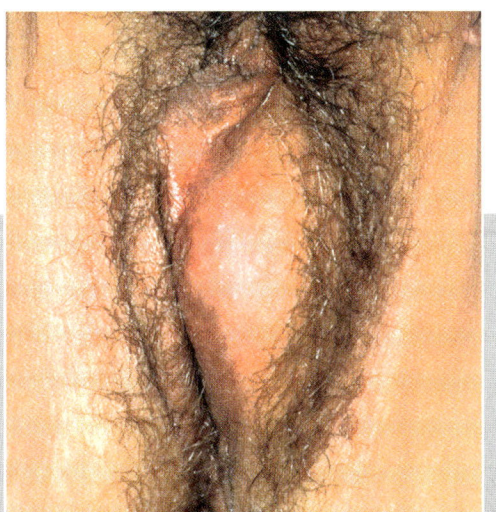

37

Schmerzhaftes Sitzen

Anamnese

Als Sie am frühen Morgen Ihre Praxis aufsperren, steht Frau Georg schon vor der Tür. Sie sind überrascht, die Patientin zu sehen, da sie keinen Termin hat. Sie bitten Frau Georg gleich ins Sprechzimmer, da die Patientin sehr zu leiden scheint. Dort berichtet Frau Georg Ihnen etwas verschämt, dass sie einen großen schmerzenden Knoten im Scheidenbereich festgestellt habe. Das erste Mal hätte sie ihn vor zwei Tagen bemerkt und seitdem wären die Schmerzen immer schlimmer geworden. Heute früh habe sich Frau Georg nicht einmal mehr zum Frühstücken hinsetzen können. Die Patientin hat an sich keine weiteren Veränderungen bemerkt, ihr Zyklus ist weiterhin regelmäßig alle 29 Tage. In der Akte sehen Sie, dass die letzte Vorsorgeuntersuchung der 35-jährigen Nullipara ebenfalls unauffällig war.

Untersuchungsbefunde

Klinische Untersuchung: ➤ Bild
Weitere Untersuchungen schmerzbedingt nicht möglich.

1. Welche Differenzialdiagnosen erwägen Sie?

_____

2. Wie sichern Sie die Verdachtsdiagnose? Welche Untersuchungen schließen Sie noch an?

_____

3. Welches sind die Ursachen der Erkrankung?

_____

4. Erklären Sie die anatomische Lage der betroffenen Struktur!

_____

5. Welche Therapie bieten Sie der Patientin an?

_____

1. Differenzialdiagnosen

Die Symptome lassen sich allgemein als Entzündung des äußeren Genitalbereichs zusammenfassen, eine **Vulvitis.** Man unterscheidet verschiedene Formen:

- **Follikulitis:** Staphylokokkeninfektion der Haarbälge. Diese kann im Schambereich auftreten, ist aber grundsätzlich an jeder behaarten Körperstelle möglich.
- **Furunkulosis:** ausgeprägte Form der Follikulitis mit kommunizierenden Abszessherden.
- **Bartholinitis:** Entzündung der Bartholinidrüsen (Glandulae vestibularis major). Ihre physiologische Funktion besteht in der Produktion mukösen Sekrets beim Geschlechtsverkehr.

2. Verdachtsdiagnose und Diagnosesicherung

Bei der Untersuchung fanden Sie im hinteren Drittel der linken großen Labie einen pflaumgroßen rötlichen Knoten mit prallelastischem Aspekt, der bei Berührung äußerst schmerzhaft ist. Rechte Labie und restliches äußeres Genital sind inspektorisch unauffällig. Dieser Befund zusammen mit der Symptombeschreibung ist beweisend für die Diagnose einer **Bartholinitis.** Deswegen sind keine weiteren Untersuchungen nötig.

Merke

Eine einseitige schmerzhaft gerötete Schwellung im dorsalen Drittel einer der großen Labien spricht für eine Bartholinitis.

3. Ätiologie/Pathogenese

Bei Verschluss des Ausführungsganges der Bartholinidrüsen kommt es zum Sekretstau und es bildet sich eine Zyste. Diese ist an sich noch schmerzlos. Sammeln sich jedoch Bakterien, wie E. coli, Enterokokken oder Staphylokokken, oder in seltenen Fällen auch Gonokokken oder Chlamydien in der Zyste, kommt es zur Empyem- und Abszessbildung. Ab dem Zeitpunkt der Infektion wird der Verhalt schmerzhaft.

Die Ätiologie des Verschlusses ist an sich unbekannt. Ob eine zu geringe Hygiene oder eine Zerstörung der normalen Flora durch Reinigungsmittel wie beispielsweise bei der Kolpitis damit zusammenhängen, ist unklar.

4. Anatomie

Die Bartholinidrüsen sind erbsenförmig und messen etwa 1 cm im Durchmesser. Sie liegen beidseits jeweils im subkutanen Gewebe im hinteren Drittel der großen Schamlippen, wo sich auch der Abszess bildet (➤ Abb. 37.1). Allerdings entleeren sie ihr muköses Sekret nicht

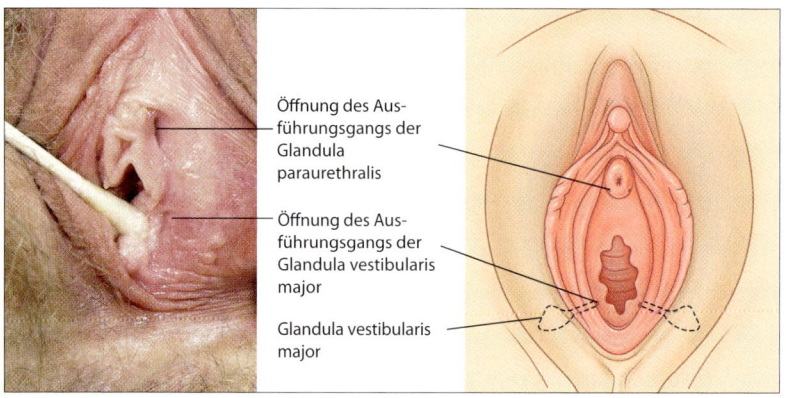

Öffnung des Ausführungsgangs der Glandula paraurethralis

Öffnung des Ausführungsgangs der Glandula vestibularis major

Glandula vestibularis major

Abb. 37.1 Äußeres weibliches Genital mit Bartholinidrüsen.

direkt in die Rima pudendi, sondern über einen etwa 2 cm langen Ausführungsgang an der medialen Seite der Labia minora, kurz vor dem Hymen (oder seinen Resten).

Die Bartholinidrüsen entsprechen Entwicklungsgeschichtlich den Cowperdrüsen beim Mann. Im Unterschied zu diesen liegen sie aber superfizial der perinealen Membran.

5. Therapie

Die Therapie erfolgt einmal mehr nach dem alten chirurgischen Leitsatz: „ubi pus ibi evacua" – der Abszess muss chirurgisch behandelt werden.

In dieser speziellen Form der Abszessbildung wird der Abszess über den Ausführungsgang an der Innenseite der kleinen Labie eröffnet und mit einer antibakteriellen Lösung gespült. Um das Risiko eines erneuten Verschlusses zu minimieren, wird ein neuer Ausführungsgang geschaffen: die Zystenwand wird mit der Haut auf der Innenseite der großen Schamlippen vernäht, sodass das Sekret direkt in die Rima pudendi abfließt. Diese spezielle Technik nennt sich **Marsupialisation** (➤ Abb. 37.2). Die Drüsenfunktion bleibt dabei erhalten. Die gleiche Technik wird angewandt, wenn es sich nicht um einen Abszess, sondern nur um eine Bartholinizyste handelt. Das entleerte Sekret ist dann nicht weißlich-eitrig, sondern hell und serös.

Postoperativ sollten noch einige Tage lang **Sitzbäder** mit Kamille oder Phenolsulfonsäure-Phenol (Tannolact®) gemacht werden, um eine erneute Infektion zu vermeiden.

Frau Georg wird zwei Tage später in der Klinik unter Vollnarkose operiert und ist eineinhalb Wochen nach dem Eingriff beschwerdefrei.

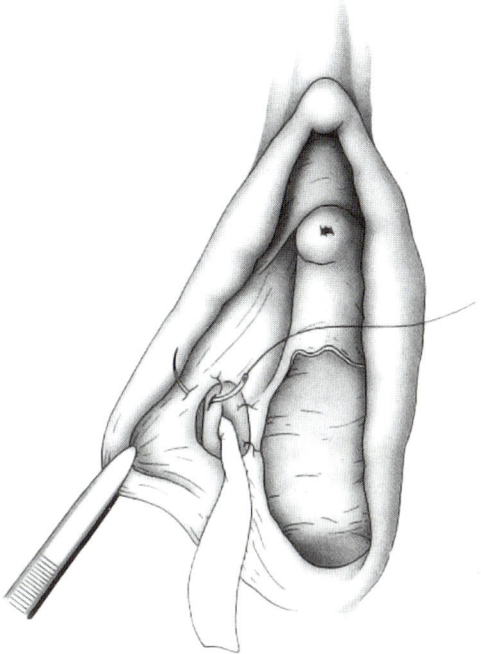

Abb. 37.2 Marsupialisation eines Bartholini-Abszesses.

Zusammenfassung

Die Differenzialdiagnosen der Vulvitis, die Follikulitis, die Furunkulosis und die Bartholinitis sind allesamt sehr schmerzhaft. Bei der **Bartholinitis** handelt es sich um einen Sekretstau mit bakterieller Infektion des zurückgehaltenen Sekrets. Der Befund ist normalerweise nur einseitig und das **klinische Bild** so eindeutig, dass keine weiteren Untersuchen durchgeführt werden müssen. Die **Therapie** besteht in einer Abszesseröffnung mit Marsupialisation (Vernähen des Zystenrands mit dem umgebenden Epithel). Postoperativ sollten noch einige Tage lang Sitzbäder verordnet werden, um einer erneuten Infektion vorzubeugen.

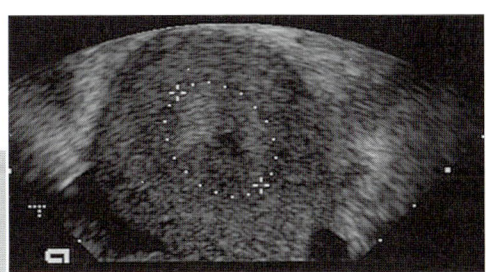

38

Starke Übelkeit in der Frühschwangerschaft

Anamnese

Die 29-jährige Frau Sakura kommt heute mit akuten Beschwerden zu Ihnen in die Praxis. Nachdem ihre letzte Periodenblutung acht Wochen zurückliegt, hatte sie vor etwa drei Tagen einen Schwangerschaftstest durchgeführt, der ein positives Ergebnis zeigte. Das eigentliche Problem sei aber eine massive Übelkeit mit Erbrechen, die sie nun seit geraumer Zeit plage. Selbst von Wasser werde ihr schlecht. Bei ihrer letzten Schwangerschaft sei das ganz anders gewesen.

Untersuchungsbefunde

Junge Frau in leicht reduziertem AZ und gutem EZ. Das Abdomen ist weich, kein Druckschmerz und keine Resistenzen, Nierenlager und Leisten sind frei.

Spekulumeinstellung: Portio und Scheidenwände glatt, etwas schaumig-blasige Flüssigkeit vor der Portio.

Bimanuelle Tastuntersuchung: Sie tasten einen antevertierten und anteflektierten, deutlich vergrößerten Uterus. Er ist weich und aufgelockert.

Transvaginale Ultraschalluntersuchung: ➤ Bild

1. **Wie lautet Ihre Verdachtsdiagnose? Begründen Sie diese!**

2. **Wie sichern Sie die Verdachtsdiagnose?**

3. **Was wissen Sie über Ätiologie und Pathogenese?**

4. **Zu welcher Gruppe von Erkrankungen gehört die hier vorliegende? Nennen sie weitere Krankheiten der Gruppe?**

5. **Welche Therapie würden Sie wählen?**

6. **Ist eine Nachsorge notwendig? Wenn ja, welche?**

1. Ultraschallbefund/Verdachtsdiagnose

Amenorrhö, Übelkeit und Erbrechen, vergrößerter Uterus und positiver Schwangerschaftstest sprechen für eine **Schwangerschaft.** Eine intakte Schwangerschaft würde jedoch in der 8. Schwangerschaftswoche im Ultraschall eine Fruchthöhle mit Embryo und Herzaktion zeigen.

Stattdessen zeigt sich ein für das Gestationsalter zu großer Uterus von etwa 13 cm. Im Cavum uteri befindet sich irreguläres, unstrukturiertes Material, das fast wie ein **Schneegestöber** aussieht. Eine Fruchthöhle mit Embryo ist nicht zu finden. Die Ovarien sind beidseits unauffällig. Des Weiteren ist in der Spekulumeinstellung eine blasig-schaumige Flüssigkeit zu sehen. Die Konsistenz des Uterus ist weich und aufgelockert.

Nachdem es sich also nicht um eine intakte Schwangerschaft mit zeitgerechter Entwicklung des Feten handelt, die weiteren Befunde außerdem recht eindeutig sind, lautet Ihre Verdachtsdiagnose **hydatiforme Blasenmole.**

2. Diagnosesicherung

Sie gehen nicht davon aus, dass der Schwangerschaftstest der Patientin falsch positiv war, dennoch ist in unklaren Fällen wie diesem, mit Verdacht auf eine Blasenmole eine **quantitative Bestimmung von β-hCG** unbedingt indiziert. Bei Frau Sakura ergibt dieser Test einen β-hCG-Wert von 115.000 IU/l. Ihre Verdachtsdiagnose ist damit nicht endgültig gesichert, aber ein Wert > 100.000 IU/l weist auf eine **proliferative Erkrankung des Trophoblasten** hin. Die hohen β-hCG-Werte erklären auch die starke Übelkeit der Patientin (**Hyperemesis gravidarum**).

Da es zu **präeklampsietypischen Symptomen** wie Ödemen, Proteinurie und Bluthochdruck kommen kann, sind eine Urinuntersuchung und die Messung des Blutdrucks ebenfalls Teil einer vollständigen Abklärung.

Ist die intakte Schwangerschaft mithilfe der oben genannten Diagnostik ausgeschlossen, kann eine **Kürettage** erfolgen. Nur eine Kürettage mit anschließender **histopathologischer Untersuchung** des Gewebes kann die Diagnose endgültig sichern.

3. Pathogenese/Ätiologie

Man unterscheidet zwei verschiedene Formen der hydatiformen Blasenmole, die **komplette** und die **partielle Mole.**

- **Komplette Blasenmole:** Sie kann entstehen, wenn zwei Spermien (fast immer 23, X) eine leere Eizelle ohne DNA (kernlose Oozyte) befruchten. Es entsteht ein diploider weiblicher Chromosomensatz, der jedoch allein paternalen Ursprungs ist. Daraus entwickelt sich dann kein Embryo, sondern nur Trophoblastgewebe. Dieses unterliegt verstärktem Wachstum, degeneriert blasig und produziert in großen Mengen β-hCG.
- **Partielle Blasenmole:** Sie besitzt einen triploiden Chromosomensatz (meist 69, XXY). Im Gegensatz zur kompletten Mole enthält die Oozyte einen haploiden Chromosomensatz und wird dann von zwei Spermien oder einem diploiden Spermium befruchtet. In diesem Fall findet sich auch embryonales Gewebe.

Hydatiforme Blasenmolen sind bei asiatischen Frauen häufiger als bei Kaukasierinnen. Daneben gibt es **Risikofaktoren** wie die Einnahme oraler Kontrazeptiva, Vitamin-A-Mangel oder das Alter (< 15 oder > 40 Jahre). Eine genetische Veranlagung, die das Auftreten einer Blasenmole begünstigt, ist bisher nicht bekannt.

4. Gruppe von Erkrankungen

Die hydatiforme Blasenmole (komplett und partiell) gehört zu den **Trophoblasterkrankungen.** Dazu gehören außerdem:

- Die **invasive Blasenmole** geht in 15 % der Fälle aus einer hydatiformen Blasenmole hervor. Hierbei wächst das Trophoblastgewebe **destruierend** in das Myometrium und das angrenzende Gewebe ein. Es kann zu **Metastasen** in Vagina oder Lunge kommen.
- Das **Chorionkarzinom** entsteht entweder auf dem Boden einer hydatiformen Mole oder direkt, unter anderem nach Schwangerschaften oder Aborten. Es ist die **maligne Form der Blasenmole** und wächst invasiv in das Myometrium ein. Metastasen können sich in Lunge, Leber, Milz, Nieren, Gehirn und Vagina finden.

5. Therapie

Die Therapie der Blasenmole besteht aus ihrer **operativen Entfernung** durch stumpfe **Kürettage** oder **Saugkürettage.** Damit erfolgt auch die endgültige Diagnosesicherung mittels histopathologischer Auswertung. Es ist wichtig, den Uterus vollständig und ohne Reste zu entleeren, da diese Rezidive verursachen oder maligne entarten können. Vor der Operation erfolgt ein so genanntes **Prostaglandin-Priming,** das den Zervixbereich weicher und dehnbarer machen soll. Der Eingriff selbst muss aufgrund der gedehnten und aufgelockerten Uteruswand sehr vorsichtig durchgeführt werden. Die Gefahr der Uterusperforation ist stark erhöht. Am besten führt man die Kürettage unter **Ultraschallsicht** und unter einem **prophylaktischen Antibiotikaschutz** durch.

Sowohl die invasive Blasenmole als auch das Chorionkarzinom werden hingegen mit einer **Chemotherapie** (Mittel der Wahl: Methotrexat) behandelt.

Bevor Sie aber mit einer Therapie beginnen können, müssen Sie Frau Sakura schonend beibringen, dass sie leider kein Kind erwartet. Die Patientin hätte sehr gerne ein zweites Kind und ist zunächst äußerst erschüttert. Anhand des Ultraschallbildes und Ihren Erklärungen erkennt die Patientin dann aber bald, dass es sich hier nicht um eine intakte Schwangerschaft handelt und eine Kürettage notwendig ist. Und nachdem Frau Sakura

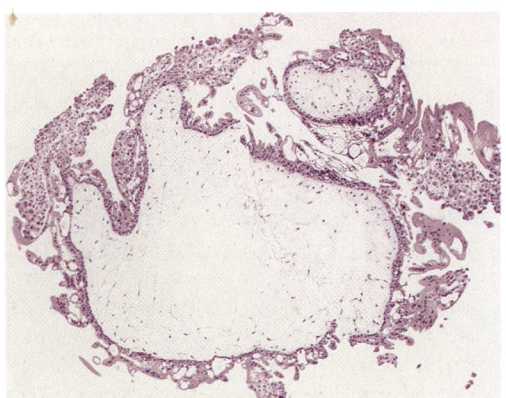

Abb. 38.1 Histologisches Bild bei kompletter Blasenmole.

noch immer von starker Übelkeit geplagt wird, stimmt sie einer sofortigen Überweisung in die Klinik zu.

Die operative Therapie verläuft wie geplant und ohne Komplikationen. Die intraoperative Ultraschallkontrolle zeigt einen leeren Uterus. Frau Sakura wird schon bald wieder nach Hause entlassen. Histologisch konnte eine **hydatiforme komplette Blasenmole** gesichert werden (➤ Abb. 38.1).

6. Nachsorge

Wie oben bereits erwähnt ist es essentiell, den Uterus vollständig zu entleeren, um **Rezidive** zu verhindern. Doch auch wenn der Uterus in der sonographischen Kontrolle leer erscheint, ist ein Rezidiv nicht auszuschließen. Daher ist es unerlässlich, den postoperativen Verlauf engmaschig zu kontrollieren. β-hCG ist dafür ein geeigneter Parameter. Kurz nach der therapeutischen Kürettage sollte der β-hCG-Wert stark abfallen, bis kein β-hCG mehr nachweisbar ist. Auch nach erfolgreicher Therapie sollten die Werte für sechs bis zwölf Monate in größeren Abständen überprüft werden.

Frau Sakura kommt regelmäßig zur Kontrolle des β-hCG-Werts in ihre Praxis. Erfreulicherweise ist der Wert schon kurz nach der Operation negativ und die Beschwerden der Patientin sind vollkommen verschwunden. Dennoch raten Sie Frau Sakura, sich mit der nächsten Schwangerschaft noch etwas Zeit zu lassen.

Zusammenfassung

Die **hydatiforme Blasenmole** ist mit 1 : 1500 Schwangerschaften eine nicht seltene proliferative Trophoblasterkrankung. Zugrunde liegen ihr meist Störungen der Gametogenese. Bei **Symptomen,** wie Blutungen in der Frühschwangerschaft, Hyperemesis gravidarum oder dem sonographischen Bild eines „Schneegestöbers", sollte immer an eine Blasenmole gedacht werden. Als **Diagnostik** und zur Überprüfung des therapeutischen Verlaufs eignet sich insbesondere der β-hCG-Wert. Die **Therapie** besteht aus der Kürettage und der Kontrolle des β-hCG. Eine sorgfältige Nachsorge ist wegen des hohen Rezidivrisikos und der Gefahr der malignen Entartung unabdingbar.

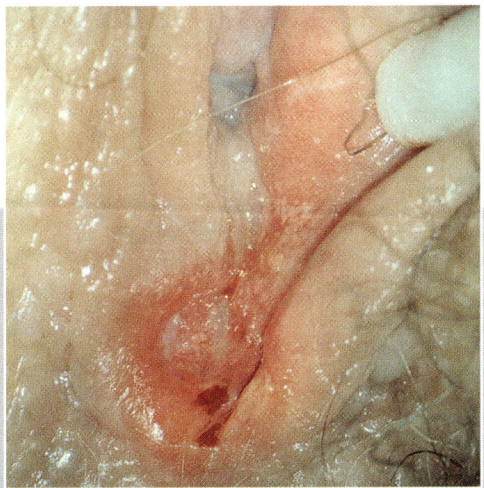

39

Schmerzloses Ulkus

Anamnese

Frau Philip, eine 29-jährige Patientin, die Sie schon seit ihrer Jugend kennen, kommt völlig aufgelöst in Ihre Praxis. Bei ihr und ihrem Mann bestand schon seit Längerem der Wunsch nach einem Kind, bisher jedoch erfolglos. Vor ein paar Tagen habe ihr Mann ihr eine Affäre mit einer anderen Frau gestanden, weshalb sie noch sehr durcheinander sei. Nun komme sie zu Ihnen, da ihre Regel seit fünf Tagen überfällig sei und sie abklären lassen wolle, ob sie nun eventuell doch schwanger ist. Ihr Zyklus war bisher immer sehr regelmäßig alle 28 Tage. Ihre letzte Blutung war vor 33 Tagen und den letzten sexuellen Kontakt mit ihrem Mann hatte sie vor etwa drei Wochen.

Untersuchungsbefunde

Klinische Untersuchung: ➤ Bild; beiderseits indolente vergrößerte Inguinallymphknoten, sonstige Lymphknoten ohne pathologischen Befund.
Spiegeleinstellung und bimanuelle Tastuntersuchung: Keine pathologischen Befunde.
Abdomineller Ultraschall: Der Uterus stellt sich unauffällig dar, das Endometrium ist sehr hoch aufgebaut (1,2 mm) und homogen, kein intrauteriner Nachweis einer Chorionhöhle. Die Ovarien sind klein und unauffällig, keine freie Flüssigkeit im Douglas-Raum.
β-HCG im Urin: negativ

1. **An welche Differenzialdiagnosen denken Sie bei diesem Inspektionsbefund? Was ist Ihre Verdachtsdiagnose?**

2. **Welche Untersuchungen sollten Sie durchführen?**

3. **Erläutern Sie die Stadien dieser Erkrankung!**

4. **Welche Therapie verordnen Sie? Welche Therapiekomplikationen sind Ihnen bekannt?**

5. **Was wissen Sie über Ätiologie und Epidemiologie?**

6. **Was wissen Sie über die konnatale Form der Erkrankung?**

1. Verdachtsdiagnose/Differenzialdiagnosen

Das klinische Bild aus einem schmerzlosen, scharf begrenzten, gelblich belegten Ulkus am Introitus vaginae und beidseits schmerzlos vergrößerten Lymphknoten in der Leiste ist pathognomonisch für **Syphilis (Lues).** Die ebenfalls zu den venerischen Infektionen zählenden **Differenzialdiagnosen** umfassen:

- **Ulcus molle** (weicher Schanker)**:** Infektion mit Haemophilus ducreyi. Nach einer kurzen Inkubationszeit von drei Tagen kommt es an der Eintrittsstelle zu weichen schmerzhaften Ulzerationen, die ein paar Wochen später von ebenfalls schmerzhaften Leistenlymphknotenschwellungen begleitet werden. Da Läsion und Lymphknotenschwellungen bei Frau Philip schmerzlos sind, scheidet diese Diagnose jedoch aus.

- **Lymphogranuloma venereum:** Infektion mit Chlamydia trachomatis der Serotypen L1–L3. Nach einer Inkubationszeit von drei bis sechs Wochen entstehen an der Eintrittspforte kleine schmerzlose Papeln, denen, vergleichbar dem Ulcus molle, dolente Lymphknotenschwellungen folgen. Auch hier spricht der Untersuchungsbefund gegen die Diagnose.

- **Genitale HSV2-Infektion:** häufig asymptomatisch oder es bilden sich gruppiert angeordnete Bläschen, die mit einer reaktiven schmerzhaften Lymphknotenschwellung einhergehen. Im Verlauf platzen die Vesikel und rötlich ulzerierte Bereiche bleiben zurück, die einen idealen Nährboden für Superinfektionen bieten und dann ein ähnliches klinisches Bild wie der harte Schanker bieten können. Da bei Frau Philip nie Bläschen vorhanden waren und auch keine Schmerzen bestehen, scheidet jedoch auch diese Diagnose aus.

2. Untersuchungen

Für den Nachweis einer Syphilisinfektion gibt es fünf verschiedene Tests, die bei unterschiedlichen Fragestellungen eingesetzt werden.

Bei floridem Primäraffekt oder **Condylomata lata** kann daraus ein Abstrich entnommen werden. Die Spirochäten, die etwa dreimal so groß sind wie Erythrozyten,

können dann mit einiger Erfahrung direkt in der **Dunkelfeldmikroskopie** nachgewiesen werden.

Sollte die Erkrankung schon weiter fortgeschritten sein, stehen mehrere serologische Tests zur Verfügung:

- Der **TPHA-Test** (Treponema-pallidum-Hämagglutinationstest) dient als Screeningmethode und ist unter anderem Bestandteil der ersten Schwangerschaftsvorsorgeuntersuchung. Der Antikörpernachweis wird durchschnittlich nach vier Wochen positiv, sodass Untersuchungen zu einem früheren Zeitpunkt trotz vorliegender Infektion negativ sein können. Außerdem kann der TPHA-Test durch autoimmunologische Erkrankungen (Antiphospholipid-AK) falsch positiv ausfallen.

- **FTA-ABS-Test** (Fluoreszenz-Treponemen-AK-Test) dient hauptsächlich durch spezifischen Nachweis von Antikörpern der Klasse IgM der Bestätigung einer **frischen Infektion.**

- Sowohl der **VDRL-Kardiolipintest** (Veneral-disease-research-labarotory) als auch die **KBR** (Komplementbindungsreaktion) sind unspezifisch und werden zur **Verlaufskontrolle** benutzt, da diese Verfahren eine quantitative Titerbestimmung zulassen.

Schlussendlich sollte auch noch ein Abstrich für **Chlamydien** abgenommen werden und ein serologischer Ausschluss einer **HIV-Infektion** erfolgen, da diese STDs häufig kombiniert auftreten.

In der Dunkelmikroskopie konnten Sie leider bei Frau Philips Abstrich nicht viel erkennen. Sie haben aber nicht viel Erfahrung und nehmen auf jeden Fall noch Blut für die Serologie ab. Der TPHA-Test kommt tatsächlich ein paar Tage später mit einem positiven Ergebnis zurück.

M e r k e

Bei Verdacht auf eine venerische Infektion sollte auch immer auf andere STDs getestet werden.

3. Stadien

In der gynäkologischen oder urologischen Praxis wird man hauptsächlich mit den ersten zwei der vier Krankheitsstadien in Berührung kommen. Sowohl das Tertiär- als auch das Quartärstadium führen die Patientinnen mit vielfältigen Symptomen zu Kollegen verschiedener anderer Fachgebiete.

- **Primärstadium:** Das bei Frau Philip vorliegende schmerzlose harte Ulkus (**Ulcus durum**) an der Eintrittspforte und die simultan schmerzlosen geschwollenen regionären Lymphknoten (**Bubo**) entwickeln sich etwa drei Wochen nach Infektion.
- **Sekundärstadium:** systemische Manifestation nach etwa acht Wochen. Es entstehen hochinfektiöse nässende Papeln (**Condylomata lata**), stammnahe Roseolen und ein Palmar- oder Plantarexanthem. Eine reversible Alopezie ist ebenfalls neben **allgemeinem Krankheitsgefühl** mit Kopf- und Gliederschmerzen möglich.
- **Tertiärstadium:** erst nach ungefähr fünf Jahren Bildung subkutaner Granulome (**Gummen**) und interstitieller Entzündungen innerer Organe. Mit einer Latenz von 10–20 Jahren kann auch ein thorakales Aortenaneurysma (**luische Mesaortitis**) auftreten.
- **Quartärstadium (Neurolues):** teilt sich in verschiedene Formen mit neurologischer Beteiligung auf und tritt acht bis zwölf Jahre post infectionem auf.
  - **Lues cerebrospinalis:** Vaskulitis mit konsekutiven Ischämien und Minderperfusion, die zu vielfältigen Symptomen von Hirnnervenausfällen bis zum Bild eines Apoplex führen können.
  - **Progressive Paralyse:** direkter Befall des Gehirns durch die Treponemen. Im Vordergrund stehen psychische Auffälligkeiten wie Persönlichkeitszerfall, Demenz und Pupillenstörungen (Argyll-Robertson-Zeichen).
  - **Tabes dorsalis:** sensorischer Nervenausfall mit verminderten Muskeleigenreflexen, Hyp- und Dysästhesien infolge einer Entzündung der Hinterstränge und der hinteren Wurzeln.

M e r k e

Sowohl die Symptome als auch der Zeitpunkt ihres Auftretens sind sehr variabel, sodass eine Einordnung in ein bestimmtes Stadium in der Praxis häufig schwierig ist.

4. Ätiologie/Epidemiologie

Die von den Spirochäten **Treponema pallidum** ausgelöste Erkrankung ist seit ein paar Jahren aufgrund des nachlassenden Bewusstseins für HIV und die damit verbundenen Nachlässigkeit beim Thema „safer sex" wieder auf dem Vormarsch. Die aktuelle Inzidenz beträgt 1,5/100.000/Jahr mit hoher Dunkelziffer (namenlose Meldepflicht).

5. Therapie und Nebenwirkungen

In allen Stadien ist Procain-Penicillin i.m. das Mittel der Wahl. Allein die Dosis unterscheidet sich je nach Fortschritt der Erkrankung. In den ersten drei Stadien werden 600.000 IE/Tag, bei Neurolues die fünffache Menge, über jeweils 14 Tage verabreicht. Sollte eine Penicillinallergie vorliegen, kann alternativ auch mit Erythromycin, Cephalosporin oder Doxycyclin behandelt werden.

Eine allgemeine Komplikation der Penicillintherapie ist der **anaphylaktische Schock,** weshalb vorsorglich bei jedem Patienten anamnestisch eine Allergie abgeklärt werden sollte. Ein Kunstfehler ist die versehentliche **intravenöse Injektion** des Penicillins, das mit Procain, einem Lokalanästhetikum, versetzt ist. Sollte dies in den Blutkreislauf gelangen, verursacht es lebensgefährliche **Herzrhythmusstörungen.** Um eine intravenöse Lage der Nadel auszuschließen, muss deshalb vor jeder Injektion einmal aspiriert werden.

Eine für die Syphilistherapie mit Penicillin relativ spezifische Komplikation ist die **Jarisch-Herxheimer-Reaktion.** Dabei kommt es bei sehr gutem Ansprechen des Antibiotikums zu massiven Bakterienzerfall mit Freisetzung hoher Mengen von Toxinen. Diese Reaktion kann durch den **Endotoxinschock** bis zum Herzversagen führen. Akut wird diese Reaktion mit Glukokortikoiden behandelt, und das Penicillin sollte durch ein Tetrazyklin ersetzt werden.

Merke

- Wie bei allen anderen STDs muss auch bei Syphilis der Sexualpartner untersucht und gegebenenfalls behandelt werden.
- Nach Penicillininjektion sollte der Patient noch einige Zeit unter Aufsicht sein wegen möglicher Anaphylaxie und Endotoxinschock.

6. Syphilis in der Schwangerschaft

Jede schwangere Frau in Deutschland wird in der ersten Schwangerschaftsuntersuchung mittels TPHA-Test auf Syphilis gescreent, da die Erreger ab der 20. SSW **diaplazentar** auf den Embryo übertragen werden können. Da nur 15 % der Neugeborenen infizierter unbehandelter Mütter gesund auf die Welt kommen, sollte sofort nach Diagnosestellung behandelt werden.

Unbehandelt ist das Risiko für einen intrauterinen Fruchttod oder eine Frühgeburt bei **Lues connata** sehr hoch. Diese ist gekennzeichnet durch plantare bullöse Syphilide, periorale Vernarbungen (**Fournier-Zeichen**), blutigen Syphilisschnupfen sowie eine durch Osteochondritis hervorgerufene schmerzbedingte Pseudoparalyse (**Parrot**). Wird die Lues auch beim Neugeborenen nicht behandelt, liegen nach zwei Jahren Symptome der **Lues connata tarda** vor: Sattelnase, Säbelscheidentibia und die **Hutchinson-Trias** aus tonnenförmigen Schneidezähnen, Innenohrschwerhörigkeit und Keratitis parenchymatosa.

Zusammenfassung

Mit dem nachlassenden Bewusstsein für HIV sind STDs wie **Syphilis** (Lues) wieder auf dem Vormarsch. Die **Treponemeninfektion** kann entweder über sexuelle Kontakte oder diaplazentar übertragen werden. Dabei kommt es häufig zum intrauterinen Fruchttod oder zu einer Lues connata mit blutigem Syphilisschnupfen und dem Fournier-Zeichen. Bei sexueller Infektion zeigt sich nach einer Inkubationszeit von etwa drei Wochen der schmerzlose **Primäraffekt** an der Eintrittstelle und eine regionäre indolente **Lymphknotenschwellung**. Die Krankheit durchläuft unbehandelt mehreren **Stadien** und gipfelt nach Jahren in einer neurologischen Manifestation. **Therapie** der Wahl ist eine dem Stadium angepasste Dosis an Penicillin über zwei Wochen, unter der bei frühem Behandlungsbeginn die Infektion ohne Folgeschäden ausheilt. **Unbehandelt** kann Syphilis dagegen tödlich sein und vielfältige irreversible Schäden hinterlassen.

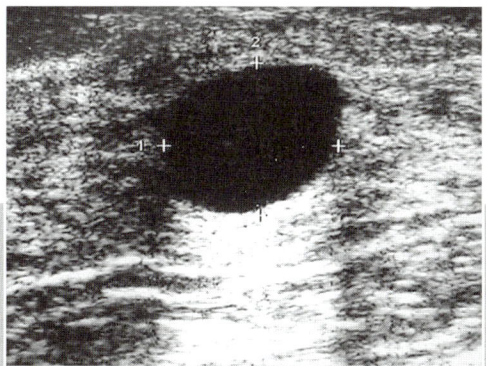

40

Brustschmerzen und Knoten in der Brust

Anamnese

Frau Wells kommt heute zum ersten Mal in Ihre Sprechstunde. Die 41-jährige Patientin war zuvor regelmäßig zu den Vorsorgeuntersuchungen bei einem anderen Gynäkologen gewesen, der jedoch nun in Rente gegangen ist. Sie sind Ihr von einer Freundin empfohlen worden. Aktuell stellt sich Frau Wells bei Ihnen vordergründig wegen eines Knotens in der linken Brust vor. Dieser sei bei der Vorsorgeuntersuchung vor zwei Monaten noch nicht vorhanden gewesen und Ihr gestern aufgefallen, als sie die Brust selbst untersucht habe. Daneben klagt die Patientin über beidseitige Brustschmerzen, die seit geraumer Zeit vor allem prämenstruell auftreten würden. Ansonsten ist der Zyklus regelmäßig und es bestehen keine relevanten Vorerkrankungen.

Untersuchungsbefunde

Körperliche Untersuchung: Beide Brüste sind unauffällig. Keine Einziehungen oder Orangenhaut. In der linken Brust etwa 2,5 cm von der Mamille entfernt ungefähr 2 cm großer, kugeliger, gut verschieblicher Tumor, der glatt begrenzt zu sein scheint. Die Palpation der rechten Brust ist unauffällig. Vergrößerte Lymphknoten sind nicht tastbar.

Sonographie ➤ Bild

1. Welche Differenzialdiagnosen erwägen Sie? Wie lautet ihre Verdachtsdiagnose? Begründen Sie diese!

2. Wie sichern Sie die Verdachtsdiagnose? Befunden Sie die Sonographie.

3. Wie wird die Erkrankung ausgelöst?

4. Wie wird die Erkrankung eingeteilt?

5. Welche Therapie würden Sie wählen?

1. Differenzialdiagnosen/Verdachtsdiagnose

Für das Leitsymptom **Knoten in der Brust** kommen verschiedene Differenzialdiagnosen infrage:

- Fibroadenom.
- Mammakarzinom.
- Mastitis.
- Lipom, Chondrom, Atherom und Fibrom.

In diesem Fall gibt die Patientin in der Anamnese zwei Hinweise, die wichtig für die Verdachtsdiagnose sind. Zum einen muss der Knoten **in relativ kurzer Zeit entstanden** sein, da er bei der Vorsorgeuntersuchung zwei Monate zuvor noch nicht tastbar war. Außerdem gibt die Patientin an, unter **prämenstruellen Brustschmerzen** zu leiden. Ein malignes Geschehen ist zwar trotz des Palpationsbefundes nicht ausgeschlossen, jedoch eher unwahrscheinlich. Fibroadenome können klinisch auf diese Weise imponieren, allerdings entstehen sie im Gegensatz zu einer Zyste nicht so schnell. Dies legt den Verdacht einer **Mammazyste bei Mastopathie** nahe. Unter einer **Mastopathie** (Mastopathia cystica fibrosa) versteht man eine Gruppe proliferativer und regressiver (degenerativer) Veränderungen des Brustdrüsengewebes. Meist erscheinen diese Veränderungen beidseitig. Zu unterscheiden sind dabei altersphysiologische Veränderungen und solche, die echten Krankheitswert haben. Typisch sind **Zystenbildungen** und **Fibrosierungen** des Brustgewebes. Außerdem kann es zu Hyperplasien des Epithels und Ödembildungen kommen. Wie bei Frau Wells sind auch Schmerzen und eine Druckempfindlichkeit der Mamma, vor allem prämenstruell, keine Seltenheit. Die Mastopathie betrifft fast jede zweite Frau, insbesondere zwischen dem 35. und 50. Lebensjahr.

2. Diagnosesicherung

- **Sonographie:** Typischerweise stellen sich **Zysten** im Ultraschallbild **echoleer und scharf begrenzt** dar. Da die Schallwellen innerhalb des flüssigkeitsgefüllten Raumes nicht abgeschwächt werden, findet sich außerdem eine **dorsale Schallverstärkung.** In den Wänden der Zysten können sich gelegentlich Papillome bilden, die als baumartige Gebilde in die Zyste

hineinwachsen. Diese sind primär gutartig, können aber manchmal entarten. Ein besonderes Augenmerk sollte daher auf die Zystenwände gelegt werden.

- **Mammographie:** Um keine maligne Veränderung (z.B. Frühkarzinom) zu übersehen, ist eine **Mammographie** erforderlich. Der für ein Mammakarzinom typische **Mikrokalk** (➤ Fall 7) kann auch in dichtem mastopathischem Gewebe erkannt werden. Zwar finden sich auch bei einer Mastopathie hin und wieder Mikroverkalkungen, diese liegen jedoch fast immer verstreut und sind monomorph. Zysten imponieren in der Mammographie als glatt begrenzte Opazitäten und lassen vielfach einen dunkleren Halosaum erkennen, der, wenn er vorhanden ist, den benignen Charakter der Struktur stützt. Eine zuverlässige Bewertung zystischer Veränderungen ist allerdings nur mittels Ultraschall möglich.

Bei Frau Wells sehen Sie eine 23 mm große echoleere und glatt begrenzte Struktur mit dorsaler Schallverstärkung, die sich an der Stelle des palpablen Knotens befindet. Sie weist keine Binnenechos auf und auch sonst erkennen Sie nichts, was einem soliden Tumor entsprechen würde. Das umliegende Drüsengewebe ist im Sinne einer Mastopathie echoreicher als normal. Sie sehen sich in ihrem Verdacht auf eine einfache Zyste bei Mastopathie bestätigt.

Ein paar Tage später sitzt Ihnen Frau Wells erneut gegenüber. Sie hat den Befund der Mammographie gleich mitgebracht. Zusammen mit der Patientin gehen Sie die Befunde durch und freuen sich, dass abgesehen von einer Verdichtung des Drüsenkörpers, wie sie für eine Mastopathie typisch ist, nichts Auffälliges zu sehen war.

3. Erkrankungsursachen

Eine Zyste ist ein Drüsenläppchen, dessen Ausführungsgang verschlossen ist. Auch wenn eine Frau nicht schwanger ist, bilden die Drüsen immer ein wenig Flüssigkeit, die sich dann im Läppchen sammelt, wenn sie nicht abfließen kann. Warum es aber dazu kommt, ist bisher unbekannt. Eine Theorie geht davon aus, dass es sich um ein Ungleichgewicht der Hormone handelt, wobei das Östrogen relativ überwiegt.

Tab. 40.1 Histopathologische Einteilung der Mastopathie

Einteilung nach Prechtel	Einteilung nach Dupont und Page	Häufigkeit (%)	Pathologie	Entartungsrisiko
Einfache Masto-pathie Grad I	Nonproliferative Läsio-nen	Etwa 70	z.B. Zysten, fibrozystische Verän-derungen	Nicht erhöht
Einfache prolifera-tive Mastopathie Grad II	Proliferative Läsionen ohne Atypien	Etwa 20	Einfache Epithelproliferationen ohne Zellatypien (z.B. sklerosieren-de Adenose, solitäre Papillome)	Gering erhöht
Atypisch proliferie-rende Mastopathie Grad III	Duktale bzw. lobuläre atypische Hyperplasien	Etwa 10	Epithelproliferationen und Zellaty-pien	Etwa 5-fach erhöht

4. Einteilung

Siehe dazu ➤ Tab. 40.1.

5. Therapie

Im Allgemeinen ist die Therapie der fibrozystischen Mastopathie von der vorherrschenden Symptomatik abhängig. Bezüglich der Zyste ist ein therapeutisches Eingreifen nicht zwingend erforderlich, solange keine intrazystischen Veränderungen und unscharfe Begrenzungen vorhanden sind. In jedem anderen Fall muss eine Exstirpation der Zyste vorgenommen werden. Die Sonographie ist als diagnostische Maßnahme in ihrer Aussage zuverlässig genug.

Wenn eine Zyste allein aufgrund ihrer Größe Schmerzen verursacht oder die Beurteilbarkeit in der Sonographie eingeschränkt ist, kann eine **Punktion** sowohl diagnostisch als auch therapeutisch hilfreich sein. Die Punktion findet unter sterilen Bedingungen und unter Ultraschallsicht statt. Es wird der gesamte Zysteninhalt abgesaugt und zur zytologischen Untersuchung gegeben. Meist handelt es sich um eine klare gelbliche Flüssigkeit. Anschließend füllt man die entleerte Zyste mit etwas Luft, was häufig dazu führt, dass das auskleidende Epithel verklebt, so dass das Rezidivrisiko dadurch gesenkt werden kann.

Zur Behandlung anderer mastopathieassoziierter Symptome, wie Brustschmerzen und Druckempfindlichkeit, kommen **Hormonpräparate** (Gestagene, gesta-genbetonte Ovulationshemmer oder Prolaktinhemmer) zum Einsatz.

Frau Wells` Brustschmerzen sind nicht sehr ausgeprägt und daher nicht therapiebedürftig. Die Patientin ist jedoch trotz der eindeutigen Mammographie- und Ultraschallbefunde durch die Zyste verunsichert. Sie bieten ihr daher an die Zyste zu punktieren und den Inhalt zytologisch untersuchen zu lassen. Frau Wells nimmt das Angebot dankbar an. Einige Tage später können Sie Frau Wells telefonisch mitteilen, dass das Punktat lediglich unverdächtige Epithelzellen enthielt. Die Patientin ist darüber sehr erleichtert.

Z u s a m m e n f a s s u n g

Die meisten **tastbaren Knoten der Brust** erweisen sich als harmlose **Zysten** im Rahmen einer Mastopathie. Bei fast jeder zweiten Frau finden sich mastopathietypische Veränderungen des Brustdrüsenkörpers. Die Ätiologie ist noch nicht bekannt, man geht jedoch von einer Verschiebung des hormonellen Gleichgewichts aus. Bei zystischen Strukturen im Bereich der Mamma ist die Sonographie Mittel der Wahl. Zysten erscheinen echoarm und sind glatt begrenzt. Zur Unterstützung der **Diagnostik** ist häufig auch eine Mammographie indiziert. Zeigen sich intrazystische Proliferationen oder eine unscharfe Wandbegrenzung, sollte die Zyste entfernt werden. Bei Schmerzen oder besonders großen Zysten kann eine **Punktion** erforderlich sein.

41

Dumpfe Unterbauchschmerzen

Anamnese

Als Sie den Terminplan für die heutige Sprechstunde durchgehen sind sie erstaunt, Frau Paulus, die 32-jährige Lehrerin ihres Sohnes, auf der Liste zu sehen. Die junge Frau kommt regelmäßig zur Vorsorge und ihre letzte Untersuchung ist erst vor drei Monaten gewesen. Sie wissen, dass Frau Paulus in einer festen Beziehung lebt und mit Diaphragma verhütet. Als die Patientin in ihrem Sprechzimmer sitzt, erfahren Sie, dass Frau Paulus seit etwa eineinhalb Wochen einen dumpf ziehenden Schmerz im rechten Unterbauch hat. Ihr Zyklus ist weiterhin regelmäßig alle 28 Tage ohne Auffälligkeiten und ihre letzte Blutung war vor 14 Tagen.

Untersuchungsbefunde

Klinische Untersuchung: guter AZ, sportlicher EZ, Bauchdecke weich, Druckdolenz im rechten Unterbauch.
Spiegeleinstellung: ohne pathologischen Befund.
Bimanuelle Tastuntersuchung: Uterus und linke Adnexe unauffällig, kein Portioschiebeschmerz. Auf der rechten Seite ist eine etwa 6 cm große pralle Struktur zu tasten (Untersuchung ist schmerzhaft).
Transvaginaler Ultraschall: Uterus (Endometrium 8 mm) und linkes Ovar unauffällig, am rechten Ovar ist eine zystische Raumforderung von etwa 4,8 cm Durchmesser anhaftend. Keine freie Flüssigkeit im Douglas-Raum.

1. Welche Differenzialdiagnosen erwägen Sie? Wie lautet ihre Verdachtsdiagnose? Begründen Sie diese!

2. Welche Handlungsoptionen stehen Ihnen bei dieser Befundkonstellation offen?

3. Welche Hinweise auf die Dignität der Läsion kennen Sie? Was bedeuten sie für das weitere Vorgehen?

4. Erklären Sie der Patientin das weitere Vorgehen!

5. Welche Komplikationen können bei dieser Erkrankung auftreten?

6. Gibt es eine Prophylaxe?

1. Differenzialdiagnosen und Verdachtsdiagnose
Zu den **Differenzialdiagnosen** der ovariellen Raumforderung gehören:

- **Echte Neoplasien:** Diese können metastatisch am Ovar lokalisiert sein oder von den drei Basisgeweben des Ovars (Oberflächenepithel, Keimstrang und Keimzellen) abstammen. Die **Keimzelltumoren** sind wie die **Keimstrangtumoren** meist benigne. Die Neoplasien des Keimepithels können entweder benigne, borderline oder maligne sein. Die **malignen Tumoren** dieser Abstammung werden dann unter dem Begriff **Ovarialkarzinom** zusammengefasst. In Tabelle 41.1 sind die Neoplasien des Ovars nach Ursprungsort zusammengefasst.
- **Ovarialzysten:** Courpus-Luteum-Zysten im 1. Schwangerschaftsrimenon, Endometriosezysten und Thekaluteinzysten bei hohem β-HCG-Spiegel.
- **Funktionelle Zysten:** häufigster Befund, werden oft bei Routineuntersuchungen entdeckt, da sie meistens relativ klein sind und keine Symptome verursachen. Sie entstehen aus nicht ovulierenden und damit persistierenden Graaf-Follikeln mit intakter Granulosa- und Thekaschicht. Im Laufe der Zeit vergrößern sie sich durch Flüssigkeitseinstrom und können bis zu 5 cm groß werden. Mit zunehmender Größe können sie auch Symptome wie diffuse Unterleibs- und Rückenschmerzen hervorrufen.
- **Entzündliche Prozesse:** wie paratyphlitischer Abszess und Tuboovarialabszess.

Die Beschwerden der Patientin sprechen zusammen mit dem sonographischen Befund für eine funktionelle Zyste. Letzte Sicherheit kann aber nur eine histologische Untersuchung bringen.

2. Handlungsoptionen
Eine Raumforderung unbekannter Dignität stellt immer eine Herausforderung dar. Einerseits sollte man auf keinen Fall eine maligne Neoplasie verpassen und die Therapie verzögern, andererseits sind mehr als 90 % der entdeckten ovariellen Tumore benignen Ursprungs und sollten nicht übertherapiert werden. Der behandelnde Arzt und die Patientin stehen also vor der Entscheidung **abwartendes Beobachten versus laparoskopischer Entfernung** und anschließende histologische Untersuchung mit endgültiger Diagnose.

M e r k e

Mehr als 90 % der detektierten ovariellen Raumforderungen sind benigne.

3. Klärung der Dignität
Um die Entscheidung über Operation oder Abwarten besser treffen zu können, sollte man sich bewusst sein, welche Kriterien (➤ Tab. 41.2) eher für einen malignen und welche eher für einen benignen Befund sprechen.
Da Frau Paulus sehr jung ist und Sie die Größe der unseptierten Zyste im Ultraschall sicher mit weniger als 5 cm festlegen konnten, veranlassen Sie keine weiteren Untersuchungen und stellen die (vorläufige) Diagnose einer **funktionellen Ovarzyste.**

Tab. 41.1 Einteilung der Ovarialneoplasien

Keimepithel	Keimstrang	Keimzellen	Metastasen
Serös	Granulosazelltumor	Chorionkarzinom	Magenkarzinom
Muzinös	Thekazelltumor	Teratom/-karzinom	Mammakarzinom
Endometroid	Sertolli-Leydig-Zell-Tumor	Dysgerminom	Korpuskarzinom
Klarzellig		Dermoide	Maligne Lymphome
Brenner			

Tab. 41.2 Malignitätskriterien einer ovariellen Raumforderung

	Benigne	Maligne
Alter der Patientin	Jung	> 60. Lj.
Sonographie	Einfache zystische Struktur < 5 cm	Septiert zystische Struktur > 5 cm, Binnenechos, Wandverdickung, solide, echoreich; Begleitaszites
Duplexsonographie	Keine Vaskularisation	Vermehrte Vaskularisation evtl. mit zentralen Nekrosen
CA-125	Niedrig normal	Erhöht*

* Sehr unspezifisch, kann auch durch Entzündung und bei Endometriose erhöht sein

4. Weiteres Vorgehen

Frau Paulus ist sehr beruhigt, als Sie ihr mitteilen, dass vorerst keine Operation nötig ist und im Normalfall der Befund sich innerhalb der nächsten Monate von selbst zurückbilden wird. Um sicher zu sein, dass ihre Diagnose richtig ist, bitten Sie Frau Paulus, in sechs Wochen zu einer Kontrollsonographie zu Ihnen zu kommen. Sollte sich die Zyste bis dahin verkleinert haben, bestätigt das ihre Diagnose. Sollte sie jedoch unverändert oder gar größer geworden sein, müssen Sie handeln.

- Bei gleich bleibendem Befund kann entweder sofort eine Laparoskospie durchgeführt werden, oder nach einem weiteren Monat mit täglicher Gestagengabe eine erneute sonographische Kontrolle erfolgen. Eine funktionelle Zyste sollte sich unter der Hormongabe zurückbilden.
- Stellt sich die Zyste jedoch sechs Wochen nach Primärdiagnose vergrößert dar, muss der Verdacht auf ein **Ovarialkystom** geäußert werden und es sollte eine laparoskopische Entfernung erfolgen.

Frau Paulus hält ihre Beschwerden für tolerabel und stimmt dem von Ihnen vorgeschlagenen Vorgehen zu. Sie schärfen der Patientin jedoch ein sich sofort wiedervorzustellen, wenn die Schmerzen zunehmen sollten.

Merke

Funktionelle Ovarzysten bilden sich innerhalb von circa zwei Monaten selbstständig zurück.

5. Komplikationen

Sollten sich die Beschwerden der Patientin akut verschlimmern, kann dahinter eine **Stieldrehung des Ovars** mit Infarzierung des Gewebes oder eine **Zystenruptur mit Gefäßeinriss und Blutung** in die freie Bauchhöhle stecken. In beiden Fällen muss mit einer sofortigen Operation reagiert werden.

Weniger akut sind die Folgen einer **erhöhten Östrogenproduktion.** Abhängig von der Anzahl der Granulosazellen der Zyste kann die Östrogenüberstimulation zur glandulär-zystischen Hyperplasie des Endometriums führen, was wiederum langfristig das Risiko für Korpuskarzinome erhöht.

6. Prophylaxe

Die funktionellen Ovarzysten entstehen aus persistierenden Follikeln. Hormonpräparate, die die Ovulation hemmen, wie orale Kontrazeptiva, verhindern dementsprechend die Entstehung von Follikeln und damit auch von funktionellen Ovarzysten.

Zusammenfassung

Funktionelle Ovarzysten sind sehr häufig und entstehen aus persistierenden, nicht ovulierenden Graaf-Follikeln. Abhängig von der Größe der Zyste sind die Patientinnen beschwerdefrei oder haben diffuse Unterleibs- oder Rückenschmerzen. Da die wichtigste **Differenzialdiagnose** zu dem benignen Befund einer Zyste die Ovarialtumoren sind, muss das weitere **Vorgehen** sorgfältig anhand des Alters der Patientin und des sonographischen Befunds abgewogen werden. Sprechen alle Kriterien für eine blande Zyste, kann der weitere Verlauf mit sonographischen Kontrollen abgewartet werden. Kann der Verdacht auf einen soliden Tumor nicht ausgeräumt werden, muss die Raumforderung entfernt und histologisch untersucht werden.

42

Normale Geburt

Anamnese

Sie haben heute Kreißsaaldienst. Zu Ihnen kommt die 26-jährige Frau Schmiedel, deren Wehen nun seit etwa drei Stunden regelmäßig kommen. Sie erwartet ihr erstes Kind. Bisher war die Schwangerschaft völlig komplikationslos und der errechnete Termin wäre in drei Tagen. Ein Blick in den Mutterpass (Hb normal, keine Risikofaktoren, alle Vorsorgeuntersuchungen wurden wahrgenommen) zeigt ebenfalls nichts Besonderes.

Untersuchungsbefunde

Körperliche Untersuchung: 26-jährige Patientin in gutem AZ und EZ, Körpergewicht 70 kg. Palpation des Bauches: Fundus uteri steht zwei Querfinger unterhalb des Rippenbogens, der Rücken des Kindes liegt links (I. Lage).

Vaginale Untersuchung: Auf 3 cm eröffneter Muttermund. Die Fruchtblase ist prall und der Kopf des Kindes steht im Beckeneingang.

Abdominelle Sonographie: Im Ultraschall sehen Sie ein gut entwickeltes Kind mit einem geschätzten Gewicht von 3700 Gramm.

CTG: Regelrecht mit normaler Herztonkurve und regelmäßigen Wehen alle drei Minuten.

1. **Erklären Sie die Leopold-Handgriffe.**

2. **Sind hier weitere Maßnahmen notwendig?**

3. **Welche Mittel zur Schmerzlinderung stehen Ihnen zur Verfügung?**

4. **Wie kann der Damm während der Geburt geschützt werden?**

5. **Wann ist ein Dammschnitt indiziert?**

6. **Erklären Sie das Vorgehen bei einer Plazentaretention.**

1. Leopold-Handgriffe

- **1. Leopold-Handgriff:** Feststellung des Fundusstands.
- **2. Leopold-Handgriff:** Beide Hände ertasten seitlich am Uterus die Lage des Kindes (I. Lage: Rücken links, II. Lage: Rücken rechts).
- **3. Leopold-Handgriff:** Eine Hand tastet nach dem führenden Teil des Kindes (Kopf oder Steiß).
- **4. Leopold-Handgriff:** Dieser Handgriff dient dazu, den Höhenstand des vorangehenden Kindsteils in Bezug zum Beckeneingang zu untersuchen.

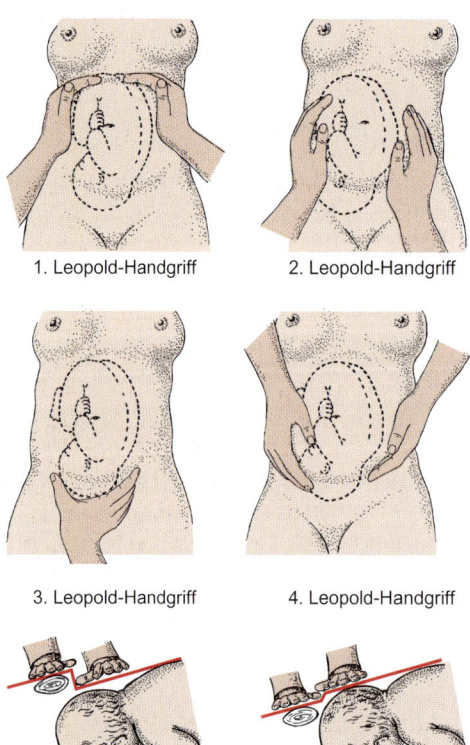

1. Leopold-Handgriff   2. Leopold-Handgriff

3. Leopold-Handgriff   4. Leopold-Handgriff

5. Leopold-Handgriff

Abb. 42.1 Leopold-Handgriffe.

- **Zangemeister-Handgriff (5. Leopold-Hangriff):** Tasten des Verhältnisses Kopf zu Symphyse (nur nach gesprungener Fruchtblase aussagekräftig).

2. Weitere Maßnahmen

Bisher ist bei Frau Schmiedel alles regelrecht und problemlos verlaufen. Schwangerschaft und Geburt sind keine Krankheit und erfordern in den meisten Fällen **keine weiteren medizinischen Maßnahmen.** Das CTG hilft ohne große Umstände den Zustand des Kindes zu überwachen. Zu Beginn der Geburt ist es ausreichend, **intermittierend ein CTG** zu schreiben, während in der Endphase eine durchgehende Überwachung von Vorteil ist. Es ist zum Beispiel möglich, dass sich eine lockere Nabelschnurumschlingung erst beim Tiefertreten des Kindes zuzieht und dann eine große Gefahr für das Kind darstellt, die vorher nicht erkennbar war. Häufig wird auch eine bestehende Plazentainsuffizienz erst unter Wehenbelastung apparent und äußert sich dann durch eine verminderte Sauerstoffversorgung des Kindes, die durchaus lebensgefährlich sein kann.

3. Schmerzlinderung

Zunächst ist es wichtig, dass die Schwangere die **Position** einnimmt, die für sie angenehm ist, sei es sitzend, liegend oder stehend. Anfangs kann es gegen die Schmerzen und beim Geburtsfortschritt helfen umherzugehen. Viele Frauen empfinden auch ein warmes Bad als schmerzlindernd und entspannend. Insgesamt ist die **Umgebung** sehr wichtig, genauso wie die **psychische Unterstützung** der Schwangeren, wobei das nicht unbedingt professionelles Personal oder der Partner sein muss. Frauen, die einen Geburtsvorbereitungskurs besucht haben, empfinden häufig weniger Schmerzen bei der Geburt. Nicht weil Atemtechniken oder Entspannungsübungen allein den Schmerz signifikant senken können, sondern weil die Frauen dadurch das Gefühl haben, die Situation besser kontrollieren zu können. Zusammengefasst werden diese Dinge unter dem Begriff „Psychoprophylaxe".

Auf schulmedizinischer Seite stehen verschiedene Medikamente zur Verfügung, die je nach Intensität der

Schmerzen eingesetzt werden können. Sie unterscheiden sich allerdings nicht nur durch ihre schmerzlindernde Wirkung, sondern auch in ihren Auswirkungen auf das Kind.

- **Krampflösende Medikamente** werden häufig am Anfang der Eröffnungsperiode eingesetzt und haben keine fetalen Nebenwirkungen.
- **Opiate** sind analgetisch sehr wirkungsvoll, können jedoch zur Atemdepression des Kindes führen.
- **Regionale Anästhesieverfahren** sind bei sehr starken Schmerzen indiziert (Spinal- und Epiduralanästhesie).
- **Intubationsnarkose** sollte nur bei Notkaiserschnitten eingesetzt werden.

Dann gibt es noch eine breite Palette an **komplementärmedizinischen Methoden,** die von Akupunktur bis Homöopathie reichen. Hier muss jede Frau für sich entscheiden, was für sie sinnvoll erscheint und sich am besten von ihrer Hebamme beraten lassen.

Merke

Rechtzeitiger Blasensprung: Springen der Fruchtblase bei vollständig eröffnetem Muttermund.

4. Dammschutz

Die Hebamme hält mit einer Hand den Damm und hält mit der anderen Hand das Köpfchen. Sie gewährleistet damit ein **kontrolliertes Tiefertreten des Köpfchens** und verhindert einen zu raschen Durchtritt, womit der Damm vor einer Überdehnung geschützt wird. Gleichzeitig ist die **Anleitung** der Hebamme **zum Pressen** sehr wichtig, da auch dosiertes Pressen hilft, Dammverletzungen zu reduzieren.

Schon Wochen vor der Geburt kann die Schwangere selbst durch **Massagen mit Öl** das Risiko für Beckenbodenverletzungen vermindern. Möglich ist auch eine **Vordehnung des Beckenbodens** durch einen Ballon, der in die Vagina eingeführt wird. Bei Erstgebärenden zeigt diese Methode sehr gute Resultate, was sich unter anderem in einer verkürzten Austreibungsperiode, weniger Schmerzen und geringerem Risiko für Dammverletzungen zeigt.

5. Dammschnitt

Früher ist man davon ausgegangen, dass ein **kontrollierter Dammschnitt (Episiotomie)** die Inzidenz von Verletzungen des Sphinkter ani senken könne. Es gibt allerdings wenig Beweise dafür, dass ein Dammschnitt wirklich das Auftreten von Dammrissen 3. oder 4. Grades (➤ Tab. 42.1) verringert. Ganz im Gegenteil ist es meist so, dass **spontane Dammrisse** weniger Schmerzen verursachen und besser heilen. Daher ist man von einer routinemäßigen Episiotomie abgekommen. Mögliche **Indikationen,** trotzdem einen Dammschnitt durchführen zu müssen, können sein:

- Ein rigides Perineum, welches die Geburt verhindert.
- Ein unmittelbar bevorstehender größerer Dammriss.
- Eine vaginal-chirurgische Entbindung.
- Schulterdystokie.
- Geburt in Beckenendlage.

Merke

Routineepisiotomien sind heute obsolet.

6. Plazentaretention

Eine Oxytocin-Gabe direkt nach der Geburt fördert die Plazentalösung und hält durch die Kontraktion des Uterus den Blutverlust so gering wie möglich. Im Normalfall sollte sich die Plazenta innerhalb von 10–20 Minuten spontan lösen. Tut sie dies nicht, spricht man von einer Plazentaretention. Ursache hierfür können

Tab. 42.1 Einteilung der spontanen Dammrisse

Dammriss 1. Grades	Verletzungen des Vaginalepithels oder an der Haut der Vulva
Dammriss 2. Grades	Einriss der Dammuskulatur bis zum Sphinkter ani externus
Dammriss 3. Grades	Verletzung des Perineums mit Einriss des Sphinkter ani externus
Dammriss 4. Grades	Zusätzlich Beteiligung der Mukosa des Rektums

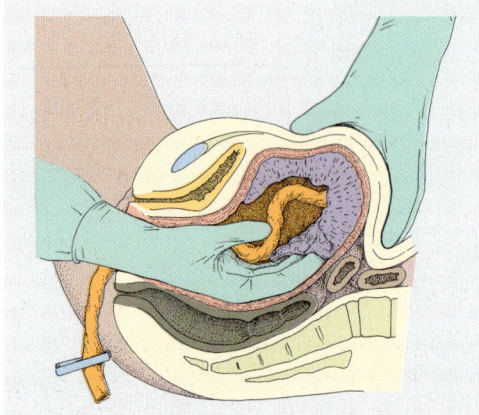

Abb. 42.2 Manuelle Plazentalösung.

eine Wehenschwäche oder eine Plazentainvasionsstörung (z.B. Placenta accreta) sein. In jedem Fall muss nach 30 Minuten eine **manuelle Lösung** der Plazenta (➤ Abb. 42.2) in die Wege geleitet werden, um Komplikationen wie schwere Blutungen zu verhindern.
Die manuelle Plazentalösung wird in Kurznarkose oder Spinal- oder Periduralanästhesie durchgeführt. Dabei geht der Operateur mit einer Hand in den Uterus ein (an der Nabelschnur entlang) und hält mit der anderen Hand von abdominal den Fundus. Dabei versucht er

die Grenzschicht zwischen Uteruswand und Plazenta zu finden, um dann beide voneinander zu lösen. Ein leichter **Zug an der Nabelschnur** hilft die Plazenta zu entwickeln. Um eventuell im Uterus verbliebene Reste zu entfernen, findet anschließend noch eine **Kürettage** mit abschließender Ultraschallkontrolle statt.

Zusammenfassung

Eine Geburt ist ein natürlicher Vorgang, der im Normalfall keine medizinischen Maßnahmen erforderlich macht. Heute stehen vielfältige schul- und komplementärmedizinische Methoden zur **Schmerzlinderung** während der Geburt zur Verfügung. Sie kommen je nach Schmerzintensität und Bedarf der Frau zum Einsatz. Die Anleitung der Hebamme während der Austreibungsphase zum kontrollierten Pressen hilft das Risiko eines **Dammrisses** zu minimieren. Selbst wenn eine Schwangerschaft und Geburt völlig komplikationslos verlaufen, kann es in der **Nachgeburtsperiode** noch zu schwerwiegenden Problemen wie einer Störung der Plazentalösung kommen. Auch diese Phase der Geburt muss daher genau überwacht werden.

43

Ausschlag und Fieber in der Frühschwangerschaft

Anamnese

Die 26-jährige Frau Dreier stellt sich bei Ihnen in der 9. SSW zur ersten Schwangerschaftsuntersuchung vor. Beinahe hätte Frau Dreier den Termin bei Ihnen abgesagt, da sie sich allgemein etwas abgeschlagen und fiebrig fühlt, und sie auch seit zwei Tagen einen Ausschlag im Gesicht hat. Im weiteren Gesprächsverlauf erfahren Sie, dass dies die erste Schwangerschaft für Frau Dreier ist und dass sie sonst gesund sei. Auch die so genannten Kinderkrankheiten hatte Frau Dreier nie, obwohl sie als Kind nicht einmal geimpft wurde.

Untersuchungsbefunde

Klinische Untersuchung: RR 110/70 mmHg, HF 70/Min., Temperatur 38,3 °C, Urinstix unauffällig. Leicht reduzierter AZ, kleinfleckiges Exanthem im Gesicht, Lymphknoten nuchal und retroaurikulär beidseits leicht geschwollen.

Spiegeleinstellung: ohne pathologischen Befund.

Bimanuelle Tastuntersuchung: Muttermund geschlossen, Uterus regelrecht antevertiert und anteflektiert tastbar, Adnexe nicht vergrößert.

Transvaginaler Ultraschall: Bestätigung der Schwangerschaft durch intrauterinen Nachweis der Herztätigkeit. Normale Entwicklung mit einer SSL von 30 mm und Werte im 50. Perzentil für Chorionhöhlendurchmesser und mittleren Amniondurchmesser.

1. **Welche Differenzialdiagnosen für fieberhaftes Exanthem kennen Sie? Wie lautet Ihre Verdachtsdiagnose?**

2. **Welche Untersuchungen müssen Sie durchführen?**

3. **Welche Komplikationen im Bezug auf die Schwangerschaft fürchten Sie?**

4. **Gibt es eine Therapie? Zu was raten Sie der Mutter?**

5. **Hätte es eine Prophylaxe gegeben?**

6. **Was wissen Sie über die Epidemiologie?**

1. Differenzial- und Verdachtsdiagnose

Die folgende Aufzählung umfasst bei Weitem nicht alle Differenzialdiagnosen für fieberhafte Exantheme, sondern geht vor allem auf die in der Schwangerschaft relevanten Infektionen ein, bei denen Erreger auf das Kind übertreten können (➤ Abb. 43.1).

- **Masern:** wegen der hohen Durchseuchungsrate sehr seltene Erkrankung bei Erwachsenen. Wird durch das hochkontagiöse **Paramyxovirus** ausgelöst, das sich über Tröpfcheninfektion ausbreitet. Typische Symptome sind ein konfluierendes großfleckiges Exanthem aus zum Teil lividen Makulae, das retroaurikulär beginnt, und **Koplikflecken**, ein weißliches Enanthem der Mundschleimhaut.
- **Varizella-Zoster-Virus** (VZV): 14 Tage nach der Erstinfektion findet man das für **Windpocken** typische Exanthem, das in verschiedene Stadien, wie Makulae, Papeln, Pusteln und Krusten gleichzeitig

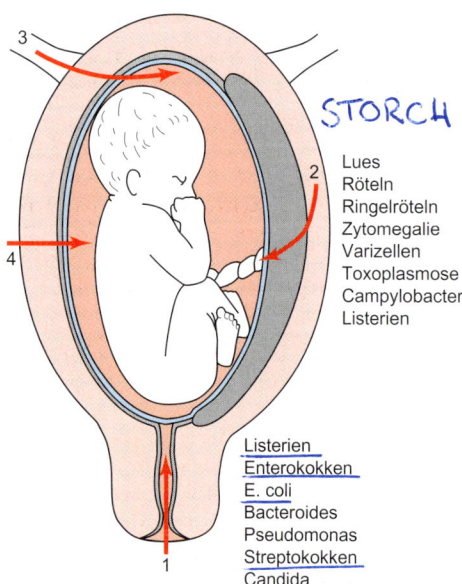

STORCH

Lues
Röteln
Ringelröteln
Zytomegalie
Varizellen
Toxoplasmose
Campylobacter
Listerien

Listerien
Enterokokken
E. coli
Bacteroides
Pseudomonas
Streptokokken
Candida

Abb. 43.1 Mögliche Infektionswege des ungeborenen Kindes. (1) Aszendierend transzervikal, (2) hämatogen transplazentar, (3) deszendierend, (4) transabdominal.

auf dem gesamten Integument verteilt auftritt **(Heubner-Sternenkarte).** Da auch hier die Durchseuchungsrate sehr hoch ist, ist diese sich über Tröpfcheninfektion ausbreitende Erkrankung im Erwachsenenalter ebenfalls sehr selten. Häufiger kommt es zur endogenen Reinfektion bei beeinträchtigtem Immunsystem, das klinisch das Bild eines Herpes Zoster verursacht.

- **Parvovirus B19:** kann auch noch im Erwachsenenalter auftreten, da die Durchseuchungsrate von **Ringelröteln** gering ist. Die meisten Patienten haben nur ein leichtes Krankheitsgefühl und bemerken häufig wegen seiner milden Ausprägung das begleitende schmetterlingsförmige Exanthem im Gesicht mit perioraler Aussparung, das sich später girlandenförmig über den gesamten Körper ausbreitet nicht.
- **Röteln:** Das Exanthem beginnt meistens im Gesicht und breitet sich dann auf dem gesamten Körper aus, eine orale Aussparung ist nicht zu beobachten. Bei Kindern bleibt die Infektion meist asymptomatisch. Bei Erwachsenen kommt es 14 Tage nach Ansteckung mit dem **Rubella-RNA-Virus** zu einem subfebrilen Prodromalstadium mit Schnupfen und Lymphknotenschwellungen, dem dann ein kleinfleckiges und nicht konfluierendes Exanthem folgt.

Vor allem aufgrund des klinischen Bildes und der Tatsache, dass Frau Paul nicht geimpft ist, gehen Sie vorerst von der komplikationsreichsten Diagnose der **Rötelninfektion** aus.

2. Untersuchungen

Neben den normalen Untersuchungen, die sie in jeder ersten Schwangerschaftsvorsorge durchführen, müssen Sie zusätzlich der fieberhaften Infektion nachgehen. Routinemäßig bestimmen Sie bei der werdenden Mutter **Blutgruppe, Hämoglobin** und **Lues-Serologie.** Nach Zustimmung der Mutter kreuzen Sie auf dem Anforderungszettel auch den **HIV-Test** und die **Toxoplasmoseantikörper** an.

Eigentlich sollte bei jeder Frau vor einer Schwangerschaft, möglichst noch in der Jugend, mithilfe des **Röteln-Hämagglutinations-Hemmtest** ein Rötelntiter bestimmt werden. Bei Frau Dreier gibt es keine solche Untersuchung, aber nach der Anamnese müssen sie davon ausgehen, dass die Patientin noch keinen Immunisationsschutz hat und dementsprechend im Moment eine aktive Rötelninfektion vorliegt. Nachweisen lässt sich dies mithilfe der Bestimmung der **Röteln-IgM-Antikörper,** die zwei Tage nach Auftreten des Exanthem positiv werden.

3. Komplikationen

Sollte es sich tatsächlich um eine Erstinfektion mit dem Rubellavirus handeln, besteht das Risiko einer **Rötelnembryopathie.** Je früher die Infektion in der Schwangerschaft stattfand, desto wahrscheinlicher und gravierender wird diese sein:

- **Infektion im 1. SSM:** In **60 %** der ausgetragenen Schwangerschaften entwickelt sich das Vollbild der Erkrankung. Die **Herz-Augen-Ohren-Trias** aus Ductus arteriosus apertus, Katarakt und Innenohrtaubheit wird als **Gregg-Syndrom** bezeichnet. Dieses wird häufig noch von einer **Mikrozephalie** mit geistiger und körperlicher Retardierung und weiteren Augenfehlbildungen begleitet.
- **Infektion im 2. SSM:** Das Risiko für das Vollbild sinkt auf **25 %.** Das Gregg-Syndrom wird seltener beobachtet, jedoch sind weiterhin **ZNS-Anomalien** und **Herzvitien,** wie Pulmonal- und Aortenklappenstenose, zu befürchten.
- **Infektion im 3. und 4. SSM:** Das Risiko für das Vollbild reduziert sich auf **10 %;** zumeist sind „nur" noch **Innenohrschädigungen** zu erwarten.
- **Infektion erst nach der 18. Woche:** Das Risiko sinkt weiter auf 3 %.

Sollte jedoch die Mutter während der Geburt eine Erstinfektion mit Röteln erleiden, kann sich durch eine **konnatale Ansteckung** ein letales Krankheitsbild mit thrombozytopenischer Purpura und hämolytischer Anämie entstehen; Fehlbildungen sind aber natürlich zu diesem Zeitpunkt nicht mehr zu erwarten.

4. Therapie

Da es für Röteln **keine kausale Therapie** gibt, können Sie die Patientin nur symptomatisch mit Antipyretika behandeln. Eine Therapie in dem Sinne einer Vermeidung der Ansteckung des Embryos oder Heilung der Rötelnembryopathie gibt es nicht. Da die Infektionsgefahr mit Fortschreiten der Schwangerschaft sinkt, orientieren sich die Empfehlungen am Ansteckungszeitpunkt.

- Bei nachgewiesener **Infektion bis zum 3. SSM** wird eine **Interruptio** empfohlen. Entschließt sich die Mutter vor der 14. SSW dazu, kann drei Tage nach einem Informationsgespräch an einer öffentlichen Beratungsstelle der Eingriff vorgenommen werden.
- Bei einer **Infektion ab der 13. SSW** besteht nur noch eine relative Indikation für einen Abbruch.
- Bei einer **Infektion ab der 18. SSW** ist eine Interruptio stark zu diskutieren, da das Risiko für eine Infektion nur noch sehr gering ist. Allerdings kann auch noch zu diesem oder einem späteren Zeitpunkt eine Interruptio durchgeführt werden, wenn schwere Behinderungen anzunehmen sind und das Austragen der Schwangerschaft die psychische Gesundheit der Mutter gefährden könnte (medizinische Indikation).

Sollte jedoch trotzdem ein Kind mit Rötelnembryopathie geboren werden, ist dies vom Labor (nicht namentlich) zu melden.

Bei Frau Paul lassen sich tatsächlich Rötelnantikörper der Klasse IgM nachweisen. Sie besprechen daher mit der Patientin die Möglichkeit einer Abtreibung. Obwohl Sie der Patientin alle Risiken und möglichen Folgen erklärt haben, bleibt dies eine schwere Entscheidung und Frau Paul will das zu Hause noch einmal überdenken. Zwei Wochen später entschließt sie sich zur Abtreibung, die bis dahin auch noch ohne weitere rechtliche Probleme möglich ist.

Datenlage ungenügend ↑

5. Prophylaxe

In Deutschland sollte nach STIKO-Empfehlung jedes neugeborene Kind mit einem Dreifach-Kombinationsimpfstoffs gegen Mumps, Masern und Röteln geimpft werden. Die erste Injektion kann nach Abschluss des ersten Lebensjahrs gegeben werden, die zweite sollte in einem Zeitrahmen von vier Wochen bis 1 Jahr nach der ersten Impfung erfolgen.

Jede Frau im gebärfähigen Alter sollte gegen Röteln geimpft sein. Liegt jedoch eine Schwangerschaft vor, kann die Impfung nicht mehr verabreicht werden, da es sich um einen Lebendimpfstoff handelt. Allerdings liegen bisher noch keine Fallstudien vor, die von Komplikationen nach **Rötelnimpfung bei unbekannter Schwangerschaft** berichten.

In Deutschland ist es Vorschrift, bei der ersten Schwangerschaftsvorsorgeuntersuchung mithilfe des HAH-Tests einen Rötelntiter zu bestimmen. Liegt dieser über 1 : 16, ist ein sicherer Infektionsschutz gegeben. Bei allen Werten < 1 : 8 muss allerdings bis zur 20. SSW alle 6 Wochen der Titer bestimmt werden, damit eine Rötelninfektion rechtzeitig erkannt wird. Außerdem wird der Patientin empfohlen, sich von erkrankten Kindern fernzuhalten. Sollte dennoch ein Kontakt stattgefunden haben, kann bis zu fünf Tagen danach eine passive Im-

Untes. nur noch bei unklaren oder nicht erfolgtem Impfen.

munisierung mit Immunglobulinen gegeben werden. Diese stellt allerdings keinen sicheren Schutz vor einer Rötelnembryopathie dar und deswegen muss trotzdem eine Kontrolle des IgM-Status erfolgen.

Angesetztes Ziel der WHO ist es, bis 2010 die Rötelnembryopathie zu eliminieren.

M e r k e

Die Rötelninfektion ist die Infektionskrankheit mit dem höchsten Risiko einer schwerwiegenden Embryopathie. Alle Frauen sollten deshalb vor Beginn einer Schwangerschaft geimpft sein!

Z u s a m m e n f a s s u n g

Eine Erstinfektion in der Schwangerschaft mit so genannten „Kinderkrankheiten" können schwere Folgen für den Embryo haben. Vor allem bei **Röteln** ist sowohl das Risiko als auch die Schwere der Embryopathie besonders groß. Eine kausale **Therapie** der Embryopathie ist nicht möglich, weshalb die prophylaktische Impfung vor Eintritt der Schwangerschaft besondere Bedeutung erlangt. Vor allem bei einer kindlichen Infektion in den ersten Schwangerschaftswochen ist eine **Interruptio** zu empfehlen, da die Entwicklung einer Embryopathie nicht verhindert werden kann.

44

Blasensprung ohne Wehen

Anamnese

Sie machen gerade eine kurze Verschnaufpause, als Ihnen die Hebamme im Kreißsaal schon wieder den Telefonhörer entgegenhält. Es ist die 29-jährige Frau Winkler, die ihr erstes Kind erwartet. Der errechnete Termin ist in drei Wochen. Frau Winkler berichtet ihnen, dass bei ihr vor zehn Minuten reichlich klare Flüssigkeit abgegangen sei. Sie glaubt, ihre Fruchtblase sei gesprungen. Dabei habe sie aber gar keine Wehen. Sie möchte nun von Ihnen wissen, was zu tun ist. Bisher war die Schwangerschaft doch ohne Probleme verlaufen. Sie empfehlen Frau Winkler eindringlich, liegend und mit dem Krankenwagen in die Klinik zu kommen. Etwa zwanzig Minuten später trifft sie im Kreißsaal ein. Die Untersuchung ist unauffällig, in der Sonographie schätzen Sie das Gewicht des Kindes auf etwa 3300 Gramm. Die Fruchtwassermenge ist sehr gering.

Untersuchungsbefunde

Als Sie eine Stunde später die Laborwerte von Frau Winkler erhalten, fallen Ihnen der grenzwertig erhöhte CRP-Wert und die zu hohe Leukozytenzahl auf. Sofort messen Sie noch einmal die Temperatur der Schwangeren, die bei der Aufnahme hochnormal war. Das Thermometer zeigt 38,2 °C an. Auch das CTG gefällt Ihnen nicht mehr: Die Basalfrequenz der kindlichen Herztöne ist stetig angestiegen und liegt nun bereits bei 155 bpm.

1. Wie lautet die Aufnahmediagnose? Warum sollte die Patientin liegend in die Klinik gebracht werden?

---

2. Wie wird Ihre Verdachtsdiagnose unterteilt?

---

3. Was sind die Ursachen?

---

4. Welche weiteren diagnostischen Maßnahmen sind indiziert?

---

5. Welche Komplikationen sind aufgetreten und kennen Sie noch weitere?

---

6. Wie gehen Sie nun vor?

---

1. Diagnose

Wie Frau Winkler schon richtig vermutet hatte, ist bei ihr die Fruchtblase gesprungen. Geht vor dem Eintreten der Wehen Fruchtwasser ab, handelt es sich um einen **vorzeitigen Blasensprung** (PPROM – Preterm pre-labour rupture of the membranes). Die unmittelbare Gefahr bei einem vorzeitigen Blasensprung ist ein **Nabelschnurvorfall.** Der Kopf des Kindes hat sich durch die fehlenden Wehen noch nicht fest im Becken eingestellt und dichtet es daher nicht ab. Mit dem Fluss des Fruchtwassers in der aufrechten Position kann es sein, dass die Nabelschnur der Schwerkraft folgend herausgespült wird und vorfällt. Wenn dann der Kopf des Kindes auf das Becken drückt, wird die Nabelschnur komprimiert und es droht ein **akuter Sauerstoffmangel.** Ein Nabelschnurvorfall ist daher ein Notfall der Geburtshilfe und Frau Winkler hat gut daran getan, liegend mit dem Krankenwagen in die Klinik zu kommen, um eine derartige Komplikation zu vermeiden. Ist das Köpfchen einmal fest in das Becken eingetreten, darf die Schwangere aufstehen, ohne einen Vorfall befürchten zu müssen.

2. Formen des Blasensprungs

Man unterscheidet folgende Formen des Blasensprungs:

- **Vorzeitiger Blasensprung:** vor dem Eintreten der Wehen.
- **Frühzeitiger Blasensprung:** während der frühen Eröffnungsperiode.
- **Rechtzeitiger Blasensprung:** am Ende der Eröffnungsperiode.
- **Verspäteter Blasensprung:** erst während der Austreibungsperiode.
- **Hoher Blasensprung:** Fruchtblase reißt nicht am unteren Eipol, sondern weiter oben.
- **Mehrzeitiger Blasensprung:** Fruchtblase reißt an einer Stelle weiter oben, der Fruchtwasserabgang tamponiert sich für gewisse Zeit, bis es zu einem späteren Zeitpunkt zum Sprung am unteren Eipol kommt.

3. Ursachen

Bei etwa jeder zehnten Geburt kommt es zu einem vorzeitigen Blasensprung. Es gibt mehrere Faktoren, die einen vorzeitigen Blasensprung begünstigen. Dazu gehört alles, was einen **erhöhten Druck auf die Fruchtblase** ausübt, wie eine Mehrlingsschwangerschaft oder ein Polyhydramnion. Die Hauptursache scheinen jedoch **lokale Infektionen** zu sein, die zu einer **Schwächung der Eihautmembran** führen und damit das Springen der Fruchtblase fördern.

4. Diagnostische Maßnahmen

- Um einen Blasensprung mit Sicherheit bestätigen zu können, sollte eine **vaginale Untersuchung** durchgeführt werden. Vor Einsetzen der Wehen ist jedoch dringend von einer vaginalen Tastuntersuchung abzuraten und der Einsatz von Spekula obligat. In den meisten Fällen kann der Fruchtwasserabgang direkt beobachtet werden. Wenn man sich nicht ganz sicher ist, gibt es auch die Möglichkeit eines biochemischen Tests, um das Fruchtwasser nachzuweisen. Des Weiteren wird die Weite des Muttermundes überprüft. Bei Frau Winkler handelt es sich eindeutig um Fruchtwasser in der Scheide, während der Muttermund noch weitgehend geschlossen ist.
- Im Zuge der vaginalen Untersuchung wird auch ein **bakteriologischer Abstrich** entnommen.
- Für die Überprüfung der **Entzündungsparameter** (Leukozytenzahl und CRP-Wert) ist auch eine Blutabnahme unbedingt erforderlich.
- Viel einfacher und genauso wichtig ist das regelmäßige **Messen der Körpertemperatur,** um ein sich entwickelndes Fieber rasch zu erkennen.

Merke

Die vaginale Tastuntersuchung ist bei einem vorzeitigen Blasensprung (also vor dem Einsetzen der Wehen) kontraindiziert.

5. Komplikationen

Neben der Gefahr des **Nabelschnurvorfalls** kann ein vorzeitiger Blasensprung noch andere Komplikationen verursachen. 40–60 % aller **Frühgeburten** geht zum Beispiel ein vorzeitiger Blasensprung voraus. Außerdem braucht das Kind das Fruchtwasser für seine Lungenentwicklung und um sich darin bewegen zu können. Ein vorzeitiger Blasensprung, vor allem vor der 20. SSW, kann daher zu einer **Lungenhypoplasie** oder zu **Skelettdeformitäten** führen.

Eine sehr akute Komplikation ist das **Amnioninfektionssyndrom (AIS).** Darunter versteht man eine intraamniale bakterielle Besiedlung, die zu einer Infektion des Feten führt. Meist handelt es sich um eine aufsteigende Infektion vaginaler Keime (Chorioamnionitis). Es ist durchaus nachvollziehbar, dass das Fehlen der Fruchtblase als Schutzbarriere eine solche Infektion begünstigt. Auch wenn es hin und wieder zu einer transamnialen Durchwanderung von pathogenen Keimen (mit intakter Fruchtblase) kommt.

Kriterien für die Diagnose eines Amnioninfektionssyndroms:

- Mütterliche Körpertemperatur ≥ 38 °C.
- Puls der Mutter > 120 bpm.
- Leukozyten > 20.000/µl.
- Thrombozyten < 100.000/µl.
- CRP > 5 mg/dl.
- Druckschmerz im unteren Uterusbereich (Uteruskantenschmerz).
- Übler Geruch des abgehenden Fruchtwassers.
- Fetale Tachykardie > 160 bpm.

Zu Beginn steigen meist die Entzündungsparameter im mütterlichen Serum an, die Schwangere entwickelt Fieber und eine Tachykardie (≥ 100 bpm). Im fortgeschrittenen Stadium findet sich möglicherweise ein Druckschmerz im unteren Uterusbereich (**Uteruskantenschmerz) und/oder Kontraktionen** (unter Umständen schmerzfrei). Unbehandelt kann sich ein AIS zu einer generalisierten Sepsis entwickeln.

Hinweise auf eine **fetale Infektion:**

- Erhöhung der basalen Herzfrequenz > 160 bpm.
- Eingeengtes CTG: Oszillationsverlust der fetalen Herzfrequenz.

Mortalität und Morbidität des Neugeborenen sind bei einem fortgeschrittenen AIS signifikant erhöht.

Wegen der nach einer Stunde erhobenen Befunde gehen Sie daher von einem **beginnenden Amnioninfektionssyndrom** aus.

Merke

Bei vorzeitigem Blasensprung muss immer an die Möglichkeit eines drohenden Amnioninfektionssyndroms gedacht werden. Eine engmaschige klinische Überwachung und die regelmäßige Kontrolle der Entzündungsparameter sind essenziell, um rechtzeitig handeln zu können.

6. Vorgehen

Handelt es sich lediglich um einen **vorzeitigen Blasensprung,** ohne Zeichen einer Infektion, ist eine Entbindung auf natürlichem Wege problemlos möglich. In vielen Fällen setzen nach einem vorzeitigen Blasensprung von ganz allein spontane Wehen ein. Manchmal kommt es auch wieder zu einem spontanen Verschluss der Fruchtblase. Ist beides nicht der Fall, wird in den meisten Kliniken nach 12–24 Stunden eine **medikamentöse Weheninduktion** begonnen und eine **Antibiotikaprophylaxe** (häufig ein Cephalosporin) verabreicht. Zwischen der 24. und 34. SSW wird eine **Lungenreifeinduktion** empfohlen. Die Geburt wird dann entweder erst nach 48 Stunden medikamentös eingeleitet oder bei spontanen Wehen mittels Tokolyse über diesen Zeitraum hinausgezögert.

Sind allerdings Hinweise auf ein **Amnioninfektionssyndrom** vorhanden, wird ab der 23+0. SSW die **sofortige Entbindung** angestrebt. Bis zur 37+0. SSW wird außerdem generell eine antibiotische Therapie durchgeführt.

Sie führen noch einmal eine vorsichtige vaginale Untersuchung mit den Spekula bei Frau Winkler durch und stellen fest, dass sich an der Weite des Muttermunds nichts geändert hat. Er ist immer noch geschlossen. Das CTG zeigt mittlerweile 160 bpm an. Frau Winkler macht einen etwas erschöpften Eindruck. Ihre Körpertemperatur ist weiterhin bei 38,2 °C. Sie klären die Schwangere für einen Kaiserschnitt auf. Nach einer

weiteren Stunde kommt das Kind von Frau Winkler
leicht deprimiert zur Welt und wird sofort von den Kin-
derärzten übernommen. Im Verlauf geht es aber sowohl Mutter als auch Kind unter antibiotischer Therapie besser und beide können einige Tage später in gutem Zustand entlassen werden.

Zusammenfassung

Springt die Fruchtblase vor dem Eintreten der Wehen,
spricht man von einem **vorzeitigen Blasensprung.**
Wenn die Wehen nicht spontan einsetzen, wird die Geburt in den meisten Fällen nach zwölf Stunden medikamentös eingeleitet. Mögliche **Komplikationen** eines
vorzeitigen Blasensprungs sind ein Nabelschnurvorfall,
eine Frühgeburt sowie ein **Amnioninfektionssyndrom.** Um ein AIS rechtzeitig zu erkennen, sind ein engmaschiges klinisches Monitoring und die Kontrolle der
Entzündungsparameter obligat. Bei einer manifesten Infektion ist die sofortige Entbindung unter Antibiose an-
zustreben.

45

Verpasste Prophylaxe

Anamnese

Frau Soyenne ist das erste Mal bei Ihnen in der Praxis. Im Moment befindet sich die Zweitgravida, Nullipara in der 20. SSW. Frau Soyenne ist erst vor Kurzem aus ihrem Heimatland Kongo nach Deutschland gezogen und ist besorgt, dass auch ihre zweite Schwangerschaft im Abort endet. Ihre erste Schwangerschaft endete nach etwa fünf Monaten mit einer Totgeburt. Sonst ist die 25-jährige Patientin bei guter Gesundheit und hat auch im Moment keine Beschwerden. Erkrankungen in der Familie sind ihr nicht bekannt, Nikotin- und Alkoholkonsum verneint sie. Für Frau Soyenne ist das der erste Besuch bei einem Frauenarzt.

Untersuchungsbefunde

Klinische Untersuchung: 25-jährige Patientin in gutem AZ und EZ. Fundusstand im 1. Leopold-Handgriff auf Nabelhöhe zu tasten, ansonsten unauffällig.

Spiegeleinstellung und Tastuntersuchung: ohne pathologischen Befund.

Transvaginaler Ultraschall: Uterus und Chorionhöhle stellen sich etwas größer dar, als Sie das nach der Anamnese erwartet hätten. Gute Herztätigkeit, sonstige Biometrieparameter entsprechen der Angabe des Schwangerschaftsalters. Die Plazenta wirkt aufgetrieben, Leber und Milz des Feten sind vergrößert, Verdacht auf fetalen Pleuraerguss.

1. **Wie bewerten Sie die Untersuchungsergebnisse? Was ist Ihre Verdachtsdiagnose?**

2. **Welche Untersuchungen führen Sie noch durch?**

3. **Erklären Sie die pathophysiologischen Vorgänge!**

4. **Welche pränatale Therapie kommt in Betracht?**

5. **Welche Schritte müssen postpartal unternommen werden?**

6. **Hätte es eine Prophylaxe gegeben?**

1. Verdachtsdiagnose

Sie haben beim Feten ein **Polyhydramnion, eine Hepatosplenomegalie** einen Pleuraerguss sowie ein **Plazentaödem** festgestellt. Somit müssen Sie den Verdacht auf einen **Hydrops fetalis** stellen, der durch Anämie, Hypoxie und Hypoproteinämie verursacht wird. Grund für diesen Zustand kann entweder eine Infektion der Mutter beispielsweise mit Syphilis oder eine **Blutgruppenunverträglichkeit** zwischen Mutter und Kind sein. Bei der Syphilis würden Sie diesen Befund allerdings erst im späteren Schwangerschaftsverlauf erwarten, sodass eine Blutgruppenunverträglichkeit wahrscheinlicher ist. Insgesamt handelt es sich um einen **gynäkologischen Notfall**, da der Hydrops fetalis unbehandelt innerhalb von ein paar Tagen zum intrauterinen Fruchttod führt.

Merke

Unbehandelt führt der Hydrops fetalis innerhalb weniger Tage zum intrauterinen Fruchttod.

2. Untersuchungen

Im Endeffekt wissen Sie sehr wenig über die Patientin, da keine erste Schwangerschaftsvorsorgeuntersuchung durchgeführt wurde und die Anamnese nicht alle Fragen beantwortet. Sie sollten auf jeden Fall alle serologischen Test der ersten Vorsorgeuntersuchung nachholen.

- **Bestimmung der mütterlichen Blutgruppe** unter Berücksichtigung von AB0 und Rhesusfaktor.
- **Antikörpersuchtest.** Das Screening sollte die irregulären IgG-Antikörper gegen C, c, D (Rhesus), E, e, K (Kell), S und Fy (Duffy) umfassen.
- **Infektionsstatus der Mutter:** Syphilis, HIV, Hepatitis B, Toxoplasmose und Röteln abklären.
- **Farbkodierte Duplexsonographie:** Zur Bestätigung des Verdachts auf eine fetale Anämie. Ist dabei der systolische Blutfluss vor allem in der A. cerebri media erhöht, spricht das für eine kindliche Anämie.
- **Amniozentese:** wird ab der 20. SSW bei Verdacht auf fetale Erythroblastose bei einem Anti-D-Anti-

körpertiter > 1 : 32 durchgeführt. Aus dem dabei gewonnen Fruchtwasser können die kindliche Blutgruppe und die Menge der Bilirubinabbauprodukte bestimmt und mit Normwerten (Liley-Schema) verglichen werden. Liegt eine hämolytische Anämie vor, sind diese Werte erhöht.

- **Chordozentese:** diagnostischer und therapeutischer Eingriff. Die unter Ultraschallkontrolle durchgeführte Punktion der kindlichen Nabelschnurgefäße ist nur in spezialisierten Zentren möglich. Allerdings kann aus der so gewonnen Blutprobe gleich der kindliche Hämoglobinwert bestimmt und wenn nötig eine intrauterine Bluttransfusion vorgenommen werden.

Da bei Frau Soyenne die Zeit drängt, nehmen Sie gleich das Blut für die Serologie und die Antikörperbestimmung ab und führen auch die Duplexsonographie durch. Dort bestätigt sich ihr Verdacht und Sie melden Frau Soyenne noch für den nächsten Tag im Uniklinikum für die Chordozentese an.

3. Pathophysiologie

Auf jeder Erythrozytenmembran gibt es viele verschiedene Oberflächenmerkmale:

- **AB0-Sysytem:** bekanntestes Merkmal aus Zuckermolekülen, wird kodominant vererbt. Gegen A, B oder gegen beide Strukturen hat man (aus noch ungeklärten Gründen) auch ohne Kontakt mit Fremdblut immer Antikörper der Gruppe IgM. Diese sind jedoch nicht plazentagängig und stellen damit intrauterin kein Problem dar.
- **Rhesus-System:** zweitwichtigstes Merkmal mit dominantem Erbgang, bei dem man entweder das Oberflächenmolekül D aufweist und rhesuspositiv ist (DD oder Dd) oder man hat es nicht (dd = rhesusnegativ).

Bei **rhesusnegativer Mutter** reichen **0,1 ml kindlichen rhesuspositiven Bluts,** das bei einer Schwangerschaft oder Abort als Mikrotransfusion übertreten kann, um Antikörper gegen D zu bilden. Beim ersten Kind richten diese meist noch keinen Schaden an, da sie erst bei der Geburt gebildet werden und der **Klasse IgM** angehören. Im Laufe der Zeit kommt es jedoch zum **Klas-**

senwechsel zu IgG. Bei erneuter Schwangerschaft mit einem rhesuspositiven Kind kommt es zu einem **Boostereffekt.** Die plazentagängigen IgG treten auf das Kind über und verursachen dort eine hämolytische Anämie. Diese kann über die dadurch entstehende Hypoxie zum Herzversagen führen und durch das Abbauprodukt Bilirubin das kindliche ZNS schädigen.

Beim Rhesussystem gibt es den oben beschriebenen schweren Verlauf bei Vorliegen von Anti-D- und den selteneren vorkommenden Anti-c-Antikörper. Die ebenfalls dem Rhesussystem zugehörigen **Epitope E, C** und **e** sind sehr viel seltener und die Symptome der Unverträglichkeit treten meist in nur leichten Ausprägungen auf.

Es gibt noch **weitere Oberflächenmoleküle,** gegen die **irreguläre maternale Antikörper** gebildet werden können. Dazu gehören die oben aufgezählten Anti-Kell (K), Anti-Duffy (Fy), Anti-Kidd (Jk), Anti-Lewis (Le) und Anti-Diego (Di), die meist aber ebenfalls nur leichte Symptome hervorrufen.

4. Pränatale Therapie

Bei nur **leichter Hämolyse** genügen Fruchtwasseruntersuchungen im Abstand von 14 Tagen zur Kontrolle mit vaginaler Entbindung in der 34.–36. SSW bei stabilen Werten.

Bei **starker Hämolyse** sollte im Rahmen einer **Chordozentese** eine **Bluttransfusion** durchgeführt werden. Das Spenderblut sollte dabei die Blutgruppe 0 haben und rhesusnegativ sein, beziehungsweise nicht das Epitop aufweisen, gegen das die maternalen Antikörper gerichtet sind. Diese Prozedur ist meist mehrfach bis zur **vorzeitigen Sektio** nach Lungenreifeinduktion in der 32. SSW nötig. Eine **schnellstmögliche Abnabelung** nach Entwicklung des Kindes soll die Anzahl übertretender maternaler Antikörper reduzieren.

Die **Gefahr für das Kind** geht intrauterin von der durch die Anämie bedingten Hypoxie aus. Das Bilirubin kann

bis zur Geburt diaplazentar auf die Mutter übertragen werden.

Bei der Blutuntersuchung von Frau Soyenne lassen sich tatsächlich Anti-D-IgG feststellen. Bei der daraufhin durchgeführten Chordozentese erfolgt bei stark erniedrigtem Hb des Feten eine intrauterine Bluttransfusion.

5. Postpartale Therapie

Nach der Entbindung kann das durch die Hämolyse **vermehrt entstehende Bilirubin** nicht mehr auf die Mutter übertragen werden. Daneben ist wegen der Unreife der Leber die Glukoronyltransferase noch nicht voll funktionsfähig und das unkonjugierte wasserunlösliche Bilirubin kann nicht ausgeschieden werden. Diese Situation ist gefährlich, da das Bilirubin sich ab bestimmten Konzentrationen im Gehirn in den Kernen des extrapyramidalen Systems ablagert (**Kernikterus**) und dort zu bleibenden psychomotorischen Schäden führen kann.

Gleich nach der Geburt erheben die Neonatologen die Ausgangswerte von Anti-D-AK, Hb, Bilirubin, Blutzucker und bestimmen die kindliche Blutgruppe. Im Verlauf werden diese Parameter überwacht:

- **Bilirubin > 13 mg/dl:** Es wird mit der **Phototherapie** begonnen. Dabei wird das Kind blauem Licht der Wellenlänge 475 nm ausgesetzt. Dieses führt in der Haut zur Isomerisierung des unkonjugierten Bilirubins zu Photobilirubin, einer hydrophilen Substanz, die mit dem Urin ausgeschieden werden kann.
- **Bilirubin > 20 mg/dl** (altersabhängige Werte!): Hier sind **Austauschtransfusionen** erforderlich. Dabei sollte, wie bei den pränatalen Verfahren, 0-negatives Blut verwendet werden. Mengenmäßig ist dabei das Zwei- bis Dreifache des gesamten kindlichen Blutvolumens nötig, sodass mehr als 90 % des kindlichen Bluts ausgetauscht werden und die Hämolyse so weit als möglich gestoppt wird.

Frau Soyennes Baby wird nach vielen pränatalen Bluttransfusionen in der 32. SSW per Sektio entbunden und sofort auf die neonatologische Intensivstation verlegt. Dort erreichen die Bilirubinkonzentrationen Werte über 1/10 des Körpergewichts, sodass eine Austauschtransfusion durchgeführt wird. Danach sind noch mehrere Photopherapien nötig, die neurologischen Untersuchungen sind aber bis zum Schluss unauffällig. Nach mehr als zwölf Wochen im Krankenhaus kann Frau Soyenne ihr Kind schließlich mit nach Hause nehmen.

---

6. Prophylaxe

85 % der Bevölkerung sind rhesuspositiv und statistisch liegt bei 12 % der Paare eine rhesusnegative Mutter mit rhesuspositivem Mann vor. Tatsächlich liegt das Rhesussensibilisierungsrisiko nur bei 8 % der Schwangerschaften vor, da manchmal die Antikörperbildung ausbleibt (übergetretenes Blut wird durch AB0-Antikörper vorher abgefangen) oder der Mann heterogen rhesuspositiv (Dd) ist.

Prophylaktisch erhält jede rhesusnegative Mutter, wenn keine Anti-D-Antikörper in der ersten Schwangerschaftsvorsorgeuntersuchung nachweisbar sind, eine Rh-Prophylaxe in der 28. SSW. Die dabei intramuskulär verabreichten Antikörper verhindern eine Sensibilisierung der Mutter durch Mikrotransfusionen. Wiederholt wird diese Prophylaxe bei jedem invasiven diagnostischen Eingriff wie Amnio- oder Chordozente-

se sowie nach Abort und bei Blutungen. Auch nach der Geburt werden diese Antikörper noch einmal verabreicht, wenn das Kind als rhesuspositiv getestet wird. Durch diese Prophylaxe kann das Risiko für eine Sensibilisierung von 99 % auf 0,8 % gesenkt werden.

Für all die anderen oben genannten Oberflächenmoleküle existiert keine solche Prophylaxe.

Merke

Jede rhesusnegative Mutter sollte eine Rhesusprophylaxe erhalten.

Zusammenfassung

Blutgruppenunverträglichkeiten während der Schwangerschaften waren vor allem in der Zeit vor der Rhesusprophylaxe ein großes Problem. Heute können die vorsorglich gegebenen Antikörper bei rhesusnegativen Müttern eine Sensibilisierung verhindern, sodass das Vollbild eines **Hydrops fetalis** durch die hämolytische Anämie nur noch sehr selten auftritt. Wenn es jedoch dazu kommt, sind viele invasive Maßnahmen nötig, wie eine intrauterine Transfusion, um das Kind zu retten. Kann der kindliche Bilirubinwert postpartal (Phototherapie) nicht unter bestimmten Grenzwerten gehalten werden, kommt es zum Kernikterus (Ablagerung des Bilirubins in den Stammganglien) mit motorischen Störungen bis hin zur Spastik.

46

Starke Blutung nach der Geburt

Anamnese

Die 35-jährige Frau Michels hat vor etwa zwanzig Minuten ein gesundes, 3400 Gramm schweres Mädchen zur Welt gebracht. Die Schwangerschaft sowie die Geburt sind komplikationslos verlaufen. Es ist bereits Frau Michels zweites Kind und vom Einsetzen der Wehen bis zum jetzigen Zeitpunkt sind nur wenige Stunden vergangen. Es kam nicht einmal zum Dammriss. Mutter und Kind geht es ausgezeichnet und nach den allgemeinen Glückwünschen verabschieden Sie sich. Sie sehen gerade noch nach einer anderen Patientin, als die Hebamme Sie doch noch einmal in den Kreißsaal ruft, in dem Frau Michels liegt. Die Hebamme hatte bemerkt, dass es erneut zu einer Blutung gekommen war. Und auch Sie sehen mit einem Blick auf das Laken des Betts die Zeichen des nicht unerheblichen Blutverlusts. Sie schätzen, dass Frau Michels mindestens einen halben Liter Blut verloren haben muss.

Untersuchungsbefunde

Bewusstseinsklare Patientin, keine Schmerzen, RR 100/55 mmHg, Puls 85 bpm.

Spekulumeinstellung: keine Verletzungen der Geburtswege, intakte Schleimhäute, keine Hinweise auf ein Hämatom.

Erneute Plazentainspektion: Direkt nach der Geburt wurde die Plazenta zwar schon auf Vollständigkeit überprüft, aber um sicherzugehen, inspizieren Sie die Plazenta noch einmal ganz genau zusammen mit der Hebamme. Die Plazenta ist jedoch vollständig.

Tastuntersuchung des Uterus: auffallend weicher Uterus, Fundus weit oberhalb des Nabels (knapp unterhalb des Rippenbogens). Bei der manuellen Kompression entleert sich spontan schwallartig dunkles Blut aus dem Uterus.

1. Welche Verdachtsdiagnose stellen Sie? Welche Differenzialdiagnosen erwägen Sie?

2. Mit welchen Komplikationen müssen Sie jetzt rechnen?

3. Was wissen Sie über die Pathogenese Ihrer Verdachtsdiagnose?

4. Wie ist das weitere therapeutische Vorgehen?

5. Wann muss mit einem erhöhten Blutverlust nach der Geburt gerechnet werden?

6. Nennen Sie Maßnahmen, um eine postpartalen Blutung zu verhindern.

1. Verdachtsdiagnose/Differenzialdiagnosen

Es handelt sich hier um eine **postpartale Blutung.** Dafür kann es verschiedene Ursachen geben:

- **Verletzungen des Geburtstrakts:** Uterusruptur, Scheidenriss, Dammriss, Zervixriss, Blutung aus Episiotomie und paravaginale/pararektale Hämatombildung. Blutungen aus **Episiotomie** und **Rissen** haben einen wesentlichen Anteil am postpartalen Blutverlust und oft ist eine operative Versorgung dieser Verletzungen notwendig. Um späteren Komplikationen wie Hämatomen, Dehiszenz oder Fistelbildung vorzubeugen, ist eine adäquate Wundversorgung mit anatomisch-funktionell korrekter Rekonstruktion und Blutstillung obligat. Man sollte außerdem besonders darauf achten, keine **Hämatome** zu übersehen. Hämatome entstehen durch Verletzung tiefer gelegener Gefäße, während das darüberliegende Gewebe intakt bleibt.
- **Plazentare Ursachen:** Plazentaretention, unvollständige Plazentalösung, Plazenta accreta, Plazenta increta und Plazenta percreta. Ein im Uterus verbliebener **Plazentarest** kann starke postpartale Blutungen verursachen. In unklaren Fällen sollte daher unbedingt eine **Nachkürettage** durchgeführt werden.
- **Gerinnungsstörungen:** primäre oder plasmatische Gerinnungsstörungen als Folge des Blutverlusts.
- **Uterusatonie:** Die atonische Blutung ist die häufigste Ursache für schweren Blutverlust in der Plazentarperiode.

Eine halbe Stunde nach der Geburt, zum Zeitpunkt der Blutung, hätte der Fundus knapp oberhalb des Nabels stehen, der Uterus gut kontrahiert und palpatorisch hart sein müssen. Bei Frau Michels ist der Uterus aber auffallend weich und der Fundus knapp unterhalb des Rippenbogens tastbar. Dies spricht ebenso wie der spontane Abgang dunklen Blutes bei manueller Kompression für eine **Uterusatonie**.

M e r k e

Vier **T** als Ursachen der postpartalen Blutung: trauma, tissue, thrombin und tone.

2. Komplikationen

Es kann sein, dass die Patientin als Zeichen des akuten Volumenmangels über Beschwerden wie Schwindel und Übelkeit klagt oder **synkopiert.** Klinisch zeigt sich der Blutverlust meist als **Tachykardie** und **Hypotonie.** Im späteren Stadium kann es zu **Schock, Nierenversagen** und einer **Verbrauchskoagulopathie** kommen. So ein massiver Volumenmangel kann auch einmal das **Sheehan-Syndrom** verursachen, bei dem durch eine postpartale Sauerstoffmangelversorgung der Hypophysenvorderlappen insuffizient wird.

M e r k e

Postpartale Blutungen können einen massiven Blutverlust zur Folge haben. Man neigt dazu, die Blutungsmenge um bis zu 50 % zu unterschätzen!

3. Pathogenese

Bei der Lösung der Plazenta von der Wand des Cavum uteri bleibt eine **offene Wundfläche.** Im Normalfall verkleinert sich diese sehr rasch durch eine **Kontraktion des Myometriums,** die gleichzeitig eine **Vasokompression** bewirkt. Außerdem finden zusätzlich eine Vasokonstriktion der Gefäße und die Blutgerinnung statt.

Ist der **Muskeltonus im Myometrium reduziert,** kann sich der Uterus nicht genügend kontrahieren, wobei die Spiralarterien nur mangelhaft komprimiert werden. Das Blut, das vorher zur Versorgung des Kindes durch die Plazenta lief, fließt also ungehindert in das Cavum uteri und führt zu einer starken atonen Blutung.

4. Therapeutisches Vorgehen

Eine Uterusatonie ist ein **akuter Notfall** und erfordert schnelles Handeln. Es stehen verschiedene therapeutische Möglichkeiten zur Verfügung:

- **Kräftige Fundusmassage:** Sie ist anfangs sinnvoll, um eine Kontraktion des Uterus zu provozieren.
- Mindestens ein großlumiger Zugang sollte ohne Verzögerung gelegt werden. Dabei kann auch gleich

Blut zur Hämoglobinkontrolle abgenommen werden. Unbedingt Blutkonserven kreuzen lassen!

■ **Kontraktionsmittel** stimulieren auf medikamentösem Wege die Kontraktion des Uterus. **Oxytocin,** das auch eingesetzt wird, um Wehen auszulösen, und **Methergin** (Mutterkornalkaloid) gehören zu dieser Gruppe. Letzteres darf allerdings ausschließlich in der Nachgeburtsperiode eingesetzt werden, da es starke Dauerkontraktionen bewirkt. Außerdem ist es bei Hypertonie kontraindiziert. Versagen diese beiden Medikamente, stehen noch **Prostaglandine,** insbesondere Prostaglandin F2 alpha als potentes Kontraktionsmittel zur Verfügung. Neben der Verabreichung mittels Kurzinfusion können Prostaglandine auch direkt in die Uteruswand injiziert oder mit einer Tamponade in das Cavum uteri eingebracht werden. Sie können allerdings schwere pulmonale und kardiale Nebenwirkungen haben und sollten daher nur in Kliniken eingesetzt werden, in denen eine intensivmedizinische Überwachung zur Verfügung steht.

■ **Physikalische Maßnahmen:** Ein Eisbeutel auf dem Bauch wirkt unterstützend.

■ **Handgriffe zur äußeren Kompression** (➤ Abb. 46.1), mit denen durch Kompression von Uterus bzw. dessen Gefäßen die Blutung verringert werden kann.

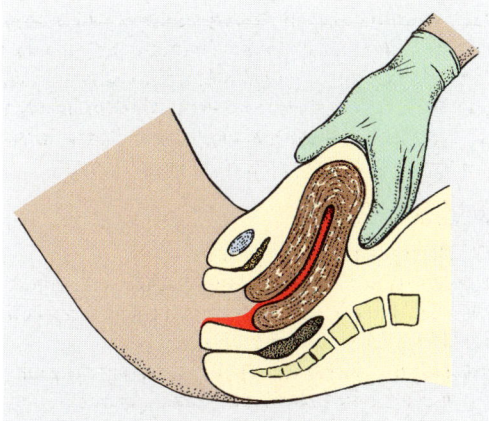

Abb. 46.1 Credé-Handgriff bei Uterusatonie.

■ Während des Therapieversuchs müssen kontinuierlich der Hb-Wert, die Gerinnungswerte und die Thrombozyten überwacht werden.

■ Der massive Blutverlust kann schnell zu einer Verlustkoagulopathie und Schock führen. Schockzeichen wie Tachykardie, Hypotonie, Kaltschweißigkeit und gegebenenfalls die oben genannten pathologischen Laborwerte machen eine zügige **Volumensubstitution** notwendig. Unter Umständen sind eine **Bluttransfusion** und/oder die Gabe von Frischplasma unerlässlich.

■ **Laparotomie:** nur bei Versagen aller anderen Therapieversuche. Allerdings darf mit der Entscheidung für eine Operation nicht so lange gewartet werden, bis die Patientin akut vital gefährdet ist, da der Eingriff zu einem zusätzlichen Blutverlust führt. Nachdem zuerst eine Uterusruptur ausgeschlossen wurde, kann mit **speziellen Nahttechniken** der Uterus eingeschnürt werden, um dadurch die Blutung zum Stillstand zu bringen. Im schlimmsten Fall kann als Ultima Ratio eine **Hysterektomie** unvermeidbar sein.

5. Erhöhter postpartaler Blutverlust

■ Geburt bei überdehntem Uterus z.B. bei Mehrlingsschwangerschaft, Makrosomie oder Hydramnion.

■ Medikamentöse Einleitung der Geburt oder Oxytocin während der Geburt.

■ Vielgebärende.

■ Anamnestisch starke postpartale Blutung.

■ Erhöhter BMI.

■ Uterus myomatosus und Uterusfehlbildungen.

■ Chorionamnionitis.

■ Operative Entbindung (Vakuum, Forzeps, Sektio).

■ Plazentapathologie (vorzeitige Lösung, Lösungsstörung etc.).

■ Frauen der asiatischen/lateinamerikanischen Bevölkerungsgruppe.

6. Prophylaxe

Mit einer so genannten **„aktiven Leitung der Nachgeburtsperiode"** kann ein Teil der verstärkten postpartalen Blutungen verhindert werden. Dazu gehört, dass rasch nach der Geburt die Nabelschnur abgebunden und vorsichtig daran gezogen wird („cord traction"), um die Plazenta zu entwickeln. Außerdem sind die Gabe eines Bolus Oxytocin und eine Massage des Fundus uteri sinnvoll.

Zusammenfassung

Postpartale Blutungen können sehr schnell zu einem massiven Blutverlust führen. **Ursachen** können eine Uterusatonie, Verletzungen des Geburtstrakts, plazentare Pathologien oder Gerinnungsstörungen sein. Eine **atone Blutung** ist dabei jedoch die häufigste Ursache. Ein schnelles Eingreifen ist lebenswichtig. Die **therapeutischen Möglichkeiten** reichen von mechanischer Kompression des Uterus, über Kontraktionsmittel bis hin zu einer Hysterektomie als Ultima Ratio. Engmaschiges klinisches Monitoring (Hb, Gerinnung, Thrombozyten, RR, Puls) und rechtzeitige Volumensubstitution sind essentiell.

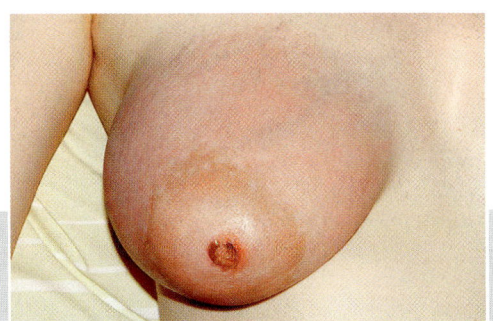

47

Fieber im Wochenbett

Anamnese

Die 25-jährige Frau Schober hat vor zehn Tagen ihr erstes Kind, die kleine Angela, zur Welt gebracht. Vor sechs Tagen, als Frau Schober aus der Klinik nach einer problemlosen vaginalen Geburt entlassen wurde, ging es der Patientin noch gut. Heute jedoch klagt Frau Schober über Fieber und Schüttelfrost. Außerdem habe sie seit zwei Tagen rechtsseitig Brustschmerzen, die immer stärker geworden und inzwischen fast nicht mehr auszuhalten seien. Anfangs habe Frau Schober diese Beschwerden auf das ungewohnte Stillen zurückgeführt. Als es aber auch mit Kühlen der schmerzenden Stelle nicht besser wurde, habe sie sich doch entschlossen, Sie aufzusuchen.

Untersuchungsbefunde

Körperliche Untersuchung: Temperatur 39 °C rektal, RR 130/80 mmHg, HF 90/Min., AF 15/Min., Urinstix unauffällig, reduzierter AZ, Bauchdecke weich, keine Druckdolenz, Uterus drei Fingerbreit über der Symphyse tastbar, Nierenlager nicht klopfschmerzhaft. Rechte Brust überwärmt (➤ Bild), axilläre Lymphknoten rechts geschwollen. Linke Brust und Axilla unauffällig.

Spiegeleinstellung: Scheidenwände und Portio glatt mit regelrecht verheilten Geburtswunden, bräunliches Lochien aus der Portio.

1. Definieren Sie die Begriffe Lochien und Wochenbett! Was sind die physiologischen Veränderungen während dieser Zeit?

2. An welche Differenzialdiagnosen denken Sie bei Fieber im Wochenbett? Was ist Ihre Verdachtsdiagnose?

3. Welche pathophysiologischen Vorgänge stehen hinter diesen Erkrankungen?

4. Welche weiterführenden Untersuchungen sollten Sie durchführen?

5. Wie würden Sie die verschiedenen Differenzialdiagnosen behandeln? Worüber müssen Sie die Patientin aufklären?

6. Wie ist die Prognose der verschiedenen Differenzialdiagnosen?

1.   Wochenbett und Lochien

Als **Wochenbett (Puerperium, Kindbett)** werden die ersten sechs bis acht Wochen nach einer Entbindung bezeichnet. In dieser Zeit erfolgt die physiologische Anpassung des mütterlichen Organismus an die neue Situation. Fast alle zu beobachtenden Veränderungen des mütterlichen Körpers sind auf **Hormonumstellungen** zurückzuführen:

- β-HCG, Progesteron und die Östrogene fallen nach der Geburt rapide ab.
- Prolaktin, Cortisol und Aldosteron steigen nach der Geburt an.
- Die Schilddrüsenwerte normalisieren sich wieder.

Vor allem in der ersten Woche nach der Geburt erfolgt durch erhöhte Wasserausscheidung der Abbau der schwangerschaftsbedingten Flüssigkeitseinlagerungen und eine **Gewichtsreduktion.**

Der **Beckenboden** wird wieder gestrafft und die Sphinkter nehmen wieder ihre normale Funktion auf. Auch die eventuell vorhandene **Rektusdiastase** bildet sich wieder zurück.

Durch Abbau und Kontraktion des Myometriums sowie Regeneration des Endometriums kommt es zur **Größenreduktion des Uterus.** Verstärkt wird die Rückbildung durch Oxytocin, das bei jedem Stillen ausgeschüttet wird. Einen Tag nach der Geburt ist der Uterusfundus noch kurz unterhalb des Nabels, in der zweiten Woche nur noch kurz oberhalb der Symphyse.

In den ersten zwei Wochen nach der Entbindung ist durch Wundheilungsprozesse eine **Leukozytose im Blutbild** bis 20.000/µl mit Linksverschiebung normal. Durch die vermehrte Wasserausscheidung kommt es auch zu einer Normalisierung des Hämoglobinwertes und zu einer erhöhten Koagulabilität.

Auch die **Psyche** einer jeden frischen Mutter durchläuft einige Veränderungen. Fast die Hälfte aller Patientinnen erfährt durch den Hormonabfall am zweiten bis vierten postpartalen Tag einen **„Heultag"** mit plötzlichen Tränenausbrüchen und Stimmungsschwankungen. Abzugrenzen ist dies von der **postpartalen Depression,** die erst nach der ersten Woche einsetzt und nicht selbstlimitierend ist! Der **erste Menstruationszyklus** ist meist anovulatorisch und erfolgt bei nicht stillenden Müttern sechs bis zehn Wochen nach der Entbindung. Stillt die Patientin jedoch, kommt die erste Blutung durch den erhöhten Prolaktinspiegel häufig erst nach Beendigung der Stillzeit.

Lochien (Wochenfluss) entsteht durch eine physiologische Wundsekretion an der ehemaligen Anhaftungsstelle der Plazenta. Die Färbung dieses Ausflusses verändert sich mit der Zeit: In der ersten Woche ist er noch rot **(Lochia rubra),** dann bräunlich **(Lochia fusca),** in der 3. Woche gelblich **(Lochia flava)** und in der 3.–6. postpartalen Woche zum Abschluss der Wundheilung weißlich **(Lochia alba).**

2.   Differenzialdiagnosen/Verdachtsdiagnose

Aufgrund der lokalen Symptomatik wird die Verdachtsdiagnose bei Frau Schober eine **Mastitis puerperalis** sein. Die Brust ist gerötet, überwärmt und schmerzhaft und die lokalen Lymphknoten als Zeichen eines akuten Entzündungsprozesses beteiligt. Eine gelblich eitrige Mammillensekretion spräche ebenfalls für diese Diagnose.

Die beiden anderen wichtigen Ursachen sind:

- **Endometritis puerperalis (Kindbettfieber):** Entzündung des Endometriums mit generalisierten Symptomen. Die Patientinnen sind in einem sehr schlechten Allgemeinzustand mit intermittierenden Fieberschüben und druckschmerzhaftem, vergrößertem Uterus.
- **Pyelonephritis:** akut einsetzende starke Flankenschmerzen und Fieber mit Schüttelfrost. Symptome eines Harnwegsinfekts, wie Pollakisurie und Dysurie können begleitend auftreten, sind aber kein Muss.

Merke

Pyelonephritis, Endometritis und Mastitis puerperalis sind die drei wichtigsten Ursachen von Fieber im Wochenbett.

3.   Pathophysiologie

Bei jeder der drei Differenzialdiagnosen ist die Ursache eine **bakterielle Infektion.** Allerdings liegen diesen Infektionen verschiedene pathophysiologische Vorgänge zugrunde.

- **Mastitis puerperalis:** Bakterien (meist Staphylococcus aureus) dringen aus dem Mund des Säuglings über kleine Rhagaden der Mamille in die Haut ein. Diese **Thelitis (Brustwarzenentzündung)** breitet sich dann, begünstigt durch Milchstau, entlang der Lymphbahnen in das Parenchym aus.
- **Endometritis puerperalis:** entweder durch **Lochialstauung** oder durch Keimaszension. Bei der Lochialstauung kann über mehrere Tage hinweg der Wochenfluss wegen Verschluss des Zervikalkanals, beispielsweise durch Blutkoagel oder Eihautreste, oder auch nach ungenügender Dehnung nach einer Sektio nicht abfließen. Ist der Zervikalkanal allerdings zu weit geöffnet, erleichtert dies die Keimaszension und Infektion der offenen Wundfläche (ehemalige Plazentahaftstelle).
- **Pyelonephritis:** definiert als Infektion von Nierenbeckenkelchsystems und -interstitium. Meist sekundäre Infektion durch Aszension von grammnegativen Darmkeimen über die Harnwege. Begünstigt wird diese Entzündung durch Verletzungen während des Geburtsvorgangs und iatrogene Eingriffe wie Katheterisierung oder Harnstau durch die Periduralanästhesie.

Merke

Durch eine korrekte Stillhygiene kann das Entstehen einer Mastitis puerperalis weitgehend vermieden werden.

4. Untersuchungen

Obwohl die Differenzialdiagnosen anhand der unterschiedlichen lokalen Symptome relativ gut voneinander zu unterscheiden sind, sollten abhängig von der Ausprägung der Allgemeinsymptome verschiedene Untersuchungen durchgeführt werden: Um das Infektionsausmaß zu erfassen und ein Therapiemonitoring zu ermöglichen, sollten regelmäßig die **Temperatur** und das Labor mit **Differenzialblutbild, CRP** und **Gerinnung** kontrolliert werden. Liegt der Verdacht auf eine Sepsis vor, sollte außerdem eine **Blutkultur** ange-

legt werden. Gegebenenfalls kann bei Kindbettfieber sonographisch die Größe des Uterus, Plazentareste und/oder eine Lochialstauung festgestellt werden.

5. Therapie

Bei allen Differenzialdiagnosen steht aufgrund der bakteriellen Infektionen die **antibiotische Therapie** im Vordergrund.

- **Mastitis puerperalis:** Schonung der Brust kombiniert mit einer antibiotischen Behandlung mit einem penicillinasefesten Penicillin wie Oxacillin. Die Schonung umfasst Kühlen und Hochbinden der Brust, Abpumpen auf der betroffenen Seite (auf der kontralateralen Seite kann weiterhin gestillt werden) und eventuell die niedrig dosierte Gabe von Bromocriptin zur Prolaktinhemmung. *[handschriftlich: Flucloxa-cillin]*
- **Endometritis puerperalis:** zusätzlich zur antibiotischen Kombinationstherapie aus Cefuroxim (Zinazef®), Metronidazol (Clont®) und einem Aminoglykosid sollte ein **Kontraktionsmittel** wie Oxytocin verabreicht werden. Liegt dem Kindbettfieber eine Lochialstauung zugrunde, sollte auch der **Muttermund dilatiert** und das Abdomen mit einer **Eisblase** gekühlt werden.
- **Pyelonephritis:** initial Gabe eines Breitspektrumantibiotikums (kalkulierte Therapie) beispielsweise eines Cephalosporins der 3. Generation, Bettruhe, reichlich Flüssigkeitszufuhr und eventuell die Gabe von Antipyretika. Ist später ein Antibiogramm verfügbar, kann auf eine spezifischere Antibiose umgestellt werden.

In jedem Fall muss die Mutter darauf hingewiesen werden, dass manche medikamentöse Substanzen in die Muttermilch übergehen können. So hat Metronidazol im Tierversuch mutagene und kanzerogene Wirkungen gezeigt und sollte deshalb keinesfalls auf den Säugling übergehen. Um trotz einer solchen Behandlung nach Abklingen der Erkrankung weiter stillen zu können, sollte während dieser Zeit die Milch abgepumpt und verworfen werden, damit der Milchfluss nicht versiegt. Frau Schober weisen Sie aufgrund des schlechten Allgemeinzustands sofort stationär ein. Im Krankenhaus wird umgehend eine Therapie mit Oxacillin begonnen und die betroffene Brust hochgebunden, was die Patientin als sehr angenehm empfindet. Nach ein paar Tagen ist Frau Schober wieder so fit, dass sie sich selbst um Angela kümmern kann und mit der gesunden Brust auch schon wieder stillt. In dieser Zeit kommt auch die Hebamme vorbei und erklärt der jungen Mutter, was sie in Zukunft beachten muss, damit eine solche Infektion nicht noch einmal auftritt.

6.   Prognose

Sowohl bei der Pyelonephritis als auch beim Kindbettfieber kann relativ schnell eine Sepsis entstehen.

- Für Frauen war das **Kindbettfieber** früher eine häufige Todesursache. Heute beträgt die **Letalität** durch den Endotoxinschock nach Antibiotikagabe wegen der hoch entwickelten Intensivtherapie nur noch **2–3/100.000.**
- Bei rechtzeitiger Behandlung besteht bei der **Pyelonephritis** normalerweise eine gute Chance auf **Restitutio ad integrum.** Sollte die Infektion jedoch abszedieren oder chronifizieren, kann die darauf folgende Narbenbildung zu Funktionseinbußen füh-

ren. Vollbild dieses Prozesses ist die funktionslose **Schrumpfniere.**

- Bei nicht rechtzeitiger Behandlung kann sich aus der **Mastitis puerperalis ein Abszess** bilden. Dieser muss dann nach dem alten chirurgischen Lehrsatz „ubi pus ibi evacua", radiär gespalten, mit antibiotischer Lösung gespült und drainiert werden. Die Heilung ist dann insgesamt ein ziemlich langwieriger Prozess.

Zusammenfassung

Als **Wochenbett** werden die ersten sechs bis acht postpartalen Wochen bezeichnet. In dieser Zeit erfolgt vor allem eine Hormonumstellung und die Anpassung des mütterlichen Organismus vom schwangeren an den stillenden Zustand. Drei Infektionen an verschiedenen Stellen des Körpers können in diesem Zeitraum zu Fieber führen: die häufige **Mastitis puerperalis,** die aszendierende **Pyelonephritis** und die früher gefürchtete **Endometritis.** Mit antibiotischer Therapie können diese Infektionen normalerweise gut behandelt werden und führen zu keinen weiteren **Komplikationen.** Wird dieser Zeitpunkt jedoch verpasst, können Sepsis und Abszessbildung schwerwiegende Folgen sein.

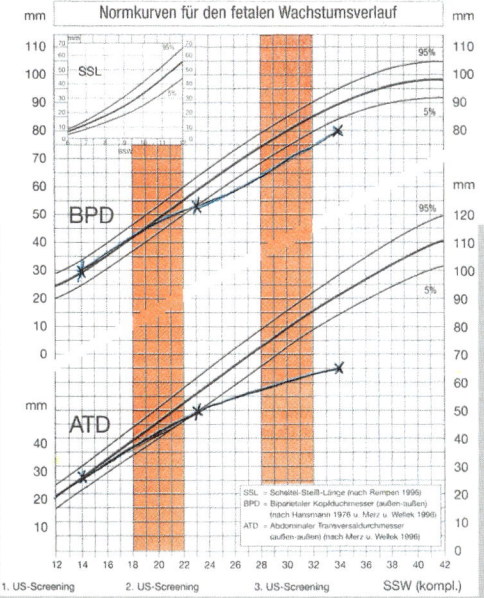

48

Mangelnde Compliance

Anamnese

Seit Beginn ihrer Schwangerschaft ist die 19-jährige Frau Wilkinson in Ihrer Betreuung. Sie ist nun in der 34. Schwangerschaftswoche und erwartet ihr zweites Kind. Die junge Frau kommt nur sehr unregelmäßig zu den Vorsorgeuntersuchungen und macht Ihnen die Betreuung auch sonst nicht sehr leicht. Gerade ist Frau Wilkinson mit ihrem ersten Kind wieder zu ihren Eltern gezogen, da sie sich mit dem Vater des zweiten Kindes zerstritten hatte. Soweit Sie wissen, hat die junge Frau keinen Schulabschluss. Wie jedes Mal fragen sie Frau Wilkinson nach ihrem Nikotinkonsum. Anstatt einer Antwort blickt sie betreten zu Boden.

Untersuchungsbefunde

Körperliche Untersuchung: Frau Wilkinson ist insgesamt sehr übergewichtig und es ist daher schwierig, das Wachstum des Kindes anhand des Fundusstands, der Gewichtszunahme und des Bauchumfangs der Mutter zu beurteilen. Blutdruck und Urinbefund sind völlig normal.

Sonographie: Sie ermitteln die Fruchtwassermenge. Der AFI liegt bei etwas weniger als 7 cm. Die Messergebnisse (BPD 80 mm, ATD 65 mm) tragen Sie in den Mutterpass ein (➤ Bild).

1. **Wie bewerten Sie Ihre Untersuchungsergebnisse und was entnehmen Sie den Angaben im Mutterpass?**

2. **Was wissen Sie über die Ätiologie und wie teilt man die Veränderung allgemein ein?**

3. **Welche Untersuchungen sind jetzt wichtig? Wie ist das weitere Vorgehen bis zur Geburt?**

4. **Welche Besonderheiten gilt es während der Entbindung und nach der Geburt zu beachten?**

5. **Welche Probleme kann Rauchen in der Schwangerschaft verursachen?**

6. **Was wissen Sie über Alkoholkonsum während der Schwangerschaft?**

1. Befunde und Verdachtsdiagnose
- **Sonographische Biometrie:** Als erste und bedeutendste Maßnahme zur Erkennung einer fetalen Retardierung eignet sich der Ultraschall und das Ausmessen der wichtigsten Parameter, um damit auch das Gewicht des Feten abschätzen zu können. Sie können dabei auch feststellen, ob es sich um eine symmetrische oder eine asymmetrische Retardierung handelt, und damit den Zeitpunkt der Störung beurteilen. Im Falle von Frau Wilkinson ist neben dem biparietalen Durchmesser (BPD) vor allem der Thoraxumfang des Kindes vermindert (< 5. Perzentil). Es handelt sich daher um eine asymmetrische Retardierung und Sie gehen von einer Mangelversorgung des Kindes aus, die erst im zweiten oder dritten Trimenon eingesetzt hat.
- **Fruchtwassermenge:** Objektiv lässt sich die Fruchtwassermenge im Ultraschall mittels „amniotic fluid index" (AFI) beurteilen. Um den Index (in cm) zu bestimmen, wird der Uterus in vier Quadranten eingeteilt und in jedem Quadranten das größte Fruchtwasserdepot ausgemessen. Ist der AFI < 8 cm, gilt die Fruchtwassermenge als vermindert, von einem Oligohydramnion spricht man bei < 5 cm.

Wenn das Gewicht des Feten für sein Gestationsalter zu gering ist, d.h. das Gewicht unter dem 10. Perzentil liegt, bezeichnet man das Kind als „small for gestational age" (SGA). Aber nur weil ein Kind als SGA eingestuft wird, heißt das noch nicht, dass es sich um ein pathologisches Wachstum handelt. Man muss daher abgrenzen zwischen Kindern die klein, aber normal gewachsen sind, und Kindern mit pathologischem Wachstum. Kinder, die von Anfang an unter dem 10. Perzentil liegen, aber weiter regelmäßig wachsen, sind im Allgemeinen nicht besorgniserregend. Hier kann es sich lediglich um einen Ausdruck von genetisch bedingten Unterschieden im normalen Wachstum handeln. Ein Kreuzen der Perzentilenkurven ist jedoch verdächtig für eine intrauterine Wachstumsretardierung. Bevor man eine intrauterine Wachstumsretardierung diagnostiziert, sollte man sicher sein, das exakte Gestationsalter zu kennen. Wenn man sich unsicher ist, hilft die Messung der Scheitel-Steiß-Länge in der

Tab. 48.1 Fundusstand

Schwanger-schaftswoche	Fundusstand
12.	Symphysenoberkante
24.	Am Nabel
36.	Am Rippenbogen (höchster Stand)
40.	Zwei Querfinger unterhalb des Rippenbogens

9.–12. SSW, um das Gestationsalter bzw. den Geburtstermin genau zu bestimmen.

2. Ätiologie/Einteilung
Die **Ätiologie** der intrauterinen Wachstumsretardierung ist vielfältig und reicht von primär fetalen Ursachen (z.B. Chromosomenanomalien, Stoffwechselstörungen, intrauterine Infektionen), wobei die Versorgung des Feten mit Nährstoffen weitgehend ungestört ist, bis zur großen Gruppe an Ursachen mit **Beeinträchtigung der Versorgung** (z.B. Erkrankungen der Mutter wie Anämie oder Diabetes mellitus, toxische Einflüsse, plazentare Ursachen).
Das intrauterine Wachstum wird von zwei Faktoren bestimmt:
- **Genetisch determiniertem Wachstumspotenzial**
- **Versorgung** mit Sauerstoff, Nährstoffen, Vitaminen, Mineralien und Spurenelementen.

Davon abgesehen teilt sich das intrauterine Wachstum im Prinzip in **zwei Phasen,** weshalb je nach Zeitpunkt einer Störung während der Schwangerschaft die Folgen unterschiedlich sind.
- Tritt eine Störung im Verlauf der **frühen Phase** auf, ist vor allem das **Längenwachstum** betroffen und es kommt zu schwersten **perinatalen Pathologien.**
- In der **späten Phase** sind Längenwachstum und Kopfumfang weniger betroffen, als vielmehr die **Bildung des subkutanen Fettgewebes** und allgemein das **Gewicht.**

Danach unterteilt man die intrauterine Wachstumsretardierung in:

- **Symmetrische Form:** gleichförmige Beeinträchtigung von Längenwachstum, Kopfumfang und Gewicht.
- **Asymmetrische Form:** vorwiegende Minderung von Abdomenumfang und Körpergewicht.

M e r k e

Vor der Diagnose einer intrauterinen Wachstumsretardierung ist die Kenntnis des exakten Gestationsalters obligat!

3. Weitere Diagnostik und Vorgehen

- **Doppler-Sonographie:** Die Doppler-Sonographie ist wichtig, um den Zustand des Kindes und damit die Dringlichkeit des Eingreifens richtig einschätzen zu können. Es werden die **A. uterinae** der Mutter sowie die **A. umbilicalis, A. cerebri media, Aorta** und evtl. **venöse Gefäße des Feten** untersucht. Anhand des Blutflusses (Widerstandserhöhung, Dilatation oder Flussumkehr) können pathologische Veränderungen und deren Kompensationsmechanismen erkannt werden. Diese spiegeln dann die Versorgung des Kindes wider. Sie nehmen sich viel Zeit für diese Untersuchung bei Frau Wilkinson und ermitteln Werte, die zwar noch nicht deutlich pathologisch sind, Sie aber auch keineswegs beruhigen.
- **CTG:** Vermehrt eingeengte Phasen und eine Abnahme der Baseline des kindlichen Herzschlags sind erste Anzeichen dafür, dass es dem Kind schlechter geht. Das CTG bei ihrer Patientin ist jedoch zu Ihrer Erleichterung völlig unauffällig.

Abgesehen von den oben genannten Untersuchungen führen Sie natürlich auch alle weiteren Untersuchungen durch, die zu einem normalen Kontrolltermin gehören.

Die von ihnen erhobenen Befunde ergeben zwar keine akute Notfallsituation, trotzdem besteht eine **Plazentainsuffizienz** und das Kind wird unzureichend mit Nährstoffen versorgt. Es lässt sich nicht abschätzen, wann zu der metabolischen Insuffizienz noch eine **Minderversorgung mit Sauerstoff** hinzukommt. Das CTG liefert keine prospektiven Aussagen.

Sie entschließen sich daher, Frau Wilkinson für eine kontinuierliche klinische Überwachung stationär in die Klinik einzuweisen. Dort kann ein Sauerstoffmangel des Kindes am schnellsten erkannt, und die Schwangerschaft wenn nötig sofort beendet werden. Außerdem ist die Perfusion der Plazenta im Liegen und in Ruhe besser. Und insgeheim hoffen Sie auch, dass Frau Wilkinson zumindest in der Klinik auf ihre Zigaretten verzichtet. Die erneute Kontrolle des Wachstums des Feten ist erst in gut einer Woche wieder sinnvoll. Vorher sind keine messbaren Veränderungen zu erwarten. Ihr Ziel ist es, die Geburt bzw. die Notwendigkeit des Eingreifens bis zur 37. SSW hinauszuzögern.

4. Besonderheiten während und nach Geburt

Sobald eine **respiratorische Insuffizienz des Feten** eintritt, muss die Schwangerschaft beendet werden, um dauerhafte Schäden durch den Sauerstoffmangel zu verhindern. Es ist meist nicht erforderlich, die Lungenreife medikamentös zu induzieren, da eine Mangelentwicklung an sich die Lungenreife fördert.

Eine Plazentainsuffizienz, und damit die Sauerstoffversorgung des Kindes, kann sich durch die **Wehentätigkeit** massiv verschlechtern, weshalb eine kontinuierliche CTG-Kontrolle dringend notwendig ist. Im Zweifel ist sicherlich ein Kaiserschnitt das Mittel der Wahl, um die Schwangerschaft zu beenden.

Nach der Geburt kann es bei wachstumsretardierten Kindern zu akuten Problemen kommen, weshalb immer ein Kinderarzt zur Verfügung stehen sollte. **Hypoglykämien** und **Störungen der Temperaturregulation** sind bei SGA-Kindern keine Seltenheit. Später kann es gehäuft zu Verzögerungen der sprachlichen Entwicklung, Lernschwierigkeiten und Verhaltensstörungen kommen. Neuromotorische Bewegungsstörungen (Zerebralparesen) sind besonders schlimme Folgen bei SGA-Kindern.

Nachdem sich Frau Wilkinson 20 Tage in stationärer Behandlung befand, hat die junge Frau keine Geduld mehr. Das Wachstum des Kindes stagniert weiterhin und Sie einigen sich mit der Patientin auf einen elektiven Kaiserschnitt drei Tage später. Der 2300 Gramm schwere, deutlich mangelentwickelte Junge wird nach dem Eingriff zunächst in einer Kinderklinik versorgt.

5. Rauchen in der Schwangerschaft

Zunächst beeinträchtigt Rauchen die **Fruchtbarkeit** beider Geschlechter und kann es daher für einige Frauen schwierig machen, überhaupt schwanger zu werden. Daneben erhöht es das Risiko für einen **Abort.** Während der Schwangerschaft kommt es außerdem gehäuft zu einer Plazenta praevia, einer vorzeitigen Plazentalösung und einem vorzeitigen Blasensprung. Das bei weitem größte Risiko ist jedoch eine **Plazentainsuffizienz** mit nachfolgender **Mangelentwicklung** des Kindes. Selbst nach der Geburt kann die Entwicklung des Kindes durch das Rauchen in der Schwangerschaft noch langfristig beeinträchtigt sein. Im Gegensatz zum Alkoholabusus während der Schwangerschaft, mit einer streng definierten Embryopathie als Folge, gibt es beim Rauchen **kein äquivalentes Syndrom.** Auch hängt die Schwere der fetalen Störung nicht von der Höhe des Zigarettenkonsums ab.

6. Alkoholkonsum

Wichtig zu wissen ist, dass es keine Grenze gibt, unter der der Alkoholkonsum in der Schwangerschaft ungefährlich ist. Besonders im ersten Trimenon kann Alkoholabusus zu schlimmen Störungen in der Entwicklung des Kindes wie Mikrozephalie, geistiger Retardierung, Gesichts- und kardialen Fehlbildungen, einem persistierenden Intelligenzdefizit etc. führen. Bei den Vorsorgeuntersuchungen muss daher immer nach dem Alkoholkonsum gefragt werden und bei einer intrauterinen Wachstumsretardierung sowie begründetem Verdacht an eine **Alkoholembryopathie** gedacht werden. Ist die Mutter tatsächlich **schwer alkoholabhängig,** sollte ein Abbruch in Erwägung gezogen werden.

Zusammenfassung

Für eine **intrauterine Wachstumsretardierung** gibt es verschiedene **Ursachen.** Nikotinkonsum während der Schwangerschaft, mit einer Plazentainsuffizienz als Folge, ist eine davon. Insbesondere um herauszufinden, wann das Kind durch einen Sauerstoffmangel akut bedroht ist und die Schwangerschaft beendet werden muss, ist bis zur Geburt eine kontinuierliche **klinische Überwachung** (CTG, Sonographie, Doppler-Sonographie etc.) notwendig. In manchen Fällen ist eine normale Geburt möglich. Ein Pädiater sollte aber nach der Entbindung immer zur Verfügung stehen.

49

Falsche Richtung

Anamnese

Die 32-jährige Frau Silver kommt zur dritten Vorsorgeuntersuchung in der 31. Schwangerschaftswoche. Die Patientin fühlt sich sehr gut und freut sich auf ihr zweites Kind. Ihr erster Sohn Florian war vor zwei Jahren nach einer unkomplizierten Schwangerschaft vaginal entbunden worden und begleitet heute seine Mutter. Da bisher alles gut verlaufen ist, planen Sie eine normale Vorsorgeuntersuchung. Der Urinstix, den die Arzthelferin schon vorab anfertigte, war ebenso wie der Blutdruck mit 130/80 mmHg unauffällig. Sie bitten die Patientin in das Sprechzimmer zur Untersuchung.

Untersuchungsbefunde

Körperliche Untersuchung: guter AZ und EZ, keine Druckdolenzen, Nierenlager nicht klopfschmerzhaft sowie inspektorisch unauffälliges äußeres Genitale. Im Uterusfundus tasten Sie den harten Kopf des Fetus, die Beine kommen links davon zu liegen, der Rücken liegt dementsprechend rechts.

Manuelle Tastuntersuchung: Muttermund geschlossen, derbe Zervix, etwa 2,5 cm lang und nach sakral gerichtet.

Ultraschall: Kind normal entwickelt mit guter Herztätigkeit und spontanen Bewegungen, liegt in Steißlage, Plazenta in der linken Tubenecke lokalisiert.

1. Wie lautet Ihre Verdachtsdiagnose? Welche Formen kennen Sie?

2. Was wissen Sie zur Häufigkeit und welche Ursachen kennen Sie?

3. Welche Therapieoptionen gibt es? Was raten Sie der Mutter?

4. Wie würde eine vaginale Entbindung ablaufen?

5. Welche Komplikationen gibt es bei der vaginalen Entbindung?

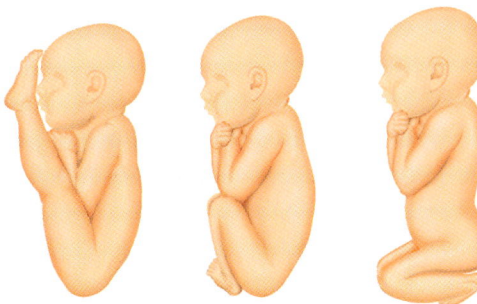

Abb. 49.1 Die verschiedenen Formen der Beckenendlage (Steiß-, Steißfuß- und Fußlage).

1. Verdachtsdiagnose/Formen

Bei Frau Silver haben Sie den kindlichen Kopf im Leopold-Handgriff im Uterusfundes getastet. Da die Füße gleich neben dem Kopf liegen, spricht dieser Befund für eine **Beckenendlage,** noch genauer für eine Steißlage. Diese ist definiert als regelwidrige Poleinstellung des Kindes, wobei das vorangehende Kindsteil das Becken und nicht der Kopf ist (➤ Abb. 49.1). Man unterscheidet folgende Formen:

- **Steißlage:** Die häufigste Form ist die hier vorliegende Steißlage. Dabei liegen die Beine ausgestreckt vor dem kindlichen Körper bei extremer Hüftbeugung.
- **Steiß-Fußlage:** Bei dieser seltenen Form sitzt der Fetus mit angezogenen Beinen über der Zervix, wodurch der Hüftumfang noch größer wird als bei der Steißlage.
- **Fußlage:** noch seltener. Das Kind ist hierbei ganz gestreckt, und beide Beine gehen dem Fetus voran.
- **Knielage:** ist mit 1 % die seltenste Form. Bis auf die Kniegelenke ist das Kind vollkommen gestreckt, die Knie sind das führende Körperteil.

2. Epidemiologie/Ursachen

Insgesamt befinden sich 5 % aller Kinder bei regelrechtem Termin in Beckenendlage und sie ist somit die häufigste **Lageanomalie.** Bei **Frühgeburten** ist das Risiko dreimal, bei **Mehrlingsschwangerschaften** fünfmal so hoch wie bei normalen Geburten. Bei **Zwillingsgeburten** liegen die Kinder meist verdreht zueinander, sodass

ein Kind regelkonform liegt, das andere sich aber in Beckendlage befindet.

Oft lässt sich **keine Ursache** für die Beckenendlage finden, doch sind im Allgemeinen **Uterusanomalien** (subseptus, bicornis, myomatosus), **Plazentalokalisationen** (in Tubenecke oder praevia) sowie **kindliche Fehlbildungen** (Dyszephalie, Hydrozephalus, Makrosomie) dafür verantwortlich zu machen.

Merke

Bei 5 % aller termingerechten Geburten findet sich eine Beckenendlage. Sie ist somit die häufigste Lageanomalie.

3. Vorgehen

- **Abwarten:** Da Frau Silver in der 31. SSW ist, kann sich bis zum errechneten Geburtstermin noch einiges tun. Viele Kinder drehen sich noch selbstständig bis zur Geburt. Sollte man dies nicht wollen, gibt es folgende Möglichkeiten:
- **Äußere Wendung:** kann ab vier Wochen vor dem Termin im Kreißsaal unter Sektiobereitschaft versucht werden, wenn ausreichend viel Fruchtwasser vorhanden ist und sich in der Sonographie keine Vorderwandplazenta darstellen lässt. Dabei wird mit speziellen Handgriffen unter Tokolyse das Kind in Schädellage gewendet. Bei Erstgebärenden liegt die Erfolgsquote bei 30 %, bei Mehrgebärenden bei bis zu 60 %. Alternativ dazu kann mit **Lagerungstechniken,** wie der indischen Brücke, versucht werden, das Kind weiter nach oben rutschen zu lassen, damit es sich leichter dreht.

Laut Leitlinien sollten alle Kinder in Beckenendlage **primär operativ entbunden** werden. Dies liegt vor allem an der geringen Komplikationsrate des Kaiserschnitts und dem Bedürfnis nach rechtlicher Sicherheit. Ist es jedoch der Wunsch der Mutter, kann nach Aufklärung über die Risiken eine **vaginale Entbindung** angestrebt werden, wenn bei kleinem Kind und ausreichender Größe des mütterlichen Beckens (Mehrfachgebärende) das Risiko vermutlich gering ist. Kontraindikationen für die vaginale Entbindung ist ein Geburtsgewicht über 3500 g, Frühgeburtlichkeit und vollkommene Fußlage. Bei einem Drittel der Fälle ist trotz dieser Vorraussetzungen ein sekundärer Kaiserschnitt nötig, weshalb eine solche Entbindung immer vom erfahrensten Geburtshelfer in Sektiobereitschaft durchgeführt werden sollte.

Frau Silver wartet bis zur 36. Schwangerschaftswoche und unterzieht sich dann einem erfolglosen Versuch der äußeren Wendung. Theoretisch wäre eine vaginale Entbindung aus Beckenendlage bei dieser Patientin möglich, da sie schon eine komplikationslose Geburt hatte und es sich um kleines Kind handelt.

Merke

Die vaginale Entbindung aus Beckenendlage sollte immer in Sektiobereitschaft erfolgen.

4. Vaginale Entbindung aus BEL

Vorbereitend für die vaginale Entbindung aus Beckenendlage (Steißlage) sollte unter **Periduralanästhesie** eine **große Episiotomie** (Dammschnitt) durchgeführt werden und eine Wehenunterstützung mit **Oxytocin** erfolgen. Außerdem ist eine Dauer-CTG-Ableitung nötig, um eine Gefährdung des Kindes schnell zu erfassen.

Zu Beginn der Geburt wird der Steiß zurückgehalten bis starke Presswehen einsetzen, die durch Druck von oben (**Kristeller-Handgriff**) verstärkt werden. Unter Dammschutz wird dann das kindliche Becken gefasst und in einer runden Bewegung um die mütterliche Symphyse auf den Mutterbauch geboren (**Manualhilfe nach Bracht;** ➤ Abb. 49.2).

Weitere spezielle Handgriffe sind nötig, wenn dies nicht in einem Schritt gelingt. Dann wird der Körper wie oben beschrieben geboren, und die Arme nach unten ausgestrichen (**Armlösung nach Lövset**). Um den kindlichen Kopf zu lösen, wird der Körper auf dem Unteram des Geburtshelfers gelagert, der Ziegefinger der gleichen Hand greift in den Mund und zieht somit das kindliche Kinn auf die Brust. Durch Zug an den Schultern kann dann der Kopf geboren werden (**Kopfentbindung nach Veit-Smelli;** ➤ Abb. 49.2).

5. Komplikationen

Die Geburt aus der Steißlage hat gegenüber der Entbindung aus der Schädellage viele Nachteile für das **Kind:**

- Der Kopf ist das härteste und größte Körperteil des Kindes. Tritt er als Erstes durch den Geburtskanal, ist dieser ausreichend gedehnt für den restlichen Körper. So besteht eine der Gefahren bei einer vaginalen Geburt aus der Steißlage in einem **Geburtsstillstand,** da das Becken mit seinem kleineren Durchmesser den Geburtskanal nicht ausreichend vordehnen kann und der Kopf dann stecken bleibt.
- Wenn durch zu frühen Zug des Geburtshelfers die kindlichen Arme nach oben schlagen und eine manuelle Lösung nötig ist, können **Oberarmfrakturen und Plexusschädigungen** hervorgerufen werden. Ebenfalls durch den Zug am Kind können Verletzungen am M. sternocleidomastoideus mit nachfolgendem **Torticollis** entstehen.
- Bedingt durch die extreme Hüftbeugung während des Geburtsvorgangs haben diese Kinder ein erhöhtes Risiko für eine **Hüftgelenksluxation.** In der Nachsorge muss deshalb ganz besonders auf die Hüftfunktion geachtet werden.
- Durch den kleineren Umfang der Hüfte im Vergleich zum Kopf dichtet diese den Geburtskanal nicht so gut ab und es kann zum **Nabelschnurvorfall** und auch zur **Nabelschnurabklemmung** während der Austreibungsperiode kommen.

Insgesamt kann man sagen, dass die perinatale Morbidität und Mortalität des Kindes durch eine primäre Sektio wesentlich reduziert werden kann. Aber auch die **Mutter** profitiert davon, da es im Zuge einer vaginalen Entbindung aus Steißlage sehr häufig zu Weichteilverletzung mit konsekutiver **postpartaler Harninkontinenz** kommt.

Nach Aufklärung über den Geburtsvorgang und die Risiken der vaginalen Entbindung entscheidet sich Frau Silver für eine primäre Sektio. Eine Woche vor dem errechneten Termin kommt die kleine Emma durch einen komplikationslosen Kaiserschnitt auf die Welt.

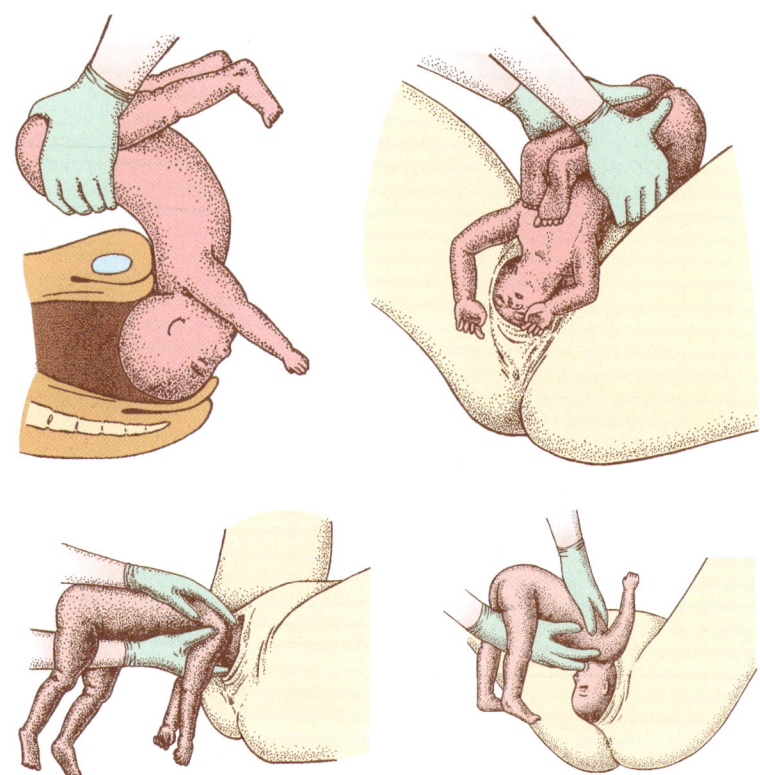

Abb. 49.2 Geburtshilfe bei vaginaler Entbindung aus Steißlage nach Bracht (oben) und Veit-Smelli (unten).

Zusammenfassung

Die **Beckenendlage** ist mit 5 % die häufigste Lageanomalie. Bei Mehrlingsschwangerschaften und Frühgeburten sowie im Zuge von Uterusanomalien und Fehlbildungen des Kindes kann sich diese Zahl jedoch noch erhöhen. Für eine vaginale Geburt kommt bei passendem Größenverhältnis und Mehrgebärender nur die **Steißlage** in Betracht; alle anderen Formen der Beckenendlage müssen operativ entbunden werden. Da die vaginale Entbindung unter diesen Vorraussetzungen im Vergleich zum Kaiserschnitt immer mit einer höheren Morbidität und Mortalität verbunden ist, wird bei allen Beckenendlagen eine **primäre Sektio** empfohlen.

50

Krankheit auf leisen Pfoten

Anamnese

Heute kommt Frau Diaz in der 21. Schwangerschaftswoche zu ihrer zweiten regulären Vorsorgeuntersuchung in die Sprechstunde. Sie erwartet ihr zweites Kind und freut sich schon sehr darauf. Bei der ersten Schwangerschaft war alles komplikationslos verlaufen, ebenso bei der jetzigen zweiten Schwangerschaft. Momentan arbeitet sie nicht, um sich voll und ganz auf die Betreuung ihres zweijährigen Sohnes konzentrieren zu können.

Untersuchungsbefunde

Körperliche Untersuchung: Gewicht 62 kg, RR 110/70 mmHg, Urinstix unauffällig. 35-jährige Patientin in gutem AZ und EZ.
Sonographie: regelrecht entwickelter Fetus.
Laborwerte: Keine Auffälligkeiten bis auf eine Ausnahme: Der Test auf Toxoplasmose ist zwar keine der vorgeschriebenen Untersuchungen, Sie hatten ihn aber dennoch befürwortet. Toxoplasmose-Serologie (sowohl IgM als auch IgG) waren in der ersten Schwangerschaft sowie aktuell noch bis zur 10. SSW negativ, sind aber in der 21. SSW nun positiv: Das IgM ist stark, das IgG leicht erhöht.

1. Was wissen Sie über die Pathogenese und Übertragungswege der Toxoplasmose?

2. Wie beraten Sie eine Schwangere bei einer negativen Toxoplasmose-Serologie?

3. Welche Folgen hat eine Toxoplasma-Infektion bei Erwachsenen und im Vergleich dazu eine pränatale Infektion?

4. Welche Diagnostik führen Sie bei einer fraglichen Infektion im Mutterleib durch?

5. Wie ist das therapeutische Vorgehen bei einer frischen Infektion während der Schwangerschaft?

6. Geben Sie einen kurzen Überblick über weitere pränatale Infektionen.

1. Pathogenese/Übertragungswege

Die Toxoplasmose ist eine Infektionskrankheit, die von dem Protozoon **Toxoplasma gondii** verursacht wird. Der Hauptwirt des Parasiten ist die **Katze,** er kommt aber auch in Schweinen, Schaf und Ziege vor, wobei jedoch einzig die Katze für die Umwelt infektiös ist. Sie scheidet nach oraler Erstinfektion mit ihrem Kot die **Oozysten** des Parasiten aus. Infiziert sich die Katze zum wiederholten Male, kommt es eher selten zur erneuten Ausscheidung von Oozysten. Es ist daher auch wahrscheinlicher, dass eine im Freien gehaltene junge Katze infektiös ist.

Neben Katzen stellen die größte Infektionsgefahr für den Menschen wahrscheinlich die sehr umweltresistenten **sporulierten Oozysten im Erdboden** dar. Auch der Verzehr von **nicht durchgegartem Fleisch** kann eine Infektionsquelle sein.

Der **Mensch** ist lediglich **Zwischenwirt** dieses Parasiten. Toxoplasma gondii wächst intrazellulär und bei normaler Immunlage bilden sich lediglich **Pseudozysten.**

2. Beratung

Die Untersuchung auf Toxoplasmose ist in Deutschland zwar nicht vorgeschrieben, wird aber von vielen Gynäkologen vor einer geplanten Schwangerschaft, oder zumindest in der Frühschwangerschaft empfohlen. Bei **seropositiven Müttern** kann in der Regel von einem **Immunschutz** für das Kind ausgegangen werden. Frau Diaz hingegen hatte bis zur 10. SSW laut der Testergebnisse noch keine Toxoplasmose durchgemacht.

Seronegative Mütter sollten **Katzen** und deren Ausscheidungen (z.B. bei Gartenarbeit, Spielen im Sandkasten) **meiden** und nur **gut durchgegartes Fleisch** essen. Salat und Gemüse sollte immer gut gewaschen werden. Gerade Schwangere, die keine Katzen haben, erkranken an Toxoplasmose, da eine Katze im Haushalt wahrscheinlich schon vorher eine aktive Toxoplasmose hatte und die Schwangere dann meist seropositiv ist.

3. Toxoplasma-Infektion

Bei **Erwachsenen** und **Jugendlichen**, die sich infizieren und ein intaktes Immunsystem haben, verläuft die Infektion normalerweise **asymptomatisch**. Der Erreger persistiert lebenslang als **bradyzoitenhaltige Zyste,** vor allem im Bereich des **Zentralnervensystems.** Manchmal kommt es zu Symptomen, wenn der Parasit in der Phase der akuten Infektion (Trophozoitenstadium) im Körper disseminiert. Die Symptome können einer Grippe ähneln und Fieber, Muskelschmerzen, Lymphknotenschwellungen, Abgeschlagenheit etc. beinhalten. Auch anikterische Hepatitiden können vorkommen. Im Allgemeinen verläuft eine Toxoplasmose bei einem immunkompetenten Erwachsenen jedoch gutartig und verursacht meist noch nicht einmal Symptome. Der asymptomatische Verlauf kann allerdings gerade in der Schwangerschaft ein Problem darstellen: Bei einem Großteil der Mütter fehlt jegliche klinische Symptomatik einer akuten Toxoplasmainfektion.

Bei **immunsupprimierten Personen** (HIV-Infizierte, Organtransplantierte etc.) kann es zu einer **Reaktivierung der Pseudozysten** im ZNS kommen, mit einem im schlimmsten Fall letalen Ausgang.

Eine **pränatale Infektion** verläuft je nach Infektionszeitpunkt ganz unterschiedlich (➤ Abb. 50.1). Im 1. **Trimenon** führt eine Primärinfektion der Mutter mit Transmission des Parasiten auf den Feten meist zum **Abort. Später** sind bei einer ausgeprägten Infektion **Gehirn, Leber, Milz** etc. beteiligt, was sonographisch als Hydro- oder Mikrozephalus, durch zerebrale Kalzifikationsherde, oder eine Hepatosplenomegalie feststellbar ist. Die klassische Trias wird als **Hydrozephalus, Chorioretinitis** (➤ Abb. 50.2) und **zerebrale Kalzifikationen** angegeben. Es ist aber wichtig zu wissen, dass vergleichsweise wenige Kinder mit einer konnatalen Toxoplasmose sonographisch oder postpartal klinische Symptome der Infektion zeigen, teils entwickeln sich diese erst nach bis zu zwanzig Jahren. Solche **Spätmanifestationen** können Strabismus, Taubheit, Chorioretinitis, psychomotorische Retardierung oder Epilepsie sein.

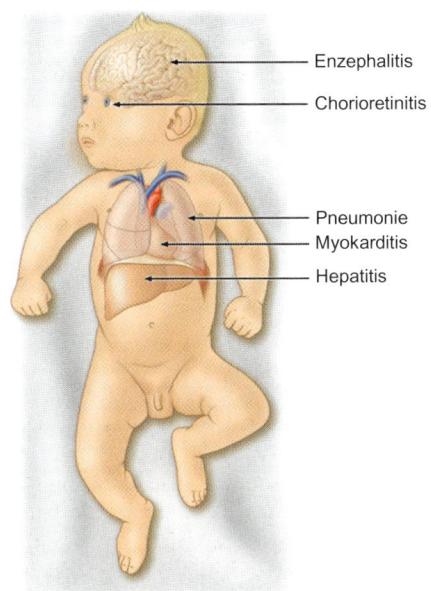

- Enzephalitis
- Chorioretinitis
- Pneumonie
- Myokarditis
- Hepatitis

Abb. 50.1 Organmanifestationen bei Toxoplasmose.

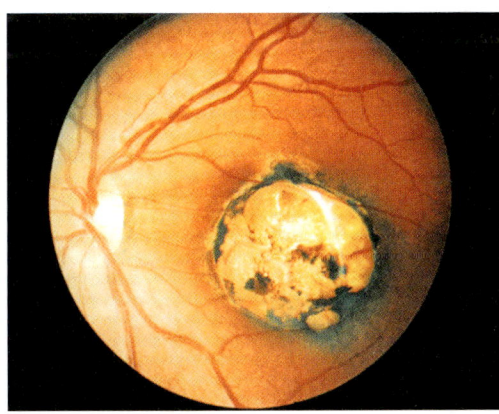

Abb. 50.2 Chorioretinitis bei Toxoplasmose.

4. Diagnostik

Bei Frau Diaz hat eine **Serokonversion** stattgefunden und Sie gehen von einer **frischen Primärinfektion** der

Mutter mit Toxoplasma gondii aus. Nun muss geklärt werden, ob der Parasit **diaplazentar** auf das Kind übergegangen ist. Wie bereits genannt, können einige der Folgen einer konnatalen Toxoplasmose mittels **Ultraschall** nachgewiesen werden. Kann sonographisch keine Schädigung des Kindes dargestellt werden, heißt das jedoch nicht, dass der Fetus nicht infiziert wurde.

Wegen der vergleichsweise geringen Spontanabortrate ist hier eine **Amniozentese mit nachfolgender PCR** die Diagnostik der Wahl. Allerdings kann diese Untersuchung erst ab der 16. SSW und nicht nach bereits begonnener Therapie (falsch negativer Befund) durchgeführt werden. Auch sollte die Infektion der Mutter bereits vier Wochen zurückliegen, da der Erreger unter Umständen das Fruchtwasser noch nicht erreicht hat. Als Bestätigung muss zum Geburtszeitpunkt (und noch mal eine Woche später) auch das **Serum des Kindes auf Antikörper** untersucht werden, um den PCR-Befund zu validieren. Ein positives PCR-Ergebnis darf ausschließlich im Kontext zu allen anderen Befunden gesehen werden, da es weit reichende Folgen hat.

5. Therapeutisches Vorgehen

Sind die sonographischen Untersuchungen des Feten wiederholt unauffällig, und wird rechtzeitig mit der antibiotischen Therapie begonnen, kann die Schwangerschaft ausgetragen werden. Schon beim Verdacht auf eine akute Toxoplasmose bei einer Schwangeren sollte auch vor dem endgültigen PCR-Nachweis im Fruchtwasser mit der Behandlung begonnen werden.

Die Therapie erfolgt bis zum Ende der 15. SSW mit **Spiramycin,** und ab der 16. SSW mit einer **Kombinationstherapie aus Pyrimethamin und Sulfadiazin unter Folinsäuresubstitution.** Nach der Geburt wird die Behandlung des Kindes noch mindestens sechs bis zwölf Monate fortgesetzt. Außerdem sollte das Kind regelmäßig, vor allem **ophthalmologisch,** untersucht werden.

Für den Fall, dass das PCR-Ergebnis positiv und sonographisch eine Schädigung des Kindes (s.o.) zu erkennen ist, sollte die Möglichkeit eines **Schwangerschaftsabbruchs** mit den Eltern diskutiert werden.

6.   Pränatale Infektionen

Am einfachsten merkt man sich das Akronym **TORCHL.** Darunter werden alle wichtigen **pränatalen Infektionen** zusammengefasst, die zu einer Gefahr für das Kind werden können.

- **T** = Toxoplasmose.
- **O** = Others → HIV, Parvovirus B19, Streptokokken der Gruppe B, Papillomaviren, Listerien, Bordetella pertussis, Borrelien, Mykoplasmen, Trichomonaden, Varicella-Zoster-Virus, Masernvirus, Mumpsvirus, Coxsackie-B-Virus, Gonokokken, Chlamydien.
- **R** = Röteln.
- **C** = Zytomegalie.
- **H** = Herpes simplex.
- **L** = Lues (Syphilis).

Z u s a m m e n f a s s u n g

Bei einer **Toxoplasmose** wird zwischen einer **pränatalen** und einer **postnatalen** Primärinfektion unterschieden. Während die Infektion bei immunkompetenten Erwachsenen meist völlig symptomlos verläuft, kann sie im Falle einer konnatalen Infektion bei dem ungeborenen Kind schwere Schäden hervorrufen. Ob die **Schwangere** bereits Antikörper hat und damit ein Immunschutz für das Kind besteht, oder ob gerade eine frische Infektion durchgemacht wird, lässt sich durch eine **Serologie** herausfinden. Ist die Mutter seronegativ, sollte sie den Kontakt zu Katzen und deren Ausscheidungen meiden und auf den Verzehr von nicht durchgegartem Fleisch verzichten. Eine aktive Toxoplasmose in der Schwangerschaft wird mit **Antibiotika** behandelt. Wenn das Kind im Ultraschall sichtbare Schädigungen zeigt, muss der **Abbruch** der Schwangerschaft in Erwägung gezogen werden.

Register

A

Ablatio placentae 94
– Ätiologie 96
– Komplikationen 96
– Stadieneinteilung 94
– Therapie 94
– vaginale Untersuchung bei 94
Abort 94, 113
– drohender 114
– habitueller 114
– septischer 115
– verhaltener 115
– Verlaufsformen 115
– Vorgehen bei 115
Abortus 94, 113
– completus 115
– febrilis 115
– imminens 115
– incipiens 114, 115
– incompletus 115
Adenomyom 36
Adhäsionen 3
Adnexitis 118, 134
– Ätiologie 2
– Pathogenese 2
– Symptomatik 2
Adnexitis, akute 118, 141
– Ätiologie 142
– Differenzialdiagnosen 142
– Komplikationen 143
– Prävention 142
– Symptomatik 142
– Therapie 142
Adnexitis, chronische 1
– Antibiotikatherapie 3
– Differenzialdiagnosen 2
– durch Chlamydien 2
– operative Therapie 3
Akutes Abdomen 133
– Differenzialdiagnosen 134
Alkohol 192
Amenorrhö
– sekundäre 142
Amenorrhö, primäre 53
– Differenzialdiagnosen 54
– Hormondiagnostik 54

Amnioninfektionssyndrom 175
– diagnostische Kriterien 175
– fetale Infektion bei 175
– Pathogenese 175
– Vorgehen bei 175
Amnioninfusionssyndrom 96
Amniotic fluid index 190
Amniozentese 14, 102
– bei Hydrops fetalis 178
Antibiotika 3
Antidiabetika in der Schwangerschaft 87
Antiphospholipidantikörpersyndrom 114
Appendizitis 142
Armlösung nach Lövset 195
Asherman-Syndrom 114
Asphyxie, intrauterine 97
– Diagnostik 100
– Therapie 100
Aszites 21
Atherom 6
Ausfluss, eitriger 61

B

Bartholinidrüsen 146
Bartholinitis 145
– Ätiologie 146
– Diagnostik 146
– Marsupialisation 147
– Pathogenese 146
– Symptomatik 146
– Therapie 147
Bauchschmerzen 115, 117, 141, 161
– chronische 1
– in der Schwangerschaft 89, 105, 113
Bauchumfangsvermehrung 21
BCRA-Mutationen bei Ovarialkarzinom 23
Beckenendlage 193, 194
– äußere Wendung bei 194
– Entbindung bei 194
– Epidemiologie 194
– Formen 194
– Komplikationen 195
– Therapie 194
– Ursachen 194
– vaginale Entbindung bei 195
Billings-Methode 19
Biometrie, sonographische 190

BI-RADS-Einteilung 27
Blasenmole 149
– Ätiologie 150
– Diagnostik 150
– hydatiforme 150
– invasive 150
– Nachsorge 151
– partielle 150
– Risikofaktoren 150
– Therapie 151
– β-hCG-Werte nach Operation 151
Blasensprung, vorzeitiger 173, 174
– Diagnostik 174
– Formen 174
– Komplikationen 174
– Ursachen 174
– Vorgehen bei 175
Blutgruppenunverträglichkeit 177
Blutung, postpartale 181, 182
– Komplikationen 182
– Prophylaxe
– Risikofaktoren 183
Blutung, vaginale
– in der Schwangerschaft 93, 113
– Kohabitationsblutung 42
– postmenopausale 22, 37, 49, 73
– postpartale 181, 182
– Schmierblutung 41, 117
Bonjour-Tropfen 62
BRCA-Mutationen 7

Candida albicans 66
– Therapie 67
Chlamydia pneumoniae 4
Chlamydia psittaci 4
Chlamydia trachomatis 4, 154
Chlamydien 1, 3, 4
Chondrom 6
Chorioamnionitis 175
Chorionkarzinom 150
Chorionzottenbiopsie 14, 102
Clue cells 66
Collins-Test 78
Colpitis senilis 38
Condylomata acuminata 57, 58
– Ätiologie 59

– Diagnostik 58
– Essigsäuretest 58
– Histologie 58
– Komplikationen 59
– Symptomatik 58
– Therapie 59
– Vorbeugung
Condylomata gigantea 59
Corpus luteum graviditatis 10
Corpus-luteum-Insuffizienz 30
Craurosis vulvae 78
Credé-Handgriff 183
Credé-Prophylaxe 63
Crescendoschmerz 10

D

Dammschnitt 167
Dammschutz 167
Depotgestagene 18
Detrusorhyperaktivität 46
Dezeleration
– Bedeutung 99
– frühe 99
– prolongierte 99
– späte 99
– sporadische 99
– Ursachen 99
– variable 99
Diabetes mellitus Typ 1 in der Schwangerschaft 86
Diabetes mellitus Typ 2 in der Schwangerschaft 86
Diaphragma 19
Dranginkontinenz 46
Dysmenorrhö 137
– Differenzialdiagnosen 138
– primäre 138
– sekundäre 138
Dysraphiesyndrome 103
– Einteilung 103
– Prophylaxe 103
– Symptomatik 103

E

Eklampsie 83
Eklamptischer Anfall 83
Embryopathie, diabetische 87

Endometriose   9, 118
– Ätiologie   12
– Diagnostik   10
– Differenzialdiagnosen   10
– Einteilung   11
– Gestagentherapie bei   11
– Komplikationen   12
– Laparoskopie bei   11
– Symptomatik   10
– Therapie   11
Endometritis puerperalis   186
– Pathophysiologie   187
– Prognose   188
– Therapie   187
Endometriumkarzinom   37, 50
– Differenzialdiagnosen   38
– Einteilung   38
– Epidemiologie   38
– Nachsorge   40
– Prognose   40
– Risikofaktoren   39
– Staging   40
– Strahlentherapie   40
– Symptomatik   38
– Therapie   39
– Wertheim-Meiggs-Operation
Entbindung
– Dammschnitt   167
– Dammschutz   167
– Medikamente bei   167
– Plazentaretention bei   167
– Psychoprophylaxe bei   166
– Schmerzlinderung   166
– Überwachung   166
Episiotomie   167
Exanthem, fieberhaftes
– Differenzialdiagnosen   170
– in der Schwangerschaft   169
Extrauteringravidität   117
– Diagnostik   118
– Differenzialdiagnosen   118
– Epidemiologie   119
– Komplikationen   119
– Lokalisationen   119
– Pathogenese   118, 119
– Symptomatik   118
– Therapie   119

F
Facies ovarica   22
Femidom   19
Fenoterol   100, 108
– Nebenwirkungen   108
Fetopathie, diabetische   87
– Pathophysiologie   87
Fibroadenom   6
– mammographischer Befund   6
– sonographischer Befund   6
Fibrom   6
Fibromyom   36
Fieber   115
– im Wochenbett   185
– in der Schwangerschaft   169
– und Unterbauchschmerzen   141
Fischer-Score   98
Fitz-Hugh-Curtis-Syndrom   63, 143
Fluoreszenz-Treponemen-Antikörper-Test   154
Forbes-Albright-Syndrom   56
Fordyce-Drüsen   58
Fournier-Zeichen   156
Fruchtwasserembolie   96
Fruchtwassermenge   190
Frühgeburt   106, 108
– drohende   105
– Inzidenz   108
Fundusstand   190
Fußlage   194

G
Gardnerella vaginalis   66
Geburtsablauf, physiologischer   110
Genitalhygiene   67
Genitalwarzen   57
Geschlechtsverkehr
– erzwungener   121
– ungeschützter   129
Gestagenmonopräparate   18
– Nebenwirkungen   19
– Wirkungsmechanismus   18
Gestagentest   54
Gestationsdiabetes   85
– Diagnostik   86
– Differenzialdiagnosen   86
– Glukosetoleranztest, oraler, bei   86
– Insulintherapie   87

– Komplikationen bei der Mutter   87
– Pathophysiologie   86
– Prognose   88
– Risikofaktoren   86
– Therapie   87
Glukosetoleranztest, oraler   86
– verkürzter   86
Gonadendysgenesie   54
Gonoblennorrhö   63
Gonokokken   62
– Nachweis   62
Gonorrhö   61
– Ceftriaxon bei   63
– Diagnostik   62
– disseminierte   63
– Komplikationen   63
– obere   63
– Penicillin bei   63
– Perihepatitis acuta gonorrhoica   63
– Prophylaxe   63
– Symptomatik   62
– Therapie   63
– untere   63
Granulosazelltumor   74
– Histologie   74
– Symptomatik   74
– Systematik   75
– Therapie   75
Gregg-Syndrom   171
Gummen   155

H

Habitueller Abort   113, 114
– Ätiologie   114
– Diagnostik   115
– Symptomatik   114
Haemophilus ducreyi   154
Hämolytisch-urämisches Syndrom   90
Harninkontinenz   45
– Diagnostik   47
– Dranginkontinenz   46
– Komplikationen   48
– konservative Therapie
– offene Kolposuspension bei   48
– operative Therapie   48
– Pathophysiologie   46
– periurethrale Kollageninjektion bei   48

– primäre   46
– Reflexinkontinenz   46
– sekundäre   46
– Stressinkontinenz   46
– TVT-Operation bei   48
– Überlaufinkontinenz   46
HELLP-Syndrom   84, 89, 90
– Diagnostik   90
– Komplikationen   91
– Pathogenese   90
– Symptomatik   90
– Therapie   90
– Thromboseprophylaxe bei   91
Hemianopsie, bitemporale   55
Herpes-simplex-Virus   66
Hirsuties vulvae   58
HIV-Infektion   129
– Ansteckungsrisiko   130
– Entbindung bei   131
– Epidemiologie   130
– hochaktive antiretrovirale Therapie   131
– Infektionsstatus Kind   132
– Interruptio bei   131
– Pathogenese   130
– Stillen bei   131
– Therapie in der Schwangerschaft   131
Hochaktive antiretrovirale Therapie   131
Hormontherapie   127
– Kontrolluntersuchungen bei   127
– Nebenwirkungen   127
– Risiken bei   127
Humane Papillomaviren   59
Human immunodeficiency virus   130
– Eigenschaften   130
Hutchinson-Trias   156
Hydrops fetalis   177
– Amniozentese bei   178
– Chordozentese bei   178
– Diagnostik   178
– Duplexsonographie bei   178
– intrauterine Bluttransfusion bei   179
– Kernikterus bei   179
– Pathophysiologie   178
– Phototherapie bei   179
– postnatale Therapie   179
– pränatale Therapie   179
– Symptomatik   178

Hydrosalpinx   10
Hymenalatresie   54
Hyperandrogenämie   31
Hyperinsulinämie   31
Hyperprolaktinämie   56
Hypertonie in der Schwangerschaft   82
Hypophysenvorderlappeninsuffizienz, sekundäre   55

I

Insertio velamentosa   94
Interruptio   13
– bei HIV-Infektion   131
– Durchführung   15
– Komplikationen   16
– rechtliche Grundlagen   15

J

Jarisch-Herxheimer-Reaktion   155
Juckreiz, therapieresistenter   77

K

Kardiotokogramm   98
– Akzelerationen   98
– Basalfrequenz   98
– Bradykardie   98
– Dezelerationen   98
– Fischer-Score   98
– Frequenzschwankungen   98
– Interpretation   98
– Oszillationsamplitude   98
– Oszillationsfrequenz   98
– Tachykardie   98
Karzinosarkom   51
Kernikterus   179
Kindbettfieber   186
Kinderlosigkeit   69
Kinderwunsch   9
Kindliche Kopfhaltung   110
Kindliche Lage   110
– geburtsunmögliche   111
Kindliche Stellung   110
Knielage   194
Kohabitationsblutung   42, 49
Kolpitis   65, 66
– atrophische   66
Kondom   19
Kontinenz   46

Kontrazeption   17
– Barrieremethoden   19
– Billings-Methode   19
– definitive   19
– Depotgestagene   18
– Gestagenmonopräparate   18
– hormonelle   18
– mechanische   19
– Mikropille   18
– Minipille   18
– Ovulationshemmer   18
– Pearl-Index   18
– Temperaturmethode   19
– Zykluscomputer   19
Kopfentbindung nach Veit-Smelli   195
Kristeller-Handgriff   195
Krukenberg-Tumor   22
Kupferspirale   19

L

Late-onset adrogenitales Syndrom   30
Leiomyom   36
Leiomyosarkom   34, 51
Leopold-Handgriffe   166
Lipom   6
Lochein   186
Lochialstauung   187
Lues cerebrospinalis   155
Lues connata   156
Lues Siehe Syphilis   153
Luische Mesaortitis   155
Lungenreife   107
Lymphogranuloma venereum   4, 154

M

Mammakarzinom   5
– Ätiologie   7
– Axilladissektion bei   7
– Differenzialdiagnosen   6
– endokrine Therapie bei   7
– Grading   6
– Histopathologie   8
– Mammographie bei   6
– Mastektomie bei   7
– Rolle von BRCA   7
– Staging   6
– Strahlentherapie bei   7

– Symptomatik   6
– Therapie   7
– Triplediagnostik   6
– Tumornachsorge   8
Mammazyste   6, 157
– Ätiologie   158
– Differenzialdiagnose   158
– Symptomatik   158
Mammographie   26
– Mikrokalk   158
– BI-RADS-Einteilung   27
Manualhilfe nach Bracht
   195
Marsupialisation   147
Mastitis puerperalis   185, 186
– Pathophysiologie   187
– Prognose   188
– Therapie   187
Mastopathie   157, 158
– Differenzialdiagnose   158
– Einteilung   159
– Symptomatik   158
– Therapie   159
Mastopatia cystica fibrosa   158
Mayer-Rokitansky-Küster-(Hauser)-
   Syndrom   54
Micropapillomatosis labialis vulvae
   58
Mifepriston   15
Mikrokalk   27
Mikropille   18
Miktion   46
Minipille   18
Missed abortion   115
Missverhältnis   109
– absolutes   111
– relatives   111
Myome   33, 50
– Ätiologie   35
– Diagnostik   35
– Differenzialdiagnosen   34
– Einteilung   36
– Gestagene bei   35
– GnRH-Analoga bei   35
– Komplikationen   35
– Symptomatik   34
– Therapie   35

N
Nabelschnurvorfall   174
Nackentransparenz   14
Neisseria gonorrhoeae   62
– Nachweis   62
Neuralrohrdefekte   103
– Einteilung, 103
– Prophylaxe   103
– Symptomatik   103
Neurolues   155

O
Oberbauchschmerzen in der Schwangerschaft   89
Oligomenorrhö   30
– sekundäre   29
Orale Kontrazeptiva   18
– Kontraindikationen   19
– Nebenwirkungen   19
– Pearl-Index   18
– Wirkungsmechanismus   18
Orangenhaut   6
Ornithose   4
Osteoporose   127
Östrogen   18
– Kontraindikationen   19
– Nebenwirkungen   19
– Wirkungsmechanismus   18
Östrogentest   54
Ovarialhypoplasie   30
Ovarialinsuffizienz   30
Ovarialkarzinom   21
– Ätiologie   23
– BCRA-Mutationen bei   23
– Chemotherapie   24
– Diagnostik   22
– Differenzialdiagnosen   22
– FIGO-Stadien   75
– operative Therapie   23
– sonographischer Befund   22
– Symptomatik   22
– Therapie   23
– Tumormarker   22
Ovarialtumor, hormonaktiver   73
– Diagnostik   74
– Differenzialdiagnosen   74
– Komplikationen   76
– Prognose   75

– Systematik   74
– Therapie   75
Ovarialzyste, funktionelle   161
– Diagnostik   162
– Differenzialdiagnosen   162
– Komplikationen   163
– Prophylaxe   163
– Therapie   162
Ovarialzyste, stielgedrehte   133, 134
– Diagnostik   134
– Komplikationen   135
– Pathogenese   134
– Symptomatik   134
– Therapie   135
Ovarien, hyposensitive   30
Ovulationshemmer   18
– Kontraindikationen   19
– Nebenwirkungen   19
– Pearl-Index   18
– Wirkungsmechanismus   18

P
PAP-Abstrich   42
Papanicolaou-Einteilung   27
Partograph   110
Parvovirus B19   170
PCO-Syndrom   29
– Ätiologie   31
– Clomifen bei   32
– Differenzialdiagnosen   30
– Hormondiagnostik   31
– Hormonstatus bei   31
– Hyperinsulinämie bei   31
– Komplikationen   32
– Metformin bei   31
– Pathophysiologie   31
– Symptomatik   30
– Therapie   31
Pearl-Index   18
Pelvic inflammatory disease
   2, 142
Perihepatitis acuta gonorrhoica   63
Pfeiffer-Drüsenfieber   57
Phototherapie   179
pH-Wert, fetaler   100
Placenta praevia   94
– vaginale Untersuchung bei   94

Plazentaablösung, vorzeitige   93, 94
– Ätiologie   96
– Differenzialdiagnosen   94
– Komplikationen   96
– Stadieneinteilung   94
– Therapie   94
– vaginale Untersuchung bei   94
Plazentalösung, manuelle   168
Plazentaretention   167
– Ursachen   167
– Vorgehen bei   168
Poleinstellung   110
Portioektopie   38
Portiokappe   19
Postkoitalpille   18
Postkoitaltest   70
Postmenopausenblutung   49, 73
– Differenzialdiagnosen   50, 74
Präeklampsie   81, 82, 83
– Acetylsalicylsäure bei   83
– Diagnostik   82
– eklamptischer Anfall   83
– Pathogenese   82
– Prophylaxe   83
– Risikofaktoren   82
– Therapie   82
Pränataldiagnostik   14
– Amniozentese   14
– Chorionzottenbiopsie   14
– Nackentransparenz   14
– Triple-Test   14
– Ultraschall   14
Progressive Paralyse   155
Prolaktinom   53, 54
– Komplikationen   55
– Therapie   55
Proteinurie in der Schwangerschaft   82
Puerperium   186
Pyelonephritis, postpartale   186
– Pathophysiologie   187
– Prognose   188
– Therapie   187

R
Rachischisis   103
Randsinusblutung   94
Rauchen   192

Reflexinkontinenz   46
Reproduktionsmedizin   72
Rhesusprophylaxe   180
Ringelröteln   170
Risikoschwangerschaft   101
Röteln   169, 170
– Diagnostik   170
– Hämagglutinations-Hemmtest   171
– konnatale Ansteckung   171
– Therapie   171
Rötelnembryopathie   171
– Prophylaxe   172
Rückenschmerzen   33

S
Schanker, weicher   154
Schlüsselzellen   66
Schmerzen
– Bauch, chronische   1
– beim Sitzen   145
– Rücken   33
– Unterbauch   9, 49, 105, 115, 117, 123, 134, 141,
  161
Schmierblutung   41
Schokoladenzyste   10
Schwangerschaft
– Alkoholkonsum bei   192
– Amniozentese   102
– Antidiabetika bei   87
– antihypertensiven Therapie bei   83
– Bauchschmerzen bei   113
– bei Diabetes mellitus Typ 1   86
– bei Diabetes mellitus Typ 2   86
– bei HIV-Infektion   131
– Blutung bei   113
– Chorionzottenbiopsie   102
– Fieber bei   169
– fieberhaftes Exanthem bei   169
– Glukosurie bei   86
– Oberbauchschmerzen bei   89
– Proteinurie bei   82
– Risikoschwangerschaft   101
– Syphilis bei   156
– Tabakkonsum bei   192
– Übelkeit, starke bei   149
– Ultraschallfeindiagnostik   102
– Unterbauchschmerzen bei   105

– vaginale Blutung bei   93
– Vorsorgeuntersuchungen   102
Schwangerschaftsabbruch   13
– bei HIV-Infektion   131
– Durchführung   15
– Komplikationen   16
– rechtliche Grundlagen   15
Schwangerschaftshypertonus   81, 82, 83
– chronischer   83
– Diagnostik   82
– leichter   83
– schwerer   83
Schweißausbrüche   125
Sektio   109
– bei Missverhältnis   109
– Indikationen   111
Sertoli-Leydig-Zell-Tumor   75
Sexually transmitted disease   63
Sims-Huhner-Test   70
Small for gestational age   190
Soor-Kolpitis   66
– Ätiologie   67
– Diagnostik   66
– Streifentest bei   66
– Therapie   67
Spermiendichte   71
Spermienqualität   71
Spermiogramm   71
Spina bifida   101, 103
– Pathogenese   103
– Prophylaxe   103
– Symptomatik   103
– Ultraschallbefund   101
Sprosszellen   66
Stein-Leventhal-Syndrom   31
Steiß-Fußlage   194
Steißlage   194
Sterilisation   19
– Frau   19
– Mann   19
Sterilität, sekundäre   69
– Diagnostik bei der Frau   70
– Diagnostik beim Mann   71
– Differenzialdiagnosen   70
– interventionelle Therapie   71
– konservative Therapie   71
Strassmann-Operation   139

Stressinkontinenz   46
– Einteilung   47
Stromasarkom   51
Swyer-Syndrom   30
Symptome, malignitätsverdächtige   27
Syphilis   153
– Diagnostik   154
– Dunkelfeldmikroskopie bei   154
– FTA-ABS-Test bei   154
– in der Schwangerschaft   156
– Komplementbindungsreaktion bei   154
– Primärstadium   155
– Quartärstadium   155
– Sekundärstadium   155
– Stadien   154
– Symptomatik   154
– Tertiärstadium   155
– Therapie   155
– TPHA-Test bei   154

T
Tabes dorsalis   155
Teerzyste   10
Temperaturmethode   19
Tender loving care   116
Tension free vaginal tape   48
Testikuläre Feminisierung   30
Thekazelltumor   74
Thrombotisch-thrombozytopenische Purpura   90
Tokolyse   107
– Nebenwirkungen   108
Totgeburt   115
Toxoplasma gondii   198
Toxoplasmose   197
– bei Erwachsenen   198
– bei Immunsuppression   198
– bei Jugendlichen   198
– Chorioretinitis bei   199
– Infektionsweg   198
– Organmanifestationen   199
– Pathogenese   198
– pränatale   198
– Schwangerenberatung   198
– Therapie   199
Trachom   4
Trastuzumab   8
Treponema pallidum   155

Treponema-pallidum-Hämagglutinationstest   154
Trichomoniasis   66
Triple-Incision-Operation   79
Triple-Test   14
Trophoblasterkrankungen   150
Tuboovariallabszess   118

U
Überlaufinkontinenz   46
Ulcus molle   154
Ulrich-Turner-Syndrom   30
Unterbauchschmerzen   9, 49, 115, 134
– akute   117
– chronische   123
– Differenzialdiagnosen   118
– dumpfe   161
– in der Schwangerschaft   105
– und Fieber   141
Urgeinkontinenz   46
Urinabgang, unwillkürlicher   45
Urin, schäumender   81
Uterusatonie   181, 182
– Credé-Handgriff bei,   183
– Kontraktionsmittel bei   183
– Pathogenese   182
– Symptomatik   182
– Therapie   182
Uterusfehlbildung   137
– Pathophysiologie   138
– Symptomatik   138
– Therapie   139
Uteruskantenschmerz   175
Uterus myomatosus   33
– Ätiologie   35
– Diagnostik   35
– Differenzialdiagnosen   34
– Einteilung   36
– Gestagene bei   35
– GnRH-Analoga bei   35
– Komplikationen   35
– Symptomatik   34
– Therapie   35
Uterussarkom   49, 50
– Ätiologie   51
– histomorphologische Typen   51
– Risikofaktoren   51
– Stadieneinteilung   51

– Symptomatik 50
– Therapie 51

V

Vaginale Atrophie 126
Vergewaltigung 121
– Aufgaben des Arztes 122
– Diagnostik 122, 123
– forensische Untersuchungen 122
– Komplikationen 123
– rechtliche Lage 122
Verhütung 17
Vorsorgeuntersuchungen 25, 26
– Hämoccult 26
– Kolposkopie 26
– Mammae 26
– Mammographie 26
– Spekulumeinstellung 26
– Tastuntersuchung 26
– Vaginalsonographie 26
– zytologische Untersuchung 27
Vulva
– Brennen 65
– Juckreiz 65
Vulvadysplasie 78
Vulvadystrophie 78
Vulvakarzinom 77
– Collins-Test bei 78
– Diagnostik 78
– FIGO-Stadien 78
– Nachsorge 79
– Prognose 79
– Symptomatik 78
– Therapie 78
– Triple-Incision-Operation 79
– Vulvoskopie bei 78
Vulväre intraepitheliale Neoplasie 78
Vulvitis 146

W

Wachstumsretardierung, intrauterine 189
– CTG bei 191
– Doppler-Sonographie bei 191
– Entbindung bei 191
– postpartale Probleme bei 191
– Ursachen 190

Wechseljahresbeschwerden 125, 126
– Diagnostik 126
– Differenzialdiagnosen 126
– Hormondiagnostik 126
– Östrogensubstitution bei 127
– Pathogenese 126
– Therapie 127
Wehentätigkeit, vorzeitige 105
– Entbindung bei 107
– Lungenreifeinduktion bei 107
– Risikofaktoren 106
– Therapie 107
– Tokolyse bei 107
Weißkittelhypertonus 82
Wertheim-Meiggs-Operation 39
Windpocken 170
Wochenbett 186
– Blutbildveränderungen 186
– Hormonumstellungen 186
– Menstruationszyklus 186
– psychische Veränderungen 186
– Uterusrückbildung 186

Z

Zangemeister-Handgriff 166
Zervixinsuffizienz 106
Zervixkarzinom 41
– Diagnostik 42
– Epidemiologie 42
– Kolposkopie bei 42
– Operation 44
– Radiochemotherapie 44
– Staging 43
– Strahlentherapie 44
– Symptomatik 42
– Therapie 44
– und humane Papillomaviren 42